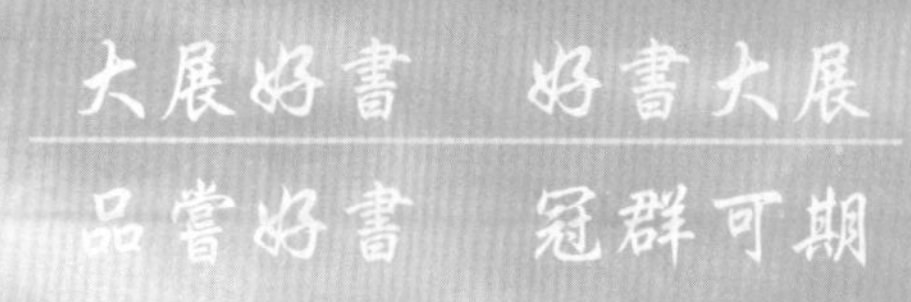
大展好書　好書大展
品嘗好書　冠群可期

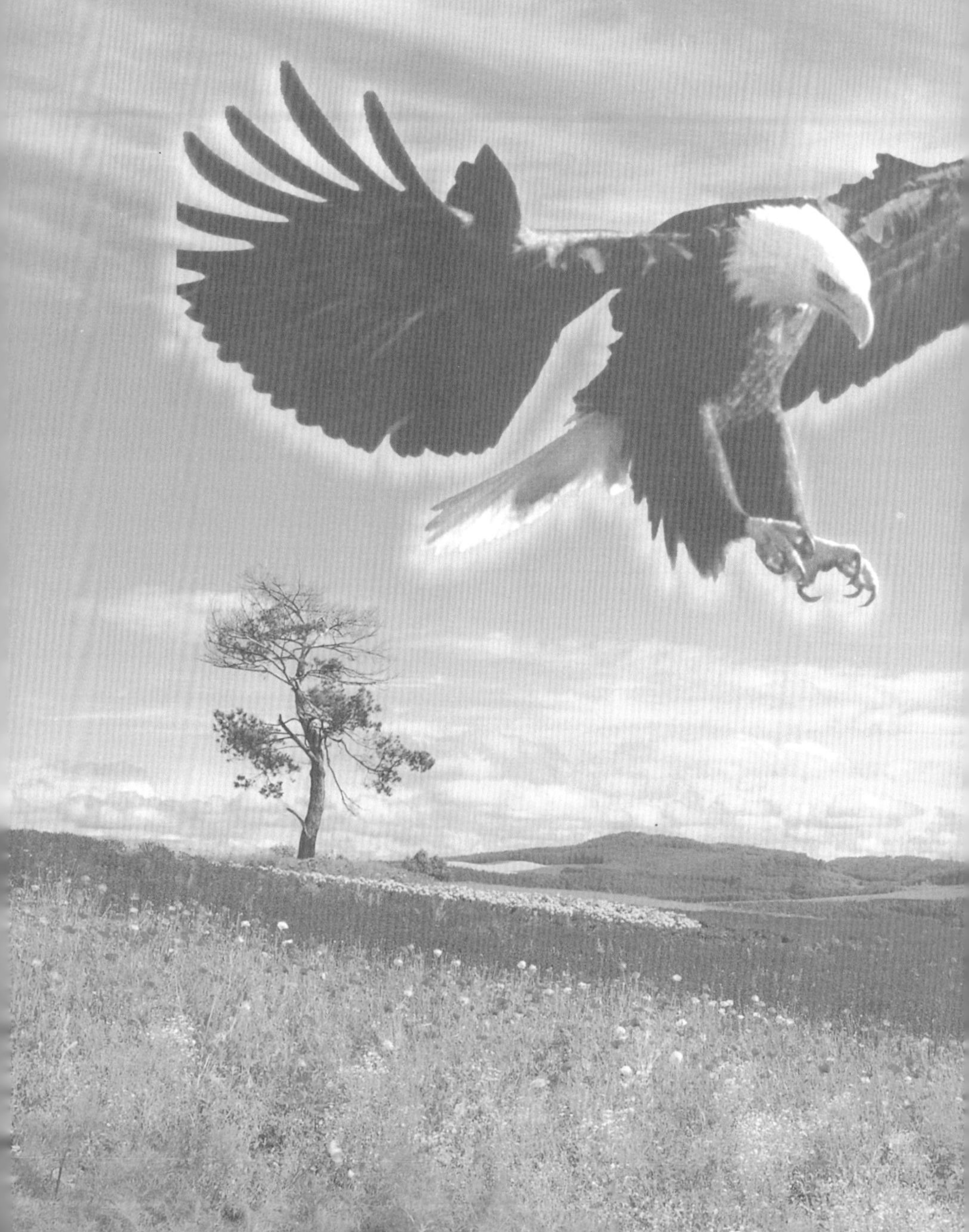

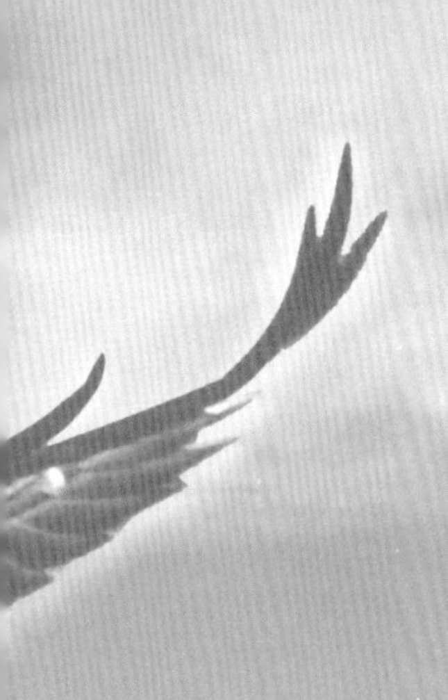

大展好書　好書大展

品嘗好書　冠群可期

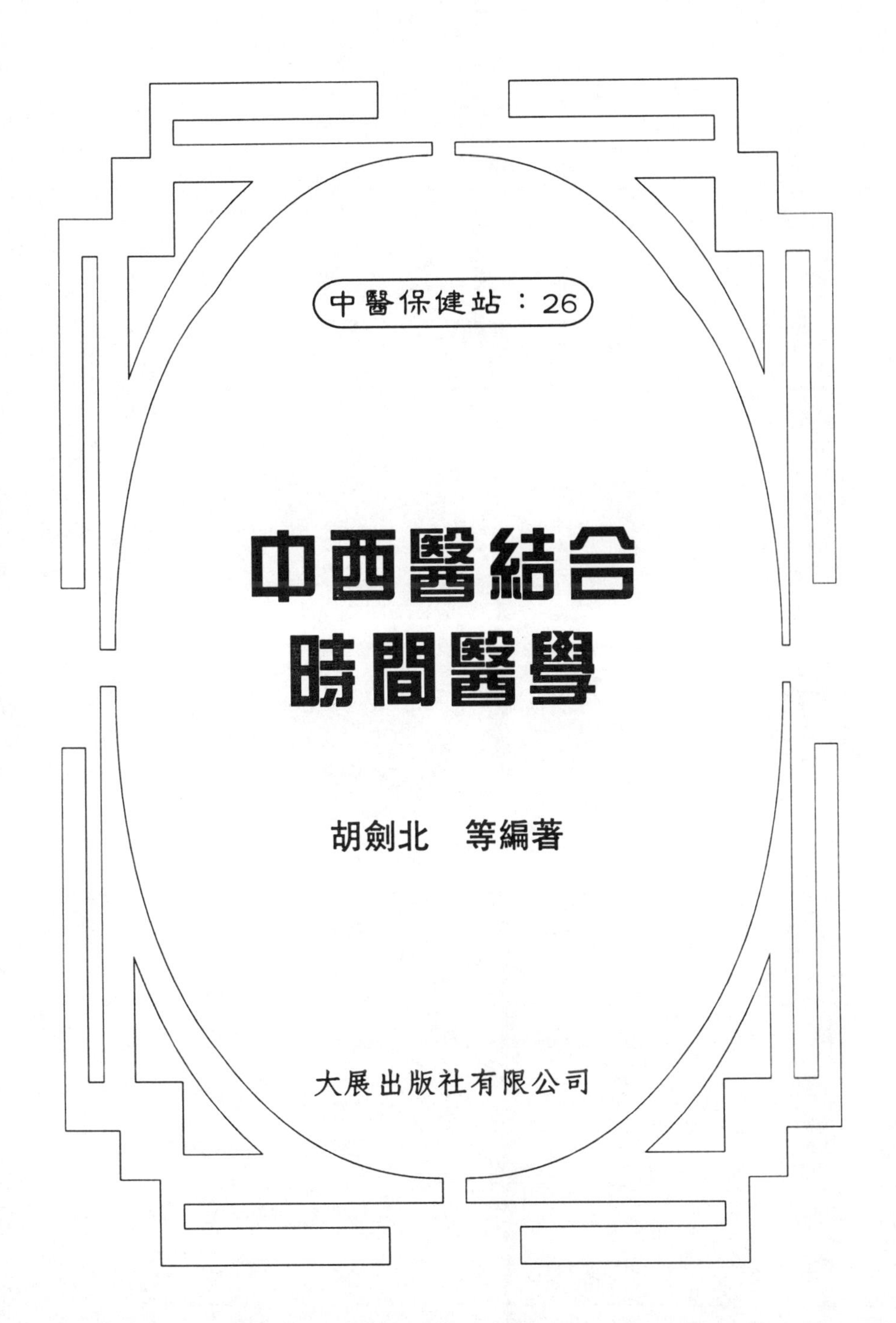

中醫保健站：26

中西醫結合時間醫學

胡劍北　等編著

大展出版社有限公司

内容提要

時間醫學是一門以時間生物學為基礎發展起來的新學科，日益受到醫學界的重視。本書則是中西醫結合時間醫學領域的第一本專著。

作者系統闡述了中國傳統醫學和現代醫學中豐富的時間醫學內容，並應用現代時間生物學理論，結合作者臨床研究體會深入探討有關機制，總結了中西醫結合時間醫學的豐富內涵。

本書亦重視臨床應用，援引了古今大量臨床應用時間醫學知識診治疾病的實例，為臨床選擇最佳時間診斷、治療、用藥提供了參考。此外，作者進一步引入了時間醫學研究思路與方法的討論，對深入開展時間醫學的應用與研究很有幫助。

修訂版前言

《中醫時間醫學》於 1990 年出版至今已有 18 個年頭了。這些年來作者先是到英國倫敦、布萊頓等地傳授中醫中藥，後為研究提出與創建「中醫形體醫理學」新的學科，尋求中醫理論與臨床的人體形體基礎，創新中醫基礎理論，做好中西醫結合基礎工作而忙碌。但仍潛心於時間醫學的研究，還提出了「臨床時間病學」學科概念。今天，及時總結時間醫學的蓬勃發展，充實再版該書的願望終於實現了。

本書修訂版充實的內容主要是我們透過流行病學調查研究方法、實驗室研究方法、臨床觀察研究方法等取得的第一手資料，成為本書的特色之一。新增的內容主要在臨床時間病學和時間方藥學方面，如臨床常見多發的高血壓、心臟病、糖尿病、風濕病、膽囊病、哮喘、胃病、腦血管病、肝癌等病變的發病和變化的節律，以及形成的原因；右歸飲、桂枝湯、續命湯、健脾降糖方、柴枳合劑等中藥方劑實驗研究得出的擇時應用方案等。

本書對時間醫學在抗腫瘤化療方面的臨床應用也做了介紹，如胃癌、腎癌、結腸癌、卵巢癌、鼻咽癌、白血病等腫瘤的較為成熟的時辰化療方案與經驗等，以使本書做到既有理論研究參考作用，又有臨床實用價值。為了便於人們在臨床中掌握、應用與推廣動態監測儀器設備，本書特地彙集了有關心電、腦電、血壓、血糖等動態監測儀的使用方法與應用範圍。而增加的臨床常用中西藥的給藥時間、人體部分生理節律與病理節律，可供時間醫學研究者與臨床工作者參考。

由於中醫時間醫學理論經驗的深厚底蘊，現代時間醫學研究方法的科學實證，二者的融合將大大促進時間醫學的發展與完善，而兩種醫學對生物節律為基礎的探討，在研究目標、理論思維、技術手段、應用方法等方面，殊途同歸，如出一轍，許多研究思路、方法與內容已漸成合勢，相關資料的搜集已難分中西，中西時間醫學研究已然大會師，成就了我國時間醫學獨特之處。

修訂版的本書不得不由中西時間醫學兩方面的內容所組成，且資料主要基於國內。很明顯原有書名《中醫時間醫學》已難以概括此書全貌了，故易名為《中西醫結合時間醫學》，並特地搜集相關資料，撰寫增添了西醫時間醫學源流與發展概況，以名副其實。

中西時間醫學研究早已成為我供職的皖南醫學院中西醫結合研究中心長期穩定的研究方向之一，也是我院中西醫結合、中醫基礎理論和藥理學三個專業培養碩士研究生的主要方向之一。因為已逐漸成為我院科學研究的重要特色之一，《皖南醫學院學報》還專門闢有「時間生物學與時間醫學」專欄，展示我院時間醫學研究成果，發表國內高水準的相關論文。

我院在長期、系統、深入地研究中西時間醫學的過程中，不僅取得了初步的成績，在國內和國外如美國、日本、新加坡等國產生了一定的影響，而且在人才培養方面也結出了可喜的碩果，形成了一支中西時間醫學研究的學術隊伍。

修訂版的本書可能無法盡善盡美，但凝聚了我們皖南醫學院中西醫結合研究中心這個求實創新、團結友愛的學術團隊的辛勤汗水和集體心血，本書新增的內容正是我的同事宋建國教授、程宜福教授，博士研究生魏學禮、李梢、王秀、姚承增，碩士研究生姚利錢、石建喜、段長農、陳宗勝、許良銀、周雲靜、朱潔等共同探索取得的成果，在此謹表示我誠摯的謝意。但願他們在未來的研究中取得更大的成就。祝賀這些博士、碩士成為我國時間醫學研究與應用的中堅力量。

希望修訂版的本書能成為所有有志於時間醫學研究者之間的橋樑。讓我們共同努力，發展我國時間醫學，爭取在國際時間醫學研究中始終處於領先水準。

胡劍北

初版前言

中醫診治疾病很重視因時制宜，這是古代醫家長期觀察人體生命節律性活動的結果。《內經》《傷寒論》《金匱要略》以及其他歷代醫著中有關因時制宜的理論探討與臨床應用的記載，為我們留下了極其豐富、珍貴的資料，引起國內外有關專家學者的廣泛關注。因時制宜學說內容應該系統歸納，全面總結了。

隨著現代時間生物學、時間醫學的崛起，近十幾年來，有關時間與中醫學的理論、臨床及實驗研究的新觀點、新成果不斷湧現，對因時制宜學說的研究不斷深化，又大大超出了因時制宜學說內容的範圍，要概括古今醫家成果，僅以因時制宜學說來名之已嫌不夠確切，代之而起則產生了中醫時間醫學，成為中醫學的分支。

本書旨在使中醫學中有關時間醫學內容系統化，總結古今醫家臨床因時診治疾病的經驗，並運用現代時間生物學、時間醫學的知識與技能，對中醫時間醫學的一些重要內容，如脈象節律、五臟病慧靜甚節律、子午流注學說等進行研究與探討，提出了一些新的見解、新的觀點。

為使時間醫學研究成果能在臨床儘快實施應用，本書著重於對因時診斷與治療方面的分析與探索，希望臨床醫師重視時間因素，掌握因時診治的基本理論與技巧，提高疾病的診斷準確率和施治療效。

中醫與西醫是以兩種完全不同的思路與方式研究人體生命現象的，這種不同也反映在對時間醫學的研究中，探討中、西醫關於時間醫學研究的聯繫與區別，將有助於時間醫學研究的深入，筆者對此做了初步嘗試。

要對一門新的學科作全面系統深入地探討，任務是相當複雜、相當艱巨的。作者的工作不過剛剛起步，資料的搜集、臨床與實驗研究的條件都很不完備，對中醫時間醫學研究所取得的結果是初步的，況且因作者水準有限，整理與探討中難免有缺漏不足或片面之處，在此，熱誠地希望讀者批評指正。

本書之所以能順利地問世，是因為得到了許多中西醫專家和同仁的鼓勵與支持，這裏要感謝安徽科學技術出版社的支持，碩士研究生周騁、朱長剛、夏黎明等的熱情幫助。還要感謝皖南醫學院及科研處領導和同事們的鼓勵與支持。對在本書撰寫過程中，胡劍南、胡劍慧、吳鑒明、邱克柱、高錫銀、李豔、尚元藕、凌夏衛、胡劍敏等的協助表示謝意。沒有大家的支持與幫助，本書的出版是不可能的。

胡劍北

目　錄

第一章
緒　論

自從1729年法國天文學家德曼仁公佈了他觀察到植物葉片隨晝夜變化而週期變動的結果以來，生物界對生命節律的研究日益重視，人們已認識到節律性是生命的重要特徵。隨著研究的深入，1937年在瑞典Rannely召開了國際生物節律學術會議，1950年時間生物學宣告誕生。不久，時間醫學在時間生物學的基礎上破土而出。

時間醫學主要研究人體生理活動、病理改變過程中存在的週期節律性，瞭解節律形成過程，週期節律變化的大小，週期時間長短，節律變化圖式，以及節律之間的相互關係。已經發現人體生理活動、病理變化過程中多數存在晝夜節律（24小時左右），亞日節律（週期約在20小時），超日節律（週期長於28小時），以及週節律（7日），月節律（28～30日），年節律等。

人體節律是如何形成的呢？各種節律的發生是否同步？對100位剛出生的嬰兒的研究發現，嬰兒6週後才開始有心跳和體溫的節律變化，3週後夜睡晝醒的節律出現，4週後尿量始見晝多夜少的節律，2～3個月後尿中鉀、鈉的排泄量出現晝夜節律，6個月後腎功能節律性才產生，而體溫的晝夜變化節律直到出生後2年才完全形成。大量資料又證明早產兒比足月兒的生理節律發生得遲。由上可知，各種節律的發生有早晚不同，既具有先天遺傳性，又具有後天生成性，二者均需自然環境的影響；與生俱存的節律需自然外界環境週期變動的同步因子的激發，後天生成的節律則是人體對自然環境活動變化及飲食的適應結果。

有趨向認為，自然外界環境對人體節律的影響莫過於光照變化所導致的晝夜週期變動，晝夜光暗改變使人們：「日出而作，日入而息」，形成了晝醒夜睡節律，而睡醒節律與機體神經內分泌活動節律有關。如生長激素在睡眠時分泌，清醒時則分泌停止。腎上腺皮質激素的分泌模式隨睡醒節律變化而變化。迷走神經在夜睡時興奮性加強，晝醒時則交感神經興奮。神經內分泌的活動節律又影響了機體其他生理病理活動，如人們早晨生機勃勃，充滿活力，即所謂「朝氣蓬勃」正是形容這種變化的景況，這與清晨上午腎上腺皮質激素分泌量多，交感神經興奮有關。一般疾病常見夜晚發作或加重，如發熱夜甚、心肌梗塞、心絞痛、老年肺心病患者睡眠中出現呼吸暫停而憋氣症等均多在夜間發生，這與夜間腎上腺皮質激素分泌減少，迷走神經興奮性增強，冠狀動脈張力增加等有關。

對於機體千變萬化的各種各樣的節律，有關研究專家已經理出頭緒，初步發現松果體、視交叉上核等是人體的生物鐘，神經內分泌系統是人體時間結構組織。它們的工作程式是自然外界週期變化的影響因素（主要是光暗改變），不斷調定強化機體的生物鐘，生物鐘將週期變動信息傳遞給神經內分泌等時間結構組織，再傳遞給相應的組織器官，後者在生物鐘和時間結構組織的調節下，依照自身的需要與特徵，產生各自的活動節律，組成了一個和諧而有節奏的生命活動交響樂。

時間生物學、時間醫學指出了機體在不斷的有節奏的變化活動中生長、發育，這種新觀點猛烈地衝擊了法國生理學家 Claud Bernard（1813—1878）提出的機體內環境的恒定說，和美國 W. B. Cannon（1871—1945）根據應激狀態立即引起腎上腺分泌腎上腺素的發現而創立的體內自身穩定的內穩態原則，使醫學面臨著一次重大變革。

它促進了醫學的發展，臨床指導意義很大，為預防疾病、保健益壽提供了新方法；也為臨床認識疾病、準確地診斷，以及選擇最佳用藥、針刺、手術等治療時間提供了依據。如人們發現某些疾病在未出現臨床顯見症狀的早期，已表現有某些生理節律的紊亂，從而為早期診斷開闢了新途徑。一些疾病在臨床上常見有共同表現，鑒別診斷困難，而節律研究發現各病生理生化檢測的某些項目指標，變化節律明顯有異，提供了鑒別診斷方法的新內容。

節律研究使人們能夠及時瞭解疾病動向，以便採取防治措施，選擇最佳時間施治用藥，給人們帶來了很多意想不到的好處。適時用藥可在盡可能較少地干擾人體正常生理活動情況下，最大限度地發揮藥物的治療作用，減免藥物的毒副反應，或減少藥物應用劑量和使用次數，使醫患雙方均獲益。如晨間 8 時一次服用全天或雙天劑量的腎上腺皮質激素，適應了機體腎上腺分泌皮質激素的節律，減少了對垂體分泌促腎上腺皮質激素（ACTH）的反饋抑制，為患者造福不淺。

然而，儘管國際時間藥理學學術會議已經召開，揭示了很多因時用藥治療的機制，臨床也開始採用，但畢竟新硎初試，積驗不多，故現代時間醫學在臨床應用方面尚有待努力發展。

值得自豪的是，中國古代醫家在西元前數世紀就已開始了對生命節律性的探索。經過數千年的臨床實踐，使中醫因時診治的經驗積累甚豐，形成了「因時制宜」法則，這對現代時間醫學研究來說正好是個借鑒，中醫寶貴的臨床應用經驗彌補了現代時間醫學的不足。意義還不僅於此，中醫典籍有關記載將人類對時間生物學、時間醫學的探索提前了數千年，動搖了國外認為 1729 年法國天文學家德曼仁關於植物葉片晝夜變化的觀察記錄是現存世界上最早的時間生物學文獻的觀點。

中國傳統醫學的古老與寶貴在時間醫學方面又一次得到證實，引起了國外研究時間生物學、時間醫學的專家學者們的震驚，並紛紛研究。

如子午流注學說，美國人 Wesson 以臟器功能節律變化的時間驗證，發現基本符合現代醫學關於臟器節律活動的時間性。美國生物學家 Goldberg 1973 年研究了陰陽學說及其節律，發現陰陽節律與 cAMP 與 cGMP 這一對環核甘酸的功能作用及水平高低變化的晝夜節律有一定關係，使人體陰陽節律研究有了進展。

近幾十年來，國內對中醫學中有關傳統節律說及因時診治說開展了文獻整理、理論探討、臨床驗證、實驗研究等，取得了很大進展，並有新觀點、新見解問世。中醫時間醫學作為一門新學科，終於誕生了。它的出現是現代中醫發展的結果，並充實了現代時間醫學內容，成為中西醫結合、現代科學向中醫學滲透的橋樑和途徑。

中醫時間醫學以「因時制宜」法則為基礎。古代中醫學家發現人生活在自然環境之中，時時受自然環境變化的影響而與之息息相應，並特別注意到光照變化，光照的有無和強弱是人體陽氣變化的重要同步因子，此與現代時間醫學研究發現光照週期變化對人體節律影響較大的認識基本一致。對人體在環境影響下所表現的同步節律變化的探索，使中醫得出了「人與自然相應」的著名論斷，在此基礎上形成了人與自然為一整體的整體觀，該觀點與辨證論治共同成為中醫學的兩大特色。

更為可貴的是，古代中醫將人與自然相應有週期活動節律這一探索結果用以指導臨床，最後落實到防病治病過程中，制定了「因時制宜」診治法則。

因時制宜法則產生於臨床實踐，確切地說，主要產生於臨床治療活動中，故對治療的指導意義尤為明顯，今人對該法則的闡釋與理解與逐漸局限到治療用藥上。

中醫時間醫學基於因時制宜學說，故也明顯帶有偏重於因時施治的重要特徵。如子午流注學說是中醫時間醫學主要內容之一，它闡述了人體氣血流注經脈臟腑活動的旺衰節律，但它內容的體現及服務對象主要在於按時取穴針刺治療上。

國外將子午流注說作為整個中醫學中時間醫學內容的縮影，稱該學說為「中國鐘」學說，似乎也發現了中醫時間醫學的這個特點。其他如因時順勢施治法則，因時迎病截治法，用寒遠寒、用熱遠熱法，春夏養陽、秋冬養陰法，等等，構成了中醫時間醫學的主要內容與特色，在臨床發揮了巨大作用，這也正是國外研究者對中醫時間醫學極為重視，並認真研究的原因之所在。

因時制宜法則是古代醫家探索自然變化對人體的影響而得出的認識，而人體的衛氣運行節律、營氣運行節律、脈象變動節律、五臟病慧靜甚節律、六經病欲解時節律等，也是探索自然環境週期變化影響人體週期節律活動的結果。

這些節律說已成為中醫時間醫學的重要組成部分。由於主要產生於對臨床病證的觀察，生理節律往往由病理節律現象推知，故中醫雖然認為節律大致可分為生理節律和病理節律兩種，若欲將其嚴格地區分為生理節律和病理節律似乎不是一件很容易做到的事。事實上，這些節律往往是生理、病理節律的綜合，只是有所偏重罷了，實難以截然劃分。這也是中醫是時間醫學的特色之一。

當然，比之因時制宜法則指導下的因時治療內容，中醫對人體生理病理節律說的闡述則相對較少，這是中醫整體觀影響的結果。由於將人體作為一個整體看待，人體各種節律也就被歸為幾大類，如各臟腑、五體、五竅等組織器官活動節律就被歸為五臟節律之中。

若從現代時間醫學研究方法看，中醫節律研究與利用節律知識指導臨床施治，二者有脫節，似有不相稱的感覺，有些因時制宜治療方法很難有節律理論為憑據。然而，這些未能從理論上闡明，或雖有理論推導闡釋但存在多處令人不可相信，甚至互相矛盾的治療方法卻有較大的應用價值，並未發現其在臨床上所發揮的作用受到影響。

不可否認，由於理論研究的不足，因時制宜法則以及中醫關於人體節律的探索雖有自己的特色和一定的應用價值，卻因始終脫離不了對現象的直觀描述與僅僅從哲學角度，應用哲學概念與術語來論述而得不到儘快的昇華拓展。人為推導內容較多，術語使用單調而重複，對各種不同節律認識幾乎均用陰陽氣血概念術語論述，使節律的多樣性、複雜性不易區分，常常混淆不清，增加了研究的難度和理解的困難，因而阻礙了發展。

研究中醫時間醫學不僅需要總結歸納臨床經驗，擴大臨床應用，還應認真加強理論研究，在探究機制上下功能，這樣的工作肯定艱巨而複雜。欣慰的是人們已經開始採用現代科學經常採用的實驗研究方法，結合傳統的臨床方法，按照科學合理的科研設計方案進行卓越有成效的工作了。

目前，中醫時間醫學研究主要分三大方面：

1. 對古代文獻發掘整理研究，並使之系統化

這方面工作主要在於繼承。雖然繼承不是發展。但與發展密切相關，只有在繼承的基礎上才能發展。此項工作很有必要。據統計，國內近年有關文獻整理方面的論文有600～700篇，為臨床實驗研究提供了珍貴的資料。

2. 臨床研究

分兩個方面：

（1）驗證傳統學說與方法，如對春夏刺淺、秋冬刺深的針刺因時經驗的臨床驗證，證實有一定的科學根據。

（2）由對古代學說的研究，創立新方法。如人體生物節律針灸法，即是在古代按時取穴針刺法的基礎上，由臨床探討總結的按時取穴針刺的新方法。

3. 實驗研究

如由按時取穴針刺大白鼠等動物實驗，瞭解不同時間針刺對機體的影響，為按時取穴針刺求索科學根據。又如動物實驗觀察右歸飲、桂枝湯、延胡索不同配伍方作用的晝夜節律，為中藥的擇時應用提供依據。還有如觀察鼠類等實驗動物生理生化指標的變動與月亮圓缺變化的相關關係，探討月亮變化對生物節律的影響等。

在研究方法上，目前最常採用的是結合現代時間醫學研究成果闡釋論證中醫時間醫學的一些節律說，並指導中醫因時用藥。如有人根據腎上腺皮質激素與中醫腎陽的關係，按皮質激素分泌節律高峰在清晨，提出有類皮質激素樣作用的補腎中藥清晨服。按哮喘、慢性支氣管炎夜晚發作的節律性，提出晚上臨睡服用止咳平喘化痰中藥。按心血管病易在夜間發作的節律性，要求服益氣養心，活血化瘀藥，定時在上半夜等。對疾病旦慧，晝安、夕加，夜甚的變動則試以腎上腺皮質激素分泌節律探討等。

最能體現這種研究方法特點的是中藥月經週期服用法，該法汲取現代時間醫學對婦女月經月週期生理變化與時間分期的認識，擇期採用中藥施治的方法，其療效好，副作用少，與西藥人工週期療法相比較，療效一旦出現則持久鞏固，不易反覆。

在採用中藥月經週期療法中，用藥時間與治療疾病內容也有不同，根據具體病情而有經前服、經後服、經前經後分服，以及整個月經週期均服等。對經閉不孕證已總結出月經週期用藥的六日療法，服藥次數少而療效高。該療法不僅用於月經病的治療，還用於排除泌尿系結石，痤瘡等病的治療。還有根據月亮盈虧變化與月經生理週期變化的關係，在月亮盈虧不同時間調治月經病的方法等。這是現代時間醫學與中醫時間醫學相結合的結果，應當引起重視，加以提倡。

中醫時間醫學應用現代科技新知識，新技術，新方法進行研究，取得了很大成功，為中醫時間醫學的發展帶來了希望。這方面的例子很多，如對脈象節律，古代限於條件，只能由手指觸覺憑經驗感知，以器皿形狀，動物動態等加以比喻描述，使人們很難理解與掌握。有關脈象形成機制，也只能以一年四季陰陽變化等術語概念籠統模糊地解釋。

陰陽學說以中醫現代研究結果分析，包羅萬象，內容很廣，幾乎將機體所有內容都包括在內，而分屬陰陽兩方。其中究竟哪些因素影響並參與脈象年節律形成呢？由採用現代科學儀器脈搏儀，描記出脈搏的波形及其出現的時間，同時結合心血管功能檢測儀檢查與生化檢驗結果，綜合氣象因素，將所獲數據圖像綜合時間因素考慮，發現四季脈象的確存在不同，此在脈搏圖形上可客觀地觀察到。形成機制與氣溫、氣壓，心血管功能，激素水平等變化有關。這種客觀科學地探測脈泉節律對臨床診斷，理論教學均裨益良多。

類似脈象節律研究的方法，應是中醫時間醫學研究經常採用的方法之一，目前已越來越多的被採用，這是可喜的現象。倘若不在這樣的研究方法上去努力，而僅僅停留在應用陰陽五行學說去解釋，去論證，去探討，是不符合時代要求的，以此指望中醫時間醫學有一個大發展，亦很難達到。

本書內容中，有多處仍以一些作者自己感到還要加以改進的理論作為解釋的依據，一方面因為目前完全拋棄陰陽五行說還難以做到；另一方面也說明用現代科技手段與方法研究中醫時間醫學的工作做得很不夠，資料難以搜集，故而兩方面內容兼收並蓄，加以論述。

展望中醫時間醫學發展前景，令人樂觀，不僅所有傳統精華將會得到系統歸納整理，而且在臨床研究中也一定會湧現出新觀點、新見解、新方法。

隨著研究的深化，內容的增加，臨床更加廣泛地應用，中醫時間醫學的分支，諸如中醫時間生理學、中醫時間病理學、中醫時間診斷學、時間中藥藥理學、中醫時間治療學、中醫時間養生學、時間氣功學、中醫時間醫學研究方法學等均將一一問世。

國內一些高等院校已在中醫研究生中開設了中醫時間醫學選修課。國際時間生物學、時間醫學學術會議，1988年10月在我國成都召開，來自國內外一百餘位代表交流了研究成果。中國時間生物學、時間醫學學術組織同時宣告成立，標誌著我國時間生物學、時間醫學研究進入了一個新階段。目前國內主要研究內容及研究的主力軍，基本上是中醫時間醫學及中醫研究人員，毋庸置疑，中醫時間醫學研究必將取得新的成果。

第二章

時間生物醫學源流

第一節　中醫時間醫學源流與發展概況

因時制宜地認識人體生命活動與疾病的發生發展，診斷治療，是中醫特色之一，隨著現代時間生物學的崛起，因時制宜的法則與內容又被稱為中醫時間醫學，其源遠流長。

一、戰國及戰國前時期

早在殷商甲骨卜辭中就有有關記載，如「旬無祟？王病（疾）首，中日羽（彗）？」意即「這一旬沒有禍患嗎？王頭痛，何以中日而除？」中日即日中午時左右。對於人體疾病的預測已結合自然週期變動的時間進程來認識，可謂現在已知最早的中醫時間醫學思想內容。

繼後《周禮・天官》有時間與疾病關係的記錄：「四時皆有癘疾，春時有痟首疾，夏時有癢疥疾，秋時有瘧寒疾，冬時有嗽上氣疾」等。提示古代醫家已認識到一年四季的不同變化週期，影響著人體疾病的部位、病類、性質，使疾病的發生也呈現出年節律。

約在戰國時期成書的馬王堆漢墓出土的醫學帛書與竹簡中，有關時間醫學的內容較多，要求人們養生要注意時間，施治要擇時，藥物的採收、製作也要有時間選擇。

在時間選擇上，極其重視平旦（清晨太陽剛出地平線時）。如其在治療「白處」（有皮膚色素消失症狀的皮膚疾患，類似現在白癜風類病變）病時，內服藥物要求「旦服」，即清晨服，外用藥物「以旦未食敷藥」，即在清晨進食前敷用等。

這個時期的時間醫學雖然處在最初始階段，尚未形成理論體系，但對後世影響很大。如《黃帝內經》中「故春氣者病在頭」，「秋善病風瘧」等，與《周禮》記載有關。「診病常以平旦」的診病法，「寅時面向南」的氣功鍛鍊等，則與馬王堆醫書養生重視平旦的內容有關。

這一時期的時間醫學初步探討與記載，為後世，主要是《內經》的較系統的時間醫學理論，提供了臨床實踐觀察的資料，奠定了一定的基礎。

二、秦漢時期

秦漢時期是中醫時間醫學發展中的重要時期，系統的時間醫學理論產生於該時期，時間醫學理論在臨床上的運用有了較多的突破，成為辨證論治的重要內容之一。記載該時期時間醫學發展的史料主要是《黃帝內經》、《傷寒雜病論》等。代表人物主要是東漢人張仲景。

《黃帝內經》在總結前人經驗的基礎上，較系統地提出了中醫時間醫學基本理論，首次歸納描述了人體多種節律。如人體陰陽晝夜節律及年節律，營衛之氣運行的晝夜節律，人體氣血流行灌注經脈臟腑的晝夜節律及月節律，四時五臟發病節律，五臟病慧靜加甚晝夜節律、愈甚持起年節律，脈象變動年節律，色澤變動年節律等。制定了時間治療學的基本原則，如針刺療法的冬季閉塞，少用針石，針刺深淺，以時為齊；針刺補瀉，因時迎隨等。

藥物施治中的用寒遠寒，用熱遠熱，春夏養陽，秋冬養陰，先其發時而治，順勢擇時施治等。對疾病發生與死亡進行預測，提出了因時養生，擇時鍛鍊，診法常以平旦等時間醫學內容。引進了十二時、十二辰、百刻計時等計時方法，應用陰陽五行學說闡述時向醫學現象，初步確定了中西醫時間醫學的基本概念、術語、內容及在臨床應用的基本原則與方法。

據統計，《黃帝內經》中包含有時間醫學內容的篇章幾近該書的一半，並有多篇專論，如《四氣調神大論》、《臟氣法時論》、《四時氣篇》、《順氣一日分為四時篇》、《四時刺逆從論》、《歲露篇》、《八正神明論》等。歸納分析《內經》對人體節律的形成與描述的認識，其特點是重視四季變化，月亮盈虧、太陽光照的影響。《內經》可屬當今先於節律成因的外生論派。

《傷寒雜病論》對時間醫學的貢獻主要在於：

（1）對部分病證的時間變化做了較深入地研究。如指出了陽明病「日晡潮熱」，風濕病身痛、發熱證「日晡所劇」，黃汗證的「暮躁不得眠」，女勞疸「手足中熱，薄暮即發」，「日晡所發熱，而反惡寒」，婦人熱入血室證之「晝日明瞭，暮則譫語」，乾薑附子湯證誤用汗下法後「晝日煩躁不得眠，夜而安靜」等病證變化的時間性，對疾病診斷裨益良多。

（2）在施治上提出了春宜吐，秋宜下，春夏宜發汗等汗吐下三法的適用季節。十棗湯「平旦溫服」，寒飲患者冬夏難治，宜春，秋治之等。

（3）對疾病欲解時間進行了觀察分析與總結，提出了六經病在晝夜之中的欲解時。如太陽病欲解時在 9～15 時，陽明病欲解時在 15～21 時，少陽病欲解時在 3～9 時，太陰病欲解時在 21～3 時，少陰病欲解時在 23～5 時，厥陰病欲解時在 3～7 時等，此係根據疾病陰陽屬性和部位與晝夜陰陽變化時間結合研究後提出的。其他尚有如「傷寒三日，脈浮數而微，患者身涼和者，是為欲解，時在夜半」的記載等。對疾病欲解的總規律，《傷寒論》做了總結：「夜半得病，明日日中癒；日中得病，夜半癒。」前者「以陽得陰則解也」，後者則「以陰得陽則解也」。凡此，對後世均產生了很大影響。

東漢的張仲景可謂是我國第一位深入研究臨床時間醫學並進行詳細記錄的著名醫家，他的貢獻集中體現在《傷寒雜病論》中，闡述了傷寒六經病部分病理節律，提出了辨證論治注重時間的觀點，補充了《內經》注重擇時針灸，而少因時藥治的不足。他將《內經》時間醫學理論用於指導臨床，對時間醫學在臨床的廣泛應用做出了重要貢獻。

除了《內經》、《傷寒雜病論》，華佗《中藏經》對時間醫學也有頗多論述。如「陽病則旦靜，陰病則夜寧，陰陽運動，得時而寧，陽虛則暮亂，陰虛則朝爭，朝暮交錯，其氣厥橫」。勞傷「晝感之則病榮，夜感之則病衛；

榮衛運行，內外交運，而各從其晝夜也」。小腸有積「則當暮發熱，明旦而止也」。以及五更時酒調藥末服之治療肛腸病變等。

綜上所述，秦漢時期是時間醫學發展中的重要時期，產生了系統理論，做了大量臨床病證因時變化觀察，在擇時施治、疾病變化的時間預測上積累了經驗，為時間醫學的深入研究與廣泛應用奠定了基礎。

三、晉隋唐時期

該期對時間醫學的發展所做的工作主要在因時施治和攝生方面，並促進了宋金元時期進一步從臨床探討時間醫學和重視時間醫學的應用性研究。

《小品方》係晉人陳延之所著，該書因時施治的記載頗多。如治療消渴止小便頻數方要求夜間服，治療伏梁心積方則早晨服，治療黃疸用麻黃一味「冬月用酒，春宜用水煮之」。

《千金要方》是我國重要的古醫籍之一，作者孫思邈對時間醫學很重視，故該書有關內容豐富，不僅在藥物施治上強調擇時，對針刺時機也做了限定。

如用人參湯安食下氣，理胸脇，並治客熱時，應在早晨至午後、哺時之間服用，黃昏及夜間不宜用之；治失精，多睡，目䀮䀮症，則在平旦服羊脂湯；治風痱用荊瀝湯，宜午後進服；而對用地黃煎退虛熱則應因時而用不同劑型，「平時水煎服，四五月間則作散劑服」。

《千金要方》關於因時用藥還歸納總結為「病在四肢血脈者，宜空腹而在旦；病在骨髓者，宜飽滿而在夜」。

凡滋補藥宜在平旦服等。《千金要方》對針刺穴位的時機也有限定，如針刺治肺病「春當刺少商，夏刺魚際，皆瀉之，季夏刺太淵，秋刺經渠，冬刺尺澤，皆補之」等。

《外台秘要》對藥物的因時使用也有豐富的記載，如治咳嗽氣喘的上氣咳方，認為夜臥服之效佳，可解除多年痼疾。療痃癖方則平旦溫服，可增強藥物作用等。該書對病變的發生還從時間角度予以闡發。如關於脾咳的形成，釋為在脾應旺之季夏時「而脾氣虛不能旺」，恰逢寒氣傷之而咳嗽等，對後世醫家認識疾病與防治疾病有積極的參考意義。

該期重視因時養生，如《千金要方》對練氣功者強調「每旦夕而向午」，因旦夕二時是自然界陰陽轉換之時，「日旦五更初暖氣至，夕則冷氣至」，而「一切萬物中代謝往來，如晝夜之更迭。」應時而練氣功，可獲較好效果。《外台秘要》則指出：「人不得每夜食」，「夫吃生肉鱠，必須日午前……午後陰陽交錯，人腹中亦順天時，不成癥積，亦能霍亂矣。」以及「野雞春月以後不堪吃，葵性滑，夏不堪吃」等。此期還有專著論及四時攝生，如唐朝鄭景岫的《南中四時攝生論》，穆殷的《四氣攝生論》等。

歸納該期研究特點與成就，主要是在因時養生方面做了較多的工作，並應用中醫理論對養生因時的機制做了闡述，補充了《內經》因季養生思想內容，出現了因時養生專著。對因時用藥也進行了探究，總結了臨床經驗，提出了新的見解。

四、宋金元時期

宋金元時期是中醫時間醫學發展的又一鼎盛時期。該期重視時間醫學的應用及研究，在前人理論的指導下，重點從臨床角度對時間醫學予以探討，總結了許多因時診治的寶貴經驗，系統地提出了子午流注學說，形成了獨特的按時取穴針刺法。代表醫家主要是李東垣、朱丹溪、王好古、何若愚等。

《普濟本事方》是宋人許叔微用方經驗總結，其中亦不乏他人的獨到經驗。該書採方簡要，論理清晰，並記載了大量強調服藥時機的內容。如養血地黃丸宜夜臥服，辰砂遠志丸要夜臥生薑湯送。治歷節腫滿疼痛時宜五更初溫水下，實脾散可治脾元虛浮，服藥應在中午，治厲風手指攣曲的萆麻丸則宜平旦服，治夢遺用豬苓丸則於未申時冷酒服。歸納之，凡治療腸蟲症、腸道病變、水腫以及肢節疼痛等病變的藥物，一般要求清晨服；養血、安神、平肝等藥，則要求夜臥服；健脾益氣藥在中午時分服。

金代張元素的《醫學啟源》、元代朱丹溪的《丹溪治法心要》等著作中，都總結有因時藥物加減的內容。張元素認為凡治病，春宜加防風、升麻，夏加黃芩、知母、白芍，秋加澤瀉、茯苓，冬加桂枝、肉桂等；治潮熱時，辰戌時發者宜加羌活，午間發加黃連，未時發加石膏，申時發加柴胡，酉時發加升麻，夜間發加當歸根。朱丹溪用補陰丸時，於冬季加乾薑，夏季加砂仁；用小溫中丸治黃疸與食積，則春加川芎，夏加苦參或黃連，冬加茱萸或乾薑。

除了對方藥因時選擇應用外，元代王好古還結合臨床體會和前人治療經驗對汗吐下等治法的使用時間提出新的見解。他認為汗法宜在午前用，可借助人體午前陽氣旺盛，陽氣向上向外的作用力以利發汗；下法宜在午後用，以借助午後人體陽氣內斂，陰氣漸盛，陰氣向下向內的作用力以利攻下。王好古在《陰證略例》中還記載了他在臨床因時施治病案多例，療效頗佳。王氏所論可謂《內經》因時順勢施治法的具體發揮。

該期對疾病的診斷也注意結合時間去鑒別，並用以指早用藥。如丹溪認為臌脹者，朝寬暮急者為血虛，暮寬朝急者為氣虛。對咳嗽的診斷則認為上半日嗽多者有胃火，午後嗽多者為陰虛，五更嗽多者有食積，黃昏嗽多者為火氣浮於肺，夜嗽多者為陰虛火旺等，並提出了相應的治療方藥。丹溪上述見解引起了後世醫家重視，如明朝虞摶在《醫學正傳》，薛己在《校注婦人良方》，清朝江之蘭在《醫津一筏》中均對此加以引用闡發論證。其他如許叔微發現腳氣病春夏易發，秋冬易癒，消渴病秋冬易發，春夏易癒等，對臨床也有參考意義。

值得提出的是金元四大家的李東垣也是一位中醫時間醫家。他在《脾胃論》、《內外傷辨惑論》、《醫學發明》、《蘭室秘藏》等書中留下了大量的時間醫學內容。李東垣非常重視季節變化對人體的影響，總結了很多因季選方用藥的經驗，如冬不用白虎，夏不用青龍，春宜服補中益氣湯，夏宜服清暑益氣湯，秋宜服升陽益胃湯，冬宜服神聖復氣湯等。

他根據發熱的不同時間進行診斷，如日中甚者為心熱，夜熱甚者為脾熱，寅卯時熱者為肝熱。他以陰陽學說解釋了晝夜不同時間發熱的病機：晝則發熱，夜則安靜，是陽氣自旺於陽分也，晝則安然，夜則發熱煩躁，是陽氣下陷於陰中也……晝則發熱煩躁，夜也發熱煩躁，是重陽無陰也。

李東垣在中醫時間醫學的發展中發揮了一定的作用，其對時間醫學的深入研究還影響到其弟子羅天益，後者所著《衛生寶鑒》中豐富的時間醫學內容，說明了羅氏繼承師意，亦為中醫時間醫學名家之一。

被現代國外時間醫學研究者稱為「中國鐘」學說的子午流注學說在此期產生，該學說的出現使時間醫學的研究向前邁進了一大步，從臨床實踐中充分證明了時間醫學的應用價值與研究意義，對提高針灸療效，深入瞭解人體生理節律具有不可低估的作用。

以子午流注學說為指導的按時取穴針刺法共有五種：納甲法、納子法、養子時刻注穴法、靈龜八法、飛騰八法。除了納子法外，其他四法均產生於此期。如納甲法、養子時刻注穴法始於南宋，首見於金人何若愚所撰《子午流注針經》；飛騰八法首見於元人王國瑞《扁鵲神應玉龍經》；靈龜八法也初步形成，見於竇漢卿的《針經指南》等。子午流注學說關於臟腑經絡氣血流注旺衰的認識對後世有重要影響，不僅成為指導按時取穴針刺的基本理論，而且突破了《內經》僅僅類比自然變化來認識人體生命節律的研究方法，由臨床實踐去認識總結探討人體生命節律，形成系統理論並用以指導臨床實踐。

宋金元時期對時間醫學的發展歸納起來有以下幾點貢獻：

（1）重視從臨床實踐探討人體生命節律，在方法學上有了突破。

（2）強調了時間醫學知識的臨床應用，在方藥的因時選擇與運用方面做了大量研究，提出了因季加減藥物的具體內容，在因時診斷方面也有建樹。

（3）提出了子午流注學說，對人體臟腑經脈氣血旺衰活動節律有了系統歸納，創立了按時取穴針刺法。

五、明清時期

明清時期的時間醫學研究廣泛，更為重視從臨床實踐進行時間醫學的研究，驗證宋金元時期的研究成果，提出了許多新見解、新方法，使時間醫學更趨向完善。代表醫家主要有虞摶、高武、薛己、汪必昌、葉天士等。

此期對子午流注學說的研究從臨床驗證到機制探討及新方法的形成等均做了大量工作。明朝高武在《針灸聚英》中首次提出了按時取穴針刺的納子法，該法較前人總結的納甲法、養子時刻注穴法更便於掌握與運用，影響更深廣，對按時取穴針刺法的研究做出了較大的貢獻。徐鳳的《針灸大全》則對元代竇漢卿《針經指南》中關於靈龜八法內容予以整理，且首次以靈龜八法名之，使靈龜八法得以流傳，成為臨床常用的按時取穴針刺法之一。

注重時間因素鑒別診斷疾病是明清醫家研究時間醫學的特色之一。如對咳嗽，潮熱、痛證、抽搐等症狀，均從時間上分辨何種病變所引起。如虞摶《醫學正傳》中載「早晨發搐，此肝木太旺，當補腎抑肝；日午發搐，此心火大旺，當補肝瀉心；日晚發搐，此是肺病，當補脾而抑心肝；夜間發搐，當補脾抑心」等。同一發搐證因發病時間不同而診斷與治法不同。

又如清朝汪必昌《醫階辨證》中對潮熱從發作時間上鑒別診斷：午前潮，午後止者為陽虛，午後潮，夜半止者為陰虛，遇夜身微熱，早起如常為血虛；大腹部熱，入暮開始至平旦止者為大腸有宿食潮熱。對痛證，凡痛如錐刺，日輕夜重者為瘀血；而痛延上下，鬱悶不安，日重夜輕者為氣滯。此外，汪氏還認為虛勞者夜發寒熱，困怠少氣；內傷肝腎者，夜多盜汗，晝少精神，眼花耳鳴。

薛己在《校注婦人良方》中對瘙癢證，凡午前作癢的診屬氣虛，午後作癢的診屬血虛；對咳嗽，晨間痰多者診屬脾氣虛；夜間譫語者視為血分有熱等，均係臨床總結的因時診斷的寶貴經驗。

此期因時診斷的要點是：以陰陽分，則凡晝日發作或加甚之疾為陽分病；夜晚發作或加甚者為陰分病。以臟腑分，則上午及日中病作者多屬心肝脾之患，午後及夜間病作者多屬肺腎之疾。以氣血分，上午或白晝病增而夜間則減者多為氣分病，午後或夜晚病加而白晝症輕者多為血分病。後代醫家基本準此而因時診斷。

擇時用藥的研究於明清也有所發展，有的根據方藥的服用季節提出因時藥物加減法。如李時珍在《本草綱目》中專列「四時用藥例」認為春夏秋冬季節不同，所用藥物的寒熱溫涼四氣與升降浮沉四性應有相應的選擇，其基本觀點是寒熱溫涼藥氣應逆於四季之氣。如春溫宜加用涼藥，秋涼宜加用溫藥，夏熱宜加寒藥，冬寒宜加熱藥。升降浮沉宜順於四季乏氣，如春夏氣升發宜加有升發作用的藥物，秋冬氣沉降宜加用有沉降作用的中藥，其目的是順從人體生理活動特點以不干擾或儘量減免藥物對人體的影響。李時珍所論，實際上是對先人因時用藥經驗的總結。

《醫學正傳》對因季加減藥物有具體內容，如對四物湯要求春倍川弓、夏倍芍藥、秋倍地黃、冬倍當歸。治療諸鬱證時，春需加用防風，夏加苦參，秋冬加吳茱萸。根據病變不同確定服藥時機的內容有：不能近視者宜晨服地黃丸，不能遠視則臥服定志丸；治痔瘵宜五更服藥；眼疾、頭痛患者宜在臥用藥等；痰飲患者宜在雞鳴平旦之時用藥利痰。根據藥方不同而選用服用時機的內容有：墜痰丸宜雞鳴時服，石膏羌活散、三聖丹、神效明目湯、明目細辛湯、控涎丹臨臥服，左金丸宜清晨服等。明人楊瀛州則指出補腎藥宜晨服等。

明清之際治療疾病每喜數方同用，為了利用人體生理、病理變化節律擇時施治用藥，醫家常採取分服的方法，使治療既針對疾病的複雜性，又宜於各方擇時應用。如《校注婦人良方》、《臨證指南醫案》、《杏軒醫案》等書中對肝脾鬱怒，元氣下陷、濕熱壅滯者，朝服歸脾湯，夕服加味逍遙散；肝氣滯、脾氣傷者，晨用補中益氣湯，夕服蘆薈丸等。

綜合分析明清之際藥物擇時施用的經驗為：凡治陽分、氣分病變，具有溫陽、益氣、健脾等方藥主張清晨、上午服，因上午陽氣漸生而旺，補氣溫陽藥可借助人體陽氣欲盛之勢，發揮藥物作用；凡治陰分、血分病變，具有滋陰養血、滋養肝腎的方藥多主張黃昏、夜晚服，因黃昏、夜晚時陰氣漸生而盛，用滋陰養血藥可乘人體陰氣欲盛之勢，發揮藥物的治療作用。

此外，唐宗海在《血證論》中闡述了瘀血發熱晝夜節律性，出血證發作的年節律。趙獻可在《醫貫》中解釋了陰陽病變晝夜輕重變化的機制及施治方法。吳鞠通在《醫醫病書》中有午後發熱篇，專論午後發熱病因，指出午後發熱既有屬陰虛者，也有因陰邪自旺於陰分而身熱者。其他如吳達的《醫學求是》，張志聰的《侶山堂類辨》，吳鞠通的《溫病條辨》等著作中均有因時診治的醫案，闡釋古人時間醫學的論述等，在時間醫學研究中均有參考價值，可發揮一定的作用。

明清之際時間醫學的貢獻是進一步發展完善了子午流注學說，提出了納子法等新的按時取穴針刺法。對疾病的因時診斷做了大量工作，注重根據自然界晝夜變化分析與鑒別診斷病變。根據藥性、病性等擇選服藥時機，從中總結出數方同用、擇時分服的施治新方法。

六、解放以來

此期有關時間醫學的研究最初主要在按時取穴針刺法的繼承與整理，出版著作有承淡安的《子午流注針法》，吳棹仙的《子年流注說難》，以及散見於醫著醫案中的臨床應用經驗。因時診斷與用藥也在名醫醫案中屢見不鮮，如施今墨的因時診治醫案等。

此期時間醫學的大發展主要是 20 世紀 70 年代末以後，首先由四川開始引入國外時間生物學和時間醫學學說，並對中醫學中有關內容全面展開發掘探討。有關《內經》中時間醫學內容的探討，引起國外同行的震驚，並將 1982 年國際時間生物學時間醫學獎授予中國研究人員，從而掀起了我國研究的高潮。國內醫家紛紛涉足該研究領域，主要有北京的王玉川、程士德、王洪圖、張年順，宋乃光，吉林的劉冠軍，上海的何裕民，廣東釣司徒鈴、羅頌平，福建的陳俊鴻，江蘇的宋為民，四川的宋開源、吳今義，安徽的胡劍北等。

此期研究的方法主要是對古代醫學文獻的發掘整理，應用現代科技手段與方法驗證古人所論，並以現代時間生物醫學理論論證中醫時間醫學的科學性和存在的問題。如在臨床分組對照比較按時取穴針刺法的應用價值，已發現子午流注學說在指導診斷、擇時針刺用藥等方面有一定的意義，如按時針刺尺澤穴治療腦血栓取得滿意的結果。人們還採用光電、皮溫、皮膚電阻、同位索示蹤法等發現了人體經脈活動確有因時變化性，穴位局部也有類似改變，提示按時取穴針刺法有一定的生理節律基礎。

胡劍北採取比較研究法對目前流行的五種按時取穴針刺法進行研究，發現五法因取穴方法、用穴時機、用穴數目等方面的差異而存在互相矛盾、互相否定的現象，提出了質疑，並經實驗證實，指出了進一步深入研究的思路與方法，提出了「人體生物節律針灸法」這一新的中西醫結合時間針灸法；對目前存在的多種節律說的生理和病理歸屬與應用上的混亂現象的探討，也將使時間醫學研究深化。

羅頌平對月經與月亮盈虧變化間相關關係的調查，說明月亮變化對婦女月經有影響。上海採用現代科學方法揭示了四時脈的存在與形成機制。岳美中根據不同的發病時間診治厥逆證，效果較好。蔡抗四驗證了《傷寒論》六經欲解時，證實古人所論有臨床依據。

此外，根據傳統中醫某些內容總結形成的「冬病夏治法」、「月經週期療法」等，在臨床應用較廣，療效較好。上海錢永益、福建陳俊鴻對人體疾病死亡時間的調查研究，已肯定了不同病變死亡的時間性，其與晝夜不同時期的變化有相關關係。

更多的人據古人經驗結合個人體會，進一步完善發展了按時服藥法和擇時針刺法，尤其在結合現代時間生物醫學成果制定中藥適時應用方面有了不少新經驗、新觀點。

此期研究特點是應用現代時間生物學、時間醫學理論與成果發掘整理中醫時間醫學，研究中採用了現代科技方法與手段。在觀察效果中，已經注重對多病例的對照綜合分析，使研究結果不僅限於對個別現象的直觀描述，而是經統計學處理，探討這些現象中的規律和本質，使之科學性更強。

但此階段研究由於主要在於驗證古代文獻中的有關論述與方法，應用科技手段與方法進行驗證的研究尚在初始階段，故尚無重大發現與突破，有的還存在牽強附會的現象等，有待今後研究中予以改進。

第二節　西醫時間醫學源流與發展概況

一、時間醫學源流簡況

早在希波克拉底的醫學文集中就有關於醫學活動與季節關係的記載。人們特別重視的是氣候的節律性改變與人體某些疾病之間發生與發展的關係，雖然是宏觀的、相對模糊的，但留下了寶貴的歷史資料。

雖然1729年法國學者德曼仁發現的豆科植物葉片開合的晝夜變化，現在被認為是西方最早的有關時間生物學的研究報告，實際上在其30年前的1698年Floyer就報導了哮喘患者症狀夜間發作或加重、白天緩解的節律現象，以後人們逐漸發現流感患者咳嗽夜間加重，風濕病患者疼痛夜間重於白天等時間醫學內容。隨後科學技術的發展也推動了時間醫學的研究。如在1801年，人們就認識到人的脈搏早上比晚上快。1814年J. Jvirey即對人體功能的節律進行了描述，還論及了時間醫學在保健、疾病的防治以及藥物的治療等方面的應用。隨著血壓計的發明與應用，1881年德國學者Ignaz zadek發現了一般正常人血壓早晨較低，下午較高的節律。1866年William ogle觀察了人類的體溫有晝夜波動節律。

20世紀初，人類就已發現疼痛反應有晝夜節律性，如1913年Grabfield就證實，人對電刺激引起的疼痛反應具有晝夜節律性。1937年Jores等發現牙痛具有傍晚18時左右疼痛明顯的節律性。1922年，Curt Richter證明了大鼠的晝夜活動節律的內源性性質，並證實了大鼠的晝夜節律可被明暗週期及餵食的時間所同步。他也曾研究了哺乳動物的時間起搏點，主要是在下丘腦受損時，大鼠的晝夜活動節律就會受到干擾，奠定了發現下丘腦視交叉上核為晝夜起搏點的部位的基礎。

二、時間醫學基礎研究與分科

近60年來，研究者們對時間醫學進行大量的研究，人們對時間節律進行了初步分類。

如對節律的種類：將人體節律分為高頻節律，週期小於 0.5 小時，如腦電圖、心電圖、呼吸運動的節律週期；中頻節律，週期在 0.5 小時到 6 天，如亞日節律（短日節律）週期為 0.5 小時到 20 小時，近似晝夜節律（近日節律）週期為 20 到 28 小時，超日節律（長日節律）週期為 28 小時到 6 天；低頻節律，週期大於 6 天，如近週節律週期為 7（4～10）天，近月節律週期為 30（25～35）天，近年節律週期為 12（10～24）個月。

在時間醫學研究中，研究者們還提出了諸多研究方法，如節律測量方法、時間圖法（宏觀法）以及美國明尼蘇達大學哈爾伯格（Halberg）教授提出的餘弦法（微觀法）等，對科學地確定節律性起到了重要的作用。

基礎研究對學科的發展起著關鍵性的作用。機體的節律分為內源性與外源性兩種。近 60 年來，研究者們發現了節律具有遺傳性、自行運轉、環境因子起同步作用的特性。特別是在褪黑素方面的研究做了大量工作，使得褪黑素的應用廣泛開展。

睡眠節律的研究，使人們基本明白了睡眠的生理以及與疾病的關係。內分泌激素分泌節律的研究使人類基本知曉了下丘腦、腦垂體及周圍腺體所分泌的激素的時間節律，成果現今已廣泛應用於臨床，如生殖性方面疾病的診斷和婦女月經病變的人工月經週期療法，腎上腺皮質激素新的服藥方法，使得該藥的副作用得到了較好的控制。在時差反應、輪班反應等方面的研究與防治，也有了初步的結果，同時推動了時間醫學在航太方面的研究發展。

近年來，生物鐘的調控基因、調節生物鐘中樞的視網膜感光色素等，是國際科學研究的前沿領域之一。國際著名的學術刊物《Science》多次將生物鐘（1997 年、1998 年）和調節生物鐘中樞的視網膜光受體研究（2002 年）評為「有重大突破的研究領域」。作為時間生物學的分支，時間醫學的研究與其是密不可分的。時間生物學的發展也肯定將推動時間醫學的迅猛發展。

隨著時間醫學的不斷深入，滲透到各個學科中，故而有關時間醫學的分科也自然而然地產生了。從而有了時間生理學（Chronophysiology）、時間病理學（Chronopathology）、時間生物化學（Chronobiochemistry）、時間藥理學（Chronopharmacology）、時間形態學（Chronomorphology）、時間免疫學（Chronoimmunology）、時間毒理學（Chronotoxicology）、時間遺傳學（Chronoendoerinology）、時間精神病學（Chronopsychiatry）、時間內分泌學（Chronogenetics）、時間腫瘤學（Chronooncology）、時間診斷學（Chronodiagnostics）、時間治療學（Chronotherapeutics）、時間心理學（Chronopsychology）、時間流行病學（Chronoepidemiology）、時間藥劑學（Chronopharmacy）、時間生物醫學工程學（Chronobiological medicine enginering）等。

三、時間醫學臨床研究與應用

對人體疾病特別是有關人體生物節律性障礙疾病（主要是時差反應、冬季抑鬱症等）的研究區分，為防治相關疾病打好了基礎。如根據人體節律時相改變的狀態，人體的節律性障礙可分為兩類。

一是時相提前類，指生物功能的節律中峰值提前出現。二是時相延遲類，指生物功能的節律中峰值延遲出現。

目前對於人體這種生物節律障礙性疾病的治療主要服用褪黑素，也就是松果體腺素。一般要求，時相提前類人體生物節律障礙性疾病要求在早晨服用，時相延遲類人體生物節律障礙性疾病則要求在下午或傍晚服用。

近年來也有人採取光照法治療這類疾病。對於時相提前類節律障礙，在晚上用光定時照射。對於時相延遲類節律障礙則在清晨光定時照射。光照時間與服用褪黑素時間對於不同類的生物節律障礙性疾病正好相反。這種節律的分類對時間醫學的研究而言，是非常重要的，有利於人們對機體節律的區分，也有利於利用節律研究的成果。

特別是在時間藥理學的研究推動下，臨床時間治療學的研究使得時間醫學走上了臨床應用的道路，從而賦與時間醫學更強的生命力。時間藥理學，對藥物因時間的不同與人體的相互作用主要考慮了以下四種情況：時間藥物動態、時間感受性、時間效果、藥物的副作用等。研究的內容基本上涉及各類藥物，特別是在中樞神經系統藥、麻醉藥、作用於心血管系統的藥、作用於受體的藥、激素類藥、抗癌藥、抗菌藥、平喘藥、維生素等方面取得了不同程度的進展，為臨床時間治療學奠定了很好的基礎。

時間治療方面已經在腫瘤的治療，抑鬱症的治療，心血管病的治療，炎症反應及疼痛的治療，哮喘的治療，腎上腺皮質激素的應用，月經病的週期療法，內分泌障礙的治療，以及傳染病的防治等方面均取得了令人可喜的成績。雖然時間治療學僅有30年的發展歷史，但其發展速度與趨勢是同時期其他新興學科無法相比的。

近年來，美國、日本、德國、法國、英國、加拿大等發達國家相繼成立了許多專項研究機構，開展有關時間生物學時間醫學的基礎與應用基礎研究，同時也在臨床進行應用研究。

時間醫學在醫療器械方面的研究與應用，也有了可喜的開端。如擇時測溫乳罩（Chronobra），此乳罩帶有多導連續測溫器，可安置在兩側乳房表面各區，並間隔一定時間測定皮膚溫度，在電子電腦的處理下，求出乳房各區皮膚溫度晝夜節律，從而準確判斷排卵，協助早期診斷乳腺腫瘤。另有如動態心電監測儀、動態血壓監測儀、動態血糖監測儀、動態腦電監測儀等，可更好地監測疾病的時間變化，對進一步研究人體生理與病理節律提供了更為科學、方便的手段。

四、國際時間醫學學術組織與機構

正因為時間生物學、時間醫學研究的重要性，國際生物節律學會 1937 年在瑞典成立。在此基礎上，由哈爾伯格教授提議，於 1950 年成立了國際時間生物學會，並組織召開了多次國際學術會議。該學會還出版了《國際時間生物學雜誌》。每兩年一屆的國際時間藥理學和時間治療學學術會議至今也已召開了五屆。

不僅僅是成立了學術組織，為了時間醫學的研究，國外很多大學都成立了時間生物學時間醫學研究機構，如美國明尼蘇達大學就成立了時間生物學研究室。為了做好腫瘤的時辰化療，1990 年法國率先成立了時辰化療中心。

1996年，巴黎第十一大學保爾·布魯斯（Paul Brousse）醫院由F. Levl教授領導的時辰化療中心被正式命名為歐洲癌症研究與治療機構（EORTC）時辰化療中心（Chrono-therapy Center）。目前已有13個國家共39個中心附屬於EORTC時辰化療中心，我國中山醫科大學腫瘤防治中心也即將成為這所中心的正式成員。

五、我國時間醫學研究發展概況

我國的時間生物學時間醫學的研究也在全面開展。1988年在我國成都市召開的國際時間生物學時間醫學學術會議，對推動我國的相關研究起到了很大的作用。其後於1990年在煙臺市，1991年在成都市，1995年在蕪湖市，1996年在瀋陽市相繼召開了時間生物學時間醫學學術會議。2004年在海南省海口市召開了中西醫結合學會時間生物醫學專業委員會第一次籌建及學術會議。2006年在蘇州召開了成立大會，我國時間生物醫學學術組織正式誕生了。

瀋陽藥科大學還專門成立了時間生物學研究室、時間藥理研究室。安徽皖南醫學院也正在籌建中西醫結合時間醫學研究室。時間醫學的研究在我國應用方面也有了進展。如生產出了白加黑抗感冒片，白天、黑夜分時服用，解決了白天服藥產生的嗜睡副作用，從而有利於患者工作與生活。其他如早晚吸用的香菸、早晚分用的牙膏、早晚分飲的牛奶等，在時間醫學有關的生活用品也不斷湧現。

目前國內研究時間生物學與時間醫學的代表人物及其研究方向主要有：瀋陽藥科大學以李經才教授為首的研究隊伍在褪黑素研究方面做了大量工作；成都中醫藥大學宋

開源教授領導的研究團隊在研究輪班制對人體節律的影響、時差綜合徵方面取得了一定的進展；江西醫學院余萬霰教授在肝癌的臨床時間生物節律研究方面特色明顯，成績令人矚目；蘇州大學醫學院童健教授、山東省醫學科學研究所抗衰老研究中心趙子彥研究員等，在褪黑素等基礎研究方面均有所建樹；北京中醫藥大學金光亮、郭霞珍等教授在研究精神病變的時間節律、內分泌激素的季節性分泌節律等方面的思路與方法最為成熟，並有了一定的成果；中山醫科大學腫瘤治療中心在冼勵堅教授的帶領下，對腫瘤進行了時辰化療，有關臨床應用有效地提高了化療抗腫瘤的作用；皖南醫學院定理藥理研究室宋建國教授開展了時辰藥理學的研究，在中樞神經系統藥物的時間毒理學方面做了大量工作；皖南醫學院中西醫結合研究中心胡劍北教授進行了臨床常見時間疾病的調研，對高血壓、心臟病、哮喘、風濕病、膽囊病、糖尿病、胃病、腦血管病等疾病的發病節律的流行病學調查研究，初步發現了這些病變發生發展的節律情況，並開展了相關實驗研究，提出了「臨床時間病學」學科概念，對進一步開展臨床時間防治工作奠定了基礎。

第三章
中醫時間醫學特點

由於中醫形成時期自然科學研究的進展，尤其是當時有關天文學、氣候學、物候學、曆法等研究，獲得了一些重要成果，使中醫時間醫學研究具有以下特點：

一、注重自然界變化對人體節律的影響

中醫認為人是自然界的產物，生活在天地氣交的環境之中，時時受自然界的影響，故人體活動是與自然息息相應的，尤其是一年四季寒暑更替，一日之中旦午暮夜的寒熱明暗變化明顯而規律，使人類生活受到影響，在起居、衣著、飲食、勞作等方面發生相應改變，對機體內部的生命活動也產生了重要作用。

中醫認為，人體功能與物質可分別屬於陽與陰兩個方面，不同的自然變化可影響人體陽或陰的某一方面，同樣的自然變化對人體陽或陰兩方面的作用也可能不同，因此人體在自然外界變化影響下，由於機體各部受影響不同，出現了各種不同的節律活動，包括疾病發生時，病變也受自然影響而出現的病理活動節律。

對人體生理病理節律的形成，中醫強調了自然外界變

化的作用，為充分反映這一點，中醫在選擇時間標準觀察闡述人體節律時就注重應用十二時（參閱第四章第一節）為時間單位來說明人體生命節律與病理變化的時間性。十二時各時閾長短與時間位置與自然界變化密切相關，隨一年四季太陽活動的位置和晝夜時間的長短而規律地改變，並非固定不變，故真實地反映了自然界變化情況。

從人與自然變化息息相應的觀點出發，十二時的時間特徵也就實在地反映了人體變化，此對因時認識人體生理活動、病理變化節律以及擇時診斷與治療均可達到客觀、準確的目的；十二時作為中醫時間醫學中時間標準應用的本身，也充分證明了注重自然界變化對人體節律酌形成影響是中醫時間醫學特點之一。

二、強調機體整體性在人體節律形成中的作用

中醫認為人體是一個整體，在自然環境變化的影響下，人體的相應改變是一種各臟腑組織功能活動變化的整體性綜合反應，既包括各臟腑組織的週期活動，又包括了這些活動之間的聯繫。

陰陽氣血強調了人體臟腑組織功能等共性及其內在聯繫，中醫故以其作為人體功能狀態變化的整體性觀察指標，陰陽氣血節律是中醫將人體作為一個整體觀察得出的結果。

對各臟腑組織節律活動之間的相互關係，中醫主要以五行生剋學說加以概括與推演，這對臨床利用時間節律變化診治疾病很有助益。

如以腹脹大為例，從發病部位上看應屬脾病，但若病

發於肝膽氣血旺盛的夜間子丑時，則脾病腹脹大的晝夜節律的產生就與肝膽有關，因肝膽在其旺時，剋伐脾胃，使腹脹大發作。診斷應屬肝旺橫逆犯脾，治療除顧護脾外，亦需從肝入手。

可見重視人體整體性對人體節律的影響很重要。

三、臨床觀察是主要的研究方法

中醫時間醫學的研究方法主要是臨床觀察。長期的臨床實踐中成功的經驗與失敗的教訓兩方面積累的知識被總結歸納，並在臨床實踐中不斷被驗證、完善與發展，逐漸形成中醫時間醫學的基本理論和應用方法。

以擇時治療為例，由在臨床許多年各季節中治病體驗，發現順應自然界與人體季節變化施治可收到較好療效，避免不良反應的發生，最後總結出諸如針刺深淺，以時為齊；冬季閉塞，少用針石等因時施治法則，以及按「春夏養陽，秋冬養陰」的經驗總結出「冬病夏治」等利用季節變化施治的方法。

這也是中醫時間醫學重要特色之一。

四、對生物節律成因的認識

目前，關於生物週期性變化的成因解釋中，存在外生論派與內生論派兩種觀點。

外生論派的觀點是：生物體內之所以有週期性變化，是由於生物體自身的生理功能對來自自然環境的某些信號做出反應，受外因諸如生物、氣象、理化等因素的調節，尤其認為是晝夜光暗週期變化的影響導致的，故生物變化密切相關於自然變化而與之同步。

中醫時間醫學對人體節律的產生亦認為是人生活的自然環境週期變化影響的結果，儘管當時中醫難以認識到電、磁場等物理現象對人的影響，但已確實感到光線明暗變化對人體有重要影響，有關理論中常常以光線的明暗來喻代人體的某些變化。

如《內經》說：「平旦至日中，晝為陽，陽中之陽也……故人亦應之」等。另如選擇密切相關太陽變化的十二時作為節律闡述的時間標準等，均可證明中醫強調外界環境變化對人體節律的作用，表明中醫時間醫學具有節律成因中外生論派的觀點。

內生論派的觀點是：生物週期性變化是生物體內自發震動頻率的表現，它是固有的、不依靠外界任何力量，故生物週期性變動的成因是內生的，由遺傳而來，與自然界變化無關。

從中醫關於人體十二經脈氣血流行灌注旺衰的闡述而論，中醫對人體節律成因的認識又具有內生論派的觀點。因十二經脈臟腑氣血旺衰的時間性在一年四季的每一日中固定不變，不受外界影響，不因太陽活動的位置改變與光照時間長短強弱而更動，所選用的十二時辰為時間標準，其各時辰時閡長短一致，位置相對固定。

各臟腑陰陽屬性與晝夜之中各時間分期中陰陽盛衰變化無明顯相關關係：即屬陽的腑在白晝旺，屬陰的臟在夜間旺等。凡此均表明人體臟腑氣血流行灌注的週期節律性是與生俱來，自我調定。

以上所論可以看出，中醫時間醫學關於人體節律成因的認識，既有外生論派的觀點，又有內生論派的觀點，只不過反映在不同的人體節律上。

可以認為中醫對人體節律成因的觀點是：一部分節律得自遺傳，與生俱來；一部分節律是後天形成，是自然變化影響的結果。這些節律互相關聯，互相影響。內生節律在外生節律的不斷調定作用下得以加強與維持，外生節律在內生節律的基礎上受到自然外界變化影響而不斷產生與鞏固，久之又向內生節律進化。

這就是中醫關於節律成因的總的認識，掌握這種認識特徵，有利於學習，研究與發展中醫時間醫學，並為臨床應用打下基礎。

第四章
古代中醫計時知識

研究與瞭解中醫時間醫學需要掌握古代中醫常用的計時標準與術語，本章將分為計時術語，計時工具予以介紹。

第一節　計時術語

一、十二時

十二時即：夜半、雞鳴、平旦、日出、食時、隅中、日中、日昳、晡時、日入、黃昏、人定等。將一晝夜分為十二時始於漢朝太初年改朔之後，如趙翼《陔餘叢考》卷三十四謂：「其以一日分十二時，而以干支為紀。蓋自太初改正朔之後，曆家之術益精，故定此法。」

從十二時名稱分析，十二時主要依靠自然界晝夜變化中，太陽在一天之中的位置變動及人、動物活動情況來劃分的。

如平旦，指太陽在地平線下欲出未出，晨曦微露時。

日出，指太陽剛從地平線升起時。

食時，一般指早餐時。

隅中，將近午時。該時間術語出自《淮南子・天文訓》：「（日）至於衡陽，是謂隅中，至於昆吾，是謂正中。衡陽、昆吾均天山名。太陽走到衡陽山時，還未到正午，叫隅中。」隅有邊角之意，隅中的詞意即為在正中的邊角，尚未達正中，用以代近午時正合。

日中，指太陽當頭，午時左右。

日昳，指太陽開始偏西下落，約在未時，其與日昃同義。如《書經・無逸》「自朝至於日中昃」。漢孔安國傳「從朝至日昳不暇食」之注疏：「昃亦名昳，言日蹉跌而下，謂未時也」，《漢書・天文志》故又作「日跌」。

晡時在昳與日落之間，約為申時，靠近日落時又稱下晡。

日落指太陽落山時。黃昏，是太陽落山後至天黑之前一段時間，此時太陽餘光微黃，仍照在大地，但大地上萬物以及天空已不明亮而昏昏然。

人定，指人們一天的事情已經做完而安定休息時。《辭源》謂：夜間安息之時。

夜半，即夜深時，約在子時，黑夜已過去一半，故名。

雞鳴，通常在三更天，天將亮時，其時公雞引頸啼叫。

《內經・順氣一日分為四時篇》說：「平旦人氣生，日中而陽氣隆，日西而陽氣已虛，氣門乃閉，夜半人氣入臟。」《內經》又說：「診法常以平旦，以陽氣未動，陰氣未散……」《素問・標本病傳論》、《靈樞・標本》等也載有十二時內容。《傷寒論》關於陽明腑證所致潮熱時間用「日晡潮熱」來說明，用的也是十二時概念。

可見弄清十二時的概念與內容對學習研究中醫時間醫學很必要。

要強調的是，十二時主要根據晝夜太陽起落及活動變化而定。由於四季的更替，太陽在天空中的相對位置的變動，同樣為日出、日落的時間概念，若以現在二十四小時看待，一年四季各不相同。冬季日出遲而日落早，夏季日出早而日落遲；故同樣在八時，夏季太陽已升較高，冬季有時則剛剛露臉。而不同地區因太陽光照的不同，其以十二時所定的時間與二十四小時對應的關係，各地又有差別。

瞭解此點，在研究應用古代中醫時間醫學時就不能簡單地將十二時固定地套應現今二十四時的某時了，這不僅有違古人原意，也將有違古人關於人體節律變化的時間認識，亦即有違人體因時變化的客觀情況。

二、十二辰

十二辰源於曆法干支，以子、丑、寅、卯、辰、巳、午、未、申，酉、戌、亥等十二支作為時間代詞，表示一日之中的各個時期。一支代表一辰，一日十二辰正好由十二支代表。用現代一日二十四小時對照十二辰時閾，每時辰約相當於 2 小時。

十二辰與二十四小時配屬關係見表 4–1。

十二辰依次各司 2 小時，各辰時間位置固定不變，但各時辰所在晝夜期間因自然界四季更迭，晝夜長短改變而有不同。一般在春分、秋分前後，晝夜長短大致相等時，

表 4-1　十二辰與二十四小時配屬表

十二辰	二十四時	十二辰	二十四時
子	23～1	午	11～13
丑	1～3	未	13～15
寅	3～5	申	15～17
卯	5～7	酉	17～19
辰	7～9	戌	19～21
巳	9～11	亥	21～23

十二辰中約有六辰主晝、六辰主夜。當夏至前後，晝長夜短時，十二辰中則約有八辰主晝，四辰主夜。冬至前後則相反。

十二辰在醫學上的應用，在《內經》《傷寒論》中有記載。如《靈樞・衛氣行》中載：「歲有十二月，日有十二辰，子午為經，卯酉為緯。」

《傷寒論》六經病欲解時以十二辰劃分。如「太陽病欲解時，從巳至未上」，「陽明病欲解時，從申至戌上」等。子午流注學說也採用十二辰說明經脈臟腑氣血旺衰時間。其他如葉天士《臨證指南醫案》、薛己《校注婦人良方》中論述疾病變化時間時，均以十二辰表示。

三、十二時與十二辰不宜固定搭配

古今許多醫家及現行一些教科書常將十二時與十二辰在時間上固定搭配，這是不妥的。十二時與十二辰在很多方面不相同。

（1）十二時各時時閾長短不一，如夜半時長，日出時短。十二辰則各辰時閾相等。

（2）十二時各時時閾變化隨自然而動，在一日中的位置不固定。如日出在夏日可為5～6時，冬日則可為7～8時。十二辰則不受晝夜長短、日升月落、寒暑更替改變之影響，每辰在每日的時間位置基本固定不移。

（3）十二時中白天的分期術語多，夜晚的少，晝夜主時上不平衡，這可能由於人類晝勞夜息的生活規律所致。白天生產、交往活動多，對白天的觀察也細緻，故主時標記多；夜間人安息，活動少，應用時間分期也非必需，故主時標記少。十二辰則無偏重晝日、輕視夜日的時間分期特點。白天黑夜各時辰均等分，只是隨四季與地域不同而有變化。

十二時與十二辰在醫學上的應用也有不同。它們分別指代的人體生理、病理活動節律各異。

十二時所指代者，意味著節律活動受自然外界影響較大，隨四時晝夜變化而變化，節律的形成符合生物節律成因的外生論派觀點。

十二辰所指代者，意味著節律活動對自然外界的變化反應不明顯，它循著如同十二辰固定不移的特點周而復始地、自主地完成節律活動。

節律的形成符合生物節律成因的內生論派觀點。可知，理解辨析十二時、十二辰概念時，應注意區分異同，不必硬性將二者對應相合，以免得出不恰當的結論。當然，最重要的是不能混淆雜糅二種時間概念所指代的生物節律。

四、干支計時

甲、乙、丙、丁、戊、己、庚、辛、壬、癸十字，謂之天干，或謂十干；子、丑、寅、卯、辰、巳、午、未、申、酉、戌、亥十二字，謂之地支，或稱十二支。兩者合稱，謂之干支。

十干之名得於古代傳說「天有十日，十干蓋十日」之名，如《廣雅・釋天》曰：「甲乙為干。干者，日之神也。」十干用於表示的內容有三：其一，表示春、夏、長夏、秋、冬五季；其二，表示東、南、中、西、北五個方位；其三，表示陰陽消長的一個週期。

十二地支之名得於古代對月亮認識的傳說。如《廣雅・釋天》曰：「寅卯為支。支者，月之靈也。」

十二支用於表示的內容也有三：其一，表示一年中的十二個月；其二，表示一個圓周上的不同方位；其三，表示一個陰陽週期中的十二時段。

古代在用於支計時中，最初天干與地支單獨應用，用以紀日、紀年，地支還用於紀月、紀一日十二時辰。漢章帝時（西元 150～153 年），干支合併用以紀年。用干支合併紀日，據考最遲從春秋時魯隱公三年（公元前 722 年）二月己巳日起連續紀日，一直到清代宣統三年（公元 1911 年）止，計有 2600 多年歷史，是世上最長的紀日資料。用干支合用紀時也是漢以後的事了。

所謂干支合用，即十天干與十二地支依次相配，始於甲子，終於癸亥。由於天干為十，地支為十二，干支全部輪用，重複始於甲子，須六十數，其中各天干輪流六次，

表 4-2　干支合用表

甲子	乙丑	丙寅	丁卯	戊辰	己巳	庚午
辛未	壬申	癸酉	甲戌	乙亥	丙子	丁丑
戊寅	己卯	庚辰	辛巳	壬午	癸未	甲申
乙酉	丙戌	丁亥	戊子	己丑	庚寅	辛卯
壬辰	癸巳	甲午	乙未	丙申	丁酉	戊戌
己亥	庚子	辛丑	壬寅	癸卯	甲辰	乙巳
丙午	丁未	戊甲	己酉	庚戌	辛亥	壬子
癸丑	甲寅	乙卯	丙辰	丁巳	戊午	己未
庚申	辛酉	壬戌	癸亥			

地支輪流五次方可完成。

六十數又稱六十甲，古人稱老人六十歲為花甲之年，其意源於此。見表 4-2。

十干、十二支可以分為陰陽，並與五行相配。以干支合言，則天干為陽，地支為陰。以天干言，則干序數中單數為陽，雙數為陰。如甲、丙、戊、庚、壬五者的序數分別為 1、3、5、7、9，故為陽，乙、丁、己、辛、癸五者的序數分別為 2、4、6、8、10，故為陰。

十二支也是如此，子、寅、辰、午、申、戌六者為陽，丑、卯、巳、未、酉、亥六者為陰。干支相配總是陽干配陽支，陰乾配陰支，如甲子，甲為陽干，子為陽支。又如乙丑，乙為陰干，丑為陰支。

干支配五行的內容是：甲乙木、丙丁火、戊己土、庚辛金、壬癸水，以上是十干配五行。寅卯木、巳午火、申酉金、亥子水、辰未戌丑土，以上是十二支配五行。

陰陽五行學說是中醫學重要內容之一。干支用於中醫學，不僅取其計時的作用，還利用其陰陽五行配屬，說明臟腑氣血變化、疾病的發生發展以及診斷治療等，如子午流注、靈龜八法等按時取穴針刺法，運氣學說及五臟病機變化等。

現舉《素問· 臟氣法時論》中關於五臟病變變化時間，根據天干配日的五行屬性，運用五行生剋之理，預測五臟病轉歸、生死之日期為例來說明。

肝病者，癒在丙丁，丙丁不癒，加於庚辛；庚辛不死，持於壬癸，起於甲乙……。

心病者，癒在戊己；戊己不癒，加於壬癸；壬癸不死，持於甲乙，起於丙丁……還有脾、腎、肺等臟病變化日期，鑒於後面有關篇章將提及，此處略。

以上舉例可知，凡遇五行相生之日，則五臟病減，而五行相剋之日，則五臟病增。以肝病變化時日分析：肝屬木，木生火，丙丁為火，二者相生，故肝病癒在丙丁日。庚辛日屬金，金剋木，故肝病加重。壬癸日屬水，水生木，故肝病平穩。甲乙屬木，兩木相加，肝木在該日為自得其位，遇及木日之旺氣，故病情易於發作等。

再以干文學說在中醫治療中的作用論之。如子午流注學說，按時取穴針刺是離不開干支的，尤其是納甲法，離開干支就根本無法按時取穴，且至今尚無其他計算方法來取代。可見，研究中醫時間醫學必須瞭解干支計時等內容及應用。

由於日、時干支在中醫時間醫學中的重要性，故有必要掌握干支紀時的推算方法。

下面再介紹日時干支的推算方法，供有興趣者學習、研究、應用。

（1）日干支推算法

按陽曆推算，先以當年元旦干支的代表數字為基礎（天干 1～10，地 1～12）加上所求日數，然後查表按月進行加或減（表附後），再除去干支的周轉數（天干 10，地支 12），所餘的數即為所求的日干支代表數位，即可按數位轉為干支。此為平年日干支的推算法。如遇閏年，因 2 月多一天，所以在用上法推算時，從 3 月份起，應在所求出的日干支代表數字上再加一。

各月干支加減數：一月干支均減 1，二月干加 0 支加 6，三月干減 2 支加 10，四月干減 1 支加 5，五月干支均減 1，六月干加 0 支加 6，七月干支均加 0，八月干加 1 支加 7，九月干支均加 2，十月干加 2 支加 8，十一月干支均加 3，十二月干加 3 支加 9。

以上可歸為歌訣：

一五雙減一，二六加零六，
三減二加十，四減一加五，
七零九加二，八加一七走，
十上加二八，冬三臘三九，
閏從三月起，餘數均加一。

凡求次年元旦干支，可先求當年 12 月 31 日干支，然後推算即知，故各年元旦干支不必詳列。

（2）時干支推算法

推算時干支，先需知道日干，再記住「日上起時歌」即可。日上起時歌如下：

甲己起甲子，乙庚起丙子，
丙辛起戊子，丁壬起庚子，
戊癸起壬子，週而又復始。

一日十二時辰，首起於夜半子時，知曉子時干支。就可按干支序列依次推知其他時辰干支。日上起時歌說明了每日子時干支，故按歌內容推算時干支很簡便。如「甲己起甲子」說是說甲日和己日的子時干支都是甲子，餘順推。

第二節　計時工具

一、漏　壺

又名「漏刻」「刻漏」「壺漏」，係古代的一種計時儀器。據《周禮‧夏官》中已談及設官以管漏壺來推斷，我國使用漏壺計時歷史悠久，是古代人民的發明創造，一直到明代，我國有了鐘錶為止，漏壺才停止使用。

漏壺的壺底或壺邊有孔，漏壺貯水後，水由壺孔流出。漏壺分單壺、複壺兩種。

單壺只有一個貯水壺，壺中有一根木質箭杆，上刻一百個刻度，從漏壺蓋上插入壺中，隨著壺水的減少，箭杆漸往下沉，從蓋邊觀察箭杆下沉後刻度下降變化，確定時間。單壺缺點是水壓變化大，計時精度較低（約一刻）。我國已發現的古代單壺有陝西興平的漏壺、河北滿城的漏壺以及內蒙古的漏壺。這些漏壺都是西漢初期的計時工具。

複壺有兩個以上的貯水壺，漏壺漏出的水聚於下面的接水壺中，接水壺中置有一根刻有一百個刻度直立箭杆，或固定或不固定，隨著水的上升，固定的箭杆上刻度逐漸被水淹沒，觀察齊水面的刻度而計時。未固定的箭杆則隨壺中水位上升而浮起，觀察其浮出壺蓋的刻度而計時。我國元朝延祐年間（1314～1320年）的漏壺即屬複壺。其用四隻銅壺，由上而下，互相疊置，上面三隻壺底都有小孔，最上一隻銅壺裝滿水後，水即逐漸流入以下各壺，最下一隻壺內裝一直立浮標，上刻刻度，水逐步升高，浮標隨之上升，觀察浮標上升刻度即可計時。

漏壺一般均實行百刻制，一晝夜分屬一百刻。以現在二十四小時論，古代每刻相當於14.4分鐘。

漏壺百刻制計時在古代醫學中應用較多。如《靈樞·衛氣行篇》說：「候氣而刺之，奈何？……是故一日一夜，水下百刻，二十五刻者，半日之度也，常如是毋已……各以為紀而刺之。」這裏所謂半日指的是白晝的一半即1/4天，故為二十五刻。

《內經》在此提出了以百刻制計時分期說明針刺時機。該篇還以水下刻度計時說明「人氣」所在經脈時間。如「水下一刻，人氣在太陽，水下二刻，人氣在少陽，水下三刻，人氣在陽明，水下四刻，人氣在陰分……」等。提示了人氣在經脈運行的日節律。

《傷寒論》中也以百刻計時對人體呼吸、脈搏變化週期加以解釋：「脈有三部，陰陽相乘，榮衛血氣，在人體躬。呼吸出入，上下於中，因息游布，津液流通。隨時動作，效象形容，春弦秋浮，冬沉夏洪……尺寸及關，營衛流行，不失衡銓。腎沉心洪，肺浮肝弦，此自經常，不失銖分。出入升降，漏刻周旋，水下百刻，一週循環，當復寸口」。人體的營衛氣血，借助於肺氣的呼吸出入而循環上下，由於氣息的節律性，脈象也隨之節律性變化，而節律的時間週期則以漏刻來確定。

二、日　晷

日晷又稱「日表」「日規」，古代依據日影測定時間的儀器，主要用於白晝時間分期的觀察。參考日影移動變化計時在《周禮》中有記載：「……晝參諸日中之景（影），夜考之極星，以正朝夕」。

日晷由晷盤和晷針組成。晷盤是一個有刻度的盤，中央裝有一根與盤面垂直的晷針。晷盤平行於赤道面，傾斜安放。晷針為指向南、北極方向的金屬針，針影隨太陽運轉而移動。刻度盤上的不同位置表示不同的時刻，晷針影達晷盤何處，該處刻度即示其時時刻。中國北京故宮太和殿前保存有明代日晷。

附：時區制度

時區制度是 1884 年國際經度會議制定。該規定將地球表面按經線等分為 24 區，稱為時區。以本初子午線為基準，東西經度各 7.5°的範圍作為零時區，然後每隔 15°為一時區，以東（西）經度 7.5°～22.5°的範圍為東（西）一時區，東（西）經度 22.5°～37.5°的範圍為東（西）二時區，以次類推。在每一區內，一律使用該區中央子午線上的時間，稱為該區的標準時，每越過一區的界線，時間便差 1 小時。時區的界限不嚴格地規定某一子午線，而是參考行政區來劃分。

根據時區時間概念，中國首都北京，位於東經 116.4°，屬於東八區，中央經線為 120°，故實際上，北京時間是 120°經線的地方時。

中醫時間醫學所使用的時間，主要是根據當地自然變化所顯示的時間來指導因時診治，這符合人與自然相應，隨自然變化而變化的人體生理病理節律狀況。因此，各地均按北京時間來確定時間時域是不對的。因各地區在地球表面的位置不同，經度也不同，人所處的自然環境變化有早遲，以一地時間為準，似難概括各地人體隨自然變化而逐漸形成的人體節律，用以指導臨床診治也會失誤。可見根據時區規定瞭解當地時間進行因時診治很必要。

關於按北京時間換算地方時間的方法，可按下述公式計算。

北京時間+4 分×（當地經度數 −120）= 當地地方時

上述公式要求掌握當地經度，現將中國省、自治區、直轄市的首府城市的經度附錄於此，以供參考：

北京	116.4°	天津	117.2°	長春	125.3°	哈爾濱	126.7°
瀋陽	123.4°	太原	112.6°	石家莊	114.5°	呼和浩特	111.7°
西寧	101.7°	銀川	106.3°	蘭州	103.8°	烏魯木齊	87.6°
西安	108.9°	濟南	117°	鄭州	113.7°	合肥	117.3°
上海	121.5°	南京	118.8°	杭州	120.2°	南昌	115.9°
武漢	114.2°	長沙	113°	成都	104.1°	重慶	106.5°
南寧	108.3°	貴陽	106.7°	昆明	102.7°	拉薩	91°
廣州	113.3°	福州	119.3°	海口	110.3°	香港	114.2°
澳門	113.5°	台北	121.7°				

第五章
關於人體節律的認識

第一節　人體陰陽節律

陰陽是事物的兩種屬性，是從各種具體事物中體現出現的。陰陽說明事物之間相互對立、相互轉化、相互依賴、相互消長等關係，陰與陽所代表的事物屬性不同，不可互換，如上與下、左與右、天與地、動與靜、出與入、升與降、浮與沉，乃至晝與夜、明與暗、熱與寒、火與水、外與內等，前者均屬陽，後者均屬陰，屬陽者不可以陰代表，屬陰者不可以陽代表。

陰陽所代表的事物可見有特定性和共性。陰陽學說的內容，尤其是各自代表事物的特性及其相互關係，可以說明人體內生命活動過程中物質與功能以及物質、功能與功能之間各自的特性與相互之間的關係，古代醫學家就將其引入到醫學中來，成為中醫基礎理論之一。其與非醫學範疇的陰陽學說雖有共同之處，又具有特定的內涵。

以人體功能與物質而言，則功能為陽，物質為陰。功能中有興奮性的活動和抑制的活動，前者屬陽，後者屬陰。而支配興奮性活動的物質屬陽，支配抑制性活動的物質屬陰。

人體的物質與功能如同陰陽的互相消長一樣，也互相作用，此長彼消，此消彼長，並有一定的時間週期性。此即形成人體陰陽節律。人體陰陽節律有年節律、晝夜節律兩種。

一、人體陰陽年節律

《素問・厥論》說：「春夏則陽氣多而陰氣少，秋冬則陰氣盛而陽氣衰」。說明陰陽年節律中陽氣是由春始升，夏季最盛，秋天漸衰，冬天最弱。陰氣則由秋天開始漸生，冬季最盛，春天減弱，夏季最弱。

關於陽氣和陰氣開始生盛和開始衰減的具體時日，《素問・脈要精微論》說「是故冬至四十五日，陽氣微上，陰氣微下；夏至四十五日，陰氣微上，陽氣微下」。陰陽之氣的盛衰以冬夏二至後四十五日時為變化轉折之日。陰陽年節律變化可在人體脈象上反映與感知，如《素問・脈要精微論》說「四變之動，脈與之上下，以春應中規，夏應中矩，秋應中衡，冬應中權……陰陽有時，與脈為期」。四季陰陽變動使脈象出現相應的改變，春脈軟弱輕虛而滑，如規之象，圓活而動；夏脈洪大滑數，如矩之象，方正而盛；秋脈浮毛，輕澀而散，如衡之象，其取在平；冬脈沉石，如權之象，其勢下垂。陰陽年節律在人體的變化還可反映和感知於：春夏陽盛之時人體皮膚疏鬆，腠理開啟，汗大泄等陽熱外泄之象；秋冬則人體皮膚緻密腠理閉，汗少，肉堅澀等陽氣內斂之象等。

由於人體陰陽存在年節律變化，為適應該節律以維持與不干擾節律正常活動，古代醫家提出了「春夏養陽、秋冬養陰」的學說，從養生與治療方面體現出人體陰陽年節律的存在。人體陰陽年節律的發現既是臨床養生、治療、診斷等實踐活動過程中，觀察、歸納人體四季變化的結果。按春夏養陽、秋冬養陰方法鍛鍊身體，調攝精神，選擇飲食，可使養生效果增加。

以人體陰陽年節律變化為依據創立的「冬病夏治法」在治療好發於冬季，屬陽虛、沉寒方面病變，如老年慢性支氣管炎、類風濕關節炎、哮喘、脾胃虛寒證等，被證明有較好的療效，福建、上海、安徽等地均在臨床上廣泛應用。在診斷上，據人體陰陽年節律，機體在冬季陰陽失調而病者，多表現為陰氣盛而陽氣衰，這除了與人體生理上陰陽盛衰年變化節律有關外，還與冬季多寒邪傷陽有關。在夏季機體陰陽失調而病者，則多表現為陽氣盛而陰氣衰，這也與夏季多熱邪傷陰有關。

關於人體陰陽年節律在診治上的作用因後面有關章節將詳細介紹，此不再贅述。

二、人體陰陽晝夜節律

公元前四五世紀成書的《黃帝內經》中對人體陰陽晝夜節律記載最早，內容較多。如《素問·生氣通天論》中說「故陽氣者，一日而主外，平旦人氣生，日中而陽氣隆，日西而陽氣已虛，氣門乃閉」。陽氣在一日之中有生、隆、虛的時間變化。《靈樞·營衛生會篇》說：「日中而陽隆為重陽，夜半而陰隆為重陰。故太陰主內，太陽主外，各行二十五度分為晝夜。夜半為陰隆，夜半以後為陰衰，平旦陰盡，而陽受氣矣。日中為陽隆，日西而陽衰，日入陽盡而陰受氣矣，夜半而大會，萬民皆臥，命曰合陰，平旦盡而陽受氣，如是無已，與天地共紀」。

《內經》的闡述可見陰陽在晝夜之中各有盛衰之時，白天陽氣旺盛，夜晚陰氣旺盛。陽氣在白天各時間分期中旺盛趨勢與程度又有區別：平旦時，陽氣漸盛，延續至整個上午陽氣均處於旺盛上升階段，至日中陽氣隆盛達白天最高峰，午後陽氣仍處旺盛時，但逐漸減弱，整個下午都處於漸減漸衰階段，至黃昏日入陽氣衰減明顯，入夜階段，陽氣繼續下降，夜半時達最低，夜半後陽氣開始呈欲生之勢，平旦又開始新的陽氣旺盛週期。

陰氣在夜晚各時間分期中旺盛趨勢與程度區別是，夜半前黃昏後陰氣漸漸生旺，夜半陰氣最隆盛，夜半後至平旦前陰氣雖旺而漸弱，平旦至日中陰氣更衰，日中陰氣最少，午後至黃昏陰氣又復呈欲生之勢。黃昏後陰氣又生漸旺，開始新的週期活動（圖 5-1）。

陰陽在晝夜之中的旺盛還有部位分佈上的不同，它與陰陽旺盛程度互相呼應，二者以陽氣分佈變化為顯。陽氣在白晝旺盛，陽主外，故白晝以在體表活動為主，暮夜衰減則入內。陰氣在夜晚旺盛，陰主內，故夜晚以在體內活動為主。

陰陽相互對立，又相互依賴，故陰陽盛衰活動週期又非單獨進行，陽氣旺盛時，陰氣必然衰減，陰氣旺盛時，陽氣必然衰減，且在程度上也相呼應，日中陽最隆盛，陰則最為衰弱，夜半陰最隆盛，陽則最為衰弱。

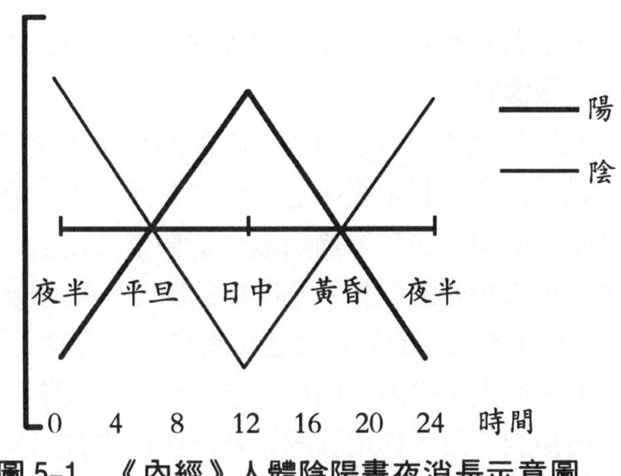

圖 5-1　《內經》人體陰陽晝夜消長示意圖

人體陰陽晝夜節律是人與自然息息相應的結果。《素問・金匱真言論》說：「平旦至日中，天之陽，陽中之陽也；日中至黃昏，天之陽，陽中之陰也；合夜至雞鳴，天之陰，陰中之陰也；雞鳴至平旦，天之陰，陰中之陽也，故人亦應之」。《靈樞・營衛生會篇》在描述陰陽節律變化中也提及此係「人與天地共紀」的結果。所謂陽中之陽，前之「陽」指白天，後之「陽」指陽氣上升漸旺；陽中之陰，前之「陽」仍代白晝，後之「陰」則指陽氣低漸至衰弱；陰中之陰、陰中之陽，前之「陰」指代夜晚，後之「陰」為陰氣漸生旺盛，後之「陽」則為陰氣漸衰時。人體陰陽節律與自然界晝夜陰陽變化可見同步，主要是自然環境週期變化影響的結果。

人體陰陽晝夜節律可由陽氣在人體的溫煦抗邪的作用感知，如人體正常體溫白晝升高，夜晚降低，白天肌膚溫暖，夜晚則肌表覺涼，自感微有畏寒，這是陽氣晝夜衰減變化在溫煦機體上的反映。

人體陰陽晝夜節律還可以從脈象的晝夜變化節律現象得以認識，正常人脈象從平旦至日中有浮滑大的趨勢，浮滑大是脈動明顯的脈象，屬陽脈；黃昏至黑夜則向沉弦小脈轉化，沉弦小是脈動相對不明顯的脈象，屬陰脈。脈象變化節律與人體陰陽晝夜節律變化趨勢基本相似。

以上關於人體陰陽年節律、晝夜節律應以陰陽所代表的對象與功能的量、作用強弱、分佈部位等方面的週期變化為對象加以理解，否則陷入陰陽字面上的抽象理性概念的認識，難免會認為中醫陰陽盛衰節律的不可思議性，而不能正確理解中醫關於人體陰陽節律的論說。

現代有關人體陰陽物質基礎的研究及其節律變化的探討，有益於對陰陽節律的客觀存提供證明。

應用現代醫學理論知識和實驗研究方法進行研究，很多專家學者發現，人體細胞環核苷酸為第二信使，其中環腺苷酸（cAMP）和環鳥苷酸（cGMP）是一對對細胞調節作用相反的物質，cAMP 水平升高時，對細胞某些功能起加強或促進作用，此與中醫陰陽學說中「陽」的作用相似；cGMP 水平升高時，對細胞某些功能起減弱或抑制作用，與中醫陰陽學說「陰」的作用相似，從陰陽虛證的臨床表現與 cAMP 與 cGMP 的關係（表 5-1）也可證明，cAMP 與「陽」有關，cGMP 與「陰」有關。

cAMP 與 cGMP 在細胞內濃度還呈現互為消第的特性，即 cAMP 升高時，cGMP 通常處於水平，cGMP 升高時，cAMP 則處於低水平，二者與陰陽學說的動態勢也相似。

表 5-1　cAMP、cGMP 和陰虛、陽虛臨床症候關係

臟器或組織	cAMP . cGMP 的生理作用	陽　虛 (cGMP占優勢) 的臨床症候	陰　虛 (cAMP占優勢) 的臨床症候
心血管	cAMP 使興奮 cGMP 使抑制	脈細緩	脈細數
消化道平滑肌	cGMP 使興奮 cAMP 使抑制	大便溏薄、五更瀉	大便乾結
支氣管平滑肌	cGMP 使興奮 cAMP 使抑制	慢性支氣管炎嚴重者多陽虛	
皮膚黏膜血管	cGMP 使收縮	四肢發冷、舌質淡、面色白	手心發熱、面紅耳赤、舌質紅
唾液腺	cGMP 促進分泌	唾液澱粉酶活性下降	舌紅、口乾、喜飲
肝糖原分解	cAMP 促進分解	畏寒、基礎代謝低	怕熱、糖耐量低

鑒於此，1973 年美國生物學家 Goldberg 率先提出 cAMP 可作為中醫「陽」的物質代表，cGMP 可作中醫「陰」的物質代表，他的觀點逐漸被國內外專家學者們接受，成為從生物分子水平研究陰陽學說的開端。我國從對陰陽虛證與血中環核苷酸波動情況相關關係的探討，證明了 cAMP 確可代表陽，cGMP 可代表陰。

cAMP 與 cGMP 兩種物質的消長變化的時間週期節律性是 cAMP 白天升高，夜晚降低，cGMP 夜晚升高，白天降低，二者升高降低是逐漸進行的。從時間上看，整個過程均與陰陽晝夜節律相似。1977 年 Lowell 和 Kopp 等人測定了 3 個正常人 24 小時尿中 cAMP 與 cGMP 的變化規律，3 人被測定結果的均值繪成示意圖（圖 5-2）與我們繪製的中

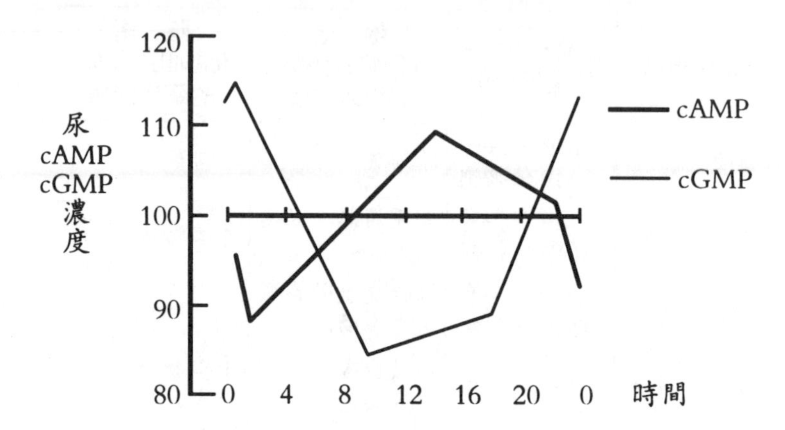

圖 5-2　3 個正常人 cAMP、cGMP 尿濃度晝夜變化均值圖

醫人體陰陽晝夜節律變化圖相比較（圖 5-1），趨勢基本一致。提示中醫人體陰陽晝夜節律說有一定的物質基礎。

腎上腺皮質激素在體內的作用類似中醫陽氣的作用，皮質激素在體內減少可出現陽虛畏寒、面色（皝）白、精神不振、喜熱食、脫髮、舌淡白、苔薄白、脈遲弱等症狀，如席漢綜合徵等，經外源性皮質激素的補充可改善與消除上述陽虛表現，皮質激素故可作為中醫「陽氣」的又一物質代表。中國學者沈自尹教授等測定了 10 例正常人血 11 羥晝夜變化，其平均曲線（圖 5-3）變化與中醫陽氣變化曲線趨勢一致。國外有人對 3 例正常人尿 17- 羥的晝夜變化觀察，結果其曲線（圖 5-4）變化也同中醫陽氣晝夜變化曲線趨勢基本一致。血 11- 羥、尿 17- 羥均是腎上腺皮質激素在體內中同分子的代謝產物，這些物質的變化進一步說明皮質激素可作為中醫「陽」的物質代表，也反映了「陽」氣確存在晝夜節律改變。

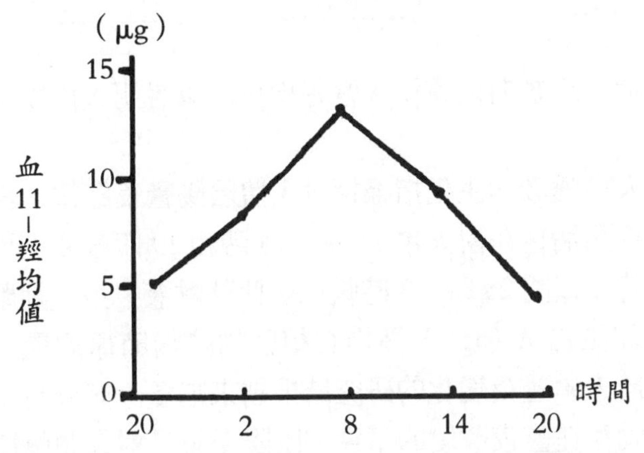

圖 5-3　10 例正常人血 11- 羥均值晝夜變化曲線

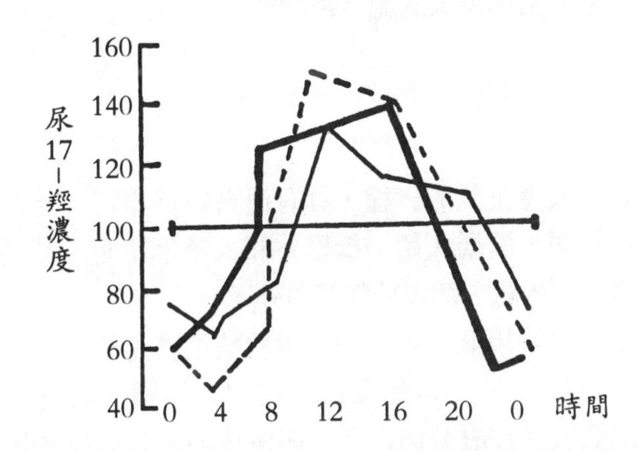

圖 5-4　3 個正常人尿 17- 羥濃度晝夜變化曲線

從皮質激素的類陽作用及其類陽晝夜變化節律現象可知，人體陰陽晝夜節律並非是古人毫無根據的臆測，而是臨床觀察研究的結果。其他還有人體正常體溫晝高夜低，基礎代謝率也是白天高於夜晚，呼吸脈搏晝快夜緩，血壓晝高夜低，末梢血流晝快夜慢等均可用以說明人體陰陽晝夜節律。

有人從唾液的生化指標探討人體陰陽晝夜節律，發現唾液澱粉酶活性在白天才 11 時、15 時和 19 時較高，而在清晨 7 時、夜間 23 時、3 時較低。此外唾液中鈉、鉀離子及免疫球蛋白 A（IgA）等均有相應的陰陽節律的晝夜變化。關於人體晝夜變化的研究結果越來越多，充分肯定了人體活動存在晝夜改變的事實。陰陽學說是對人體臟腑組織等實質及其功能活動的高度概括，人體陰陽晝夜節律也是對人體生命節律現象的總結歸納。

第二節　衛氣運行晝夜節律

衛氣是人體正氣的一種，具有溫養組織器官，充潤皮膚，開合腠理，護衛人體，抵禦外邪入侵等功能，其循行出入於體表與內臟，活躍於脈管內外。

衛氣是水穀精氣所變生，為水穀精氣濃濁部分，先入脈中，後散於脈外，與營氣偕行而內入五臟，與營氣分析，外出彌散於皮膚分肉之間，遍澤皮毛。其循行機體內外、五體五臟有時間週期。白晝主要行於體表經絡，夜晚主要行於體內五臟，晝行於經絡二十五週次，夜行於五臟亦二十五週次。五十週次後，衛氣與營氣相會，再進行第二天的循行。每天平旦時衛氣由晴明（眼睛旁穴位）內出，漸次行足太陽經、手太陽經、足少陽經、手少陽經、足陽明經、手陽明經，再入足陰經後，復循行至目為一週。二十五週次後，白晝將盡，夜晚已臨，衛氣開始內入

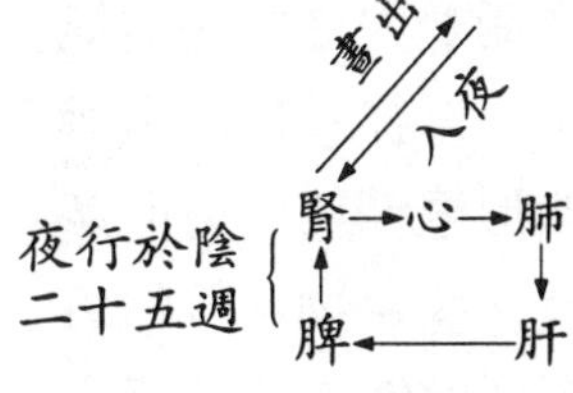

圖 5-5　衛氣晝夜循行示意圖

五臟，由足少陰注入腎，腎再注入心，心注於肺，肺注於脾，脾復注於腎為一週，循行二十五週次又復行於目，開始白天的部位循行（圖 5–5）。

衛氣在人體內外陰陽不同部位的循行是嚴格按照晝夜變化進行的，與太陽活動同步。如《衛氣行篇》說：「日有長短，春秋冬夏，各有分理，然後常以平旦為紀，以夜盡為始，……隨日之長短各以為紀……」。《素問・八正神明論》「天溫日明，則人血淖液而衛氣浮，故血易浮，氣易行，天寒日陰，則人血凝泣而衛氣沉」。春夏秋冬四季太陽光照多少不同，晝夜分期有長短之別，而衛氣的循行正是嚴格按照晝夜分期長短而有內外之分。因此，目前有人認為衛氣的運行直接受光照度的影響，隨太陽的升降而循行，中午盛於陽經，夜半衰於陰經。衛氣在晝夜之中行於人體有浮沉之分，白晝在體表，五體之中，夜晚在體內，五臟之中，白晝主要循於經絡，分佈運行，夜晚主要在五臟之中循環灌注。

有人以皮膚輝光的晝夜變化來證實衛氣在體表循環的週期變動。皮膚輝光是 1911 年首次以科學方法證實存在的，是組織細胞的生物發光。其形成機制是人體體表組織在其生物氧化過程中，高分子中的電子，當從基態向激發態躍遷又回到基態時，其能量以光子的形態釋放出來而產生的。皮膚輝光大小與體溫、血流量及一些生物活性物質有關，並呈正比。因此，皮膚輝光可似中醫衛氣的性質。經研究發現健康人皮膚輝光鞘大小的日夜變化規律，從晚上到白天由小變大，由弱變強，和衛氣日夜運行變化規律一致。

衛氣不僅有晝夜循環分佈的週期變化，還有月、年變化節律。當月圓或夏季時人的衛氣暢行充實，月缺或冬季時人的衛氣滯澀行艱而氣少，收縮於內，內著骨髓。對手指皮膚輝光值的測定亦發現夏季高於冬季。

關於衛氣晝夜運行節律的應用，古人認為人類睡醒節律是衛氣運行節律控制的，故用以解釋人類寤寐機制。《靈樞・大惑論》說：「夫衛氣晝日常行於陽，夜行於陰，故陽氣盡則臥，陰氣盡則寤。」衛氣行陽行陰有晝夜不同之規律，故人體也有晝醒夜睡之節律。如果人體衛氣晝夜運行節律發生紊亂，人類睡眠節律也會發生改變，出現多寐或少寐的現象。如《靈樞・大惑論》說：「故腸胃大，則衛氣行留久，皮膚澀，分肉不解，則行遲，留於陰也久，其氣不精則欲瞑，故多臥矣；其腸胃小，皮膚清以緩，分肉解利，衛氣之留於陽也久，故少臥焉。」

人之多睡是衛氣不行於陽，久留於陰之故；人之少寐則係衛氣不入行於陰，久留於陽之故。倘若因心事不寧或邪氣干擾而打破衛氣運行規律，影響衛氣入陰，結果可致少寐或不寐。因此，用藥治療失眠可用導行衛氣入陰來解釋其機制。以衛氣入夜於陰的循行節律指導用藥，則催眠藥物宜夜晚臨睡服。

以衛氣運行節律指導選擇施治時間除了上述夜睡服用催眠藥外，古人還提出了按衛氣循行部位的晝夜變化選擇施治時機，其方法是：三陽經及體表、五體病變宜在衛氣行陽之際，即白晝治之；病在五臟，宜在衛氣入內循行之際，即夜晚治之。如《靈樞・衛氣行篇》說；「刺實者，刺其來也，刺虛者，刺其去也。此言氣存亡之時，以候虛實而刺之。是故謹候氣之所在而刺之，是謂逢時。病在於三陽，必候其氣在於陽而刺之；病在於三陰，必侯其氣在陰分而刺之。」以《內經》所論，臨床對皮膚肌肉，關節、毛髮等病變可考慮白天用藥；對心肝脾肺腎等五臟病變可考慮夜間睡臥時用藥。

如本書因時施治章節中，關於肝臟病變，如肝炎可利用睡臥肝血流量增加時用藥，能提高療效。

此外，衛氣運行節律還可解釋為什麼人體於夜晚之際常易患病，故應在夜晚衛氣行裏，表衛不足，病邪易於犯侵之時注意保暖，防止受涼。

第三節　營氣運行晝夜節律

營氣，顧名思義是一種能營養人體五臟六腑、體表肢體的物質。《靈樞・營氣篇》說：「營氣之道，內穀為寶，穀入於胃，乃傳於肺，流溢於中，布散於外，精專者行於經隧，常營無已，終而復始。」《靈樞・營衛生會篇》說；「中焦亦並胃口，出上焦之後，此所受氣者，泌糟粕，蒸津液，化其精微，上注於肺脈，乃化而為血，以奉生身，莫貴於此，故獨得行於經遂，命曰營氣。」《靈樞・邪客篇》說：「營氣者，泌其津液，注之於脈，化以為血，以榮四末，內注五臟六腑，以應刻數焉。」

從上述經文可知，營氣是水穀在脾胃中化生而出於中焦，上輸於肺後再輸布機體內外，並經肺的作用分解為布散於外、流溢於中的氣態精微物質和注於脈化為液態的赤色血液。營氣在脈中循行流注，往復不止，並應「刻數」即按一定的時間週而復始地循行。「刻數」是指古代以漏水百刻來計晝夜時間的方法（參閱第四章第二節），漏水一百刻為一晝夜。《靈樞》提出營氣循行以應刻數，指的是營氣運行的晝夜節律。

營氣晝夜循行於各經脈的順序，據《靈樞・營氣篇》記載是：

手太陰肺經→手陽明大腸經→足陽明胃經→足太陰脾經→手少陰心經→手太陽小腸經→足太陽膀胱經→足少陰腎經→手厥陰心包經→手少陽三焦經→足少陽膽經→足厥陰肝經→督脈→任脈→復行於手太陰肺經，開始第二天的運行。

從《靈樞・營氣篇》論述得知營氣是循行於十四經脈即十二正經合任督二條奇經。每日由陰轉陽，由陽轉陰，由裏出表，由表入裏，循行不止。但《內經》雖說「應刻數焉」，營氣循行有時間性，但各經脈流注的具體時間內容未見提及。到了宋金元與明初時期，針灸醫家由對臨床現象的歸納與個人體驗的總結，遂據《內經》內容將十四經晝夜循行改為十二正經晝夜循行，除去了任督二經，此修正是依據《靈樞・經脈篇》關於十二經脈臟腑交接貫通的結構說為基礎的，並認為晝夜可分為十二時辰，每一時辰有一經脈臟腑是氣血循行流注的最盛時，其時經脈臟腑功能旺盛，經穴處於開啟狀態，易於接受針刺治療，可取得較好療效，從而形成與完善了營氣晝夜運行節律說，又可稱謂十二經脈臟腑氣血功能晝夜旺衰節律。修改後的節律最早見載於明朝高武的《針灸聚英》中。

營氣晝夜運行節律每日於清晨寅時由手太陰肺經開始開旺，以後每隔一時辰（即今 2 小時）依序轉換一經脈臟腑開旺，至次晨丑時結束，此為一晝夜循環週次。各經脈臟腑開旺次序與時間見表 5–2。

表 5–2　經脈臟腑功能旺衰時辰節律表

十二經脈	臟腑	旺時	衰時	十二經脈	臟腑	旺時	衰時
手太陰經	肺	寅	申	足太陽經	膀胱	申	寅
手陽明經	大腸	卯	酉	足少陰經	腎	酉	卯
足陽明經	胃	辰	戌	手厥陰經	心包	戌	辰
足太陰經	脾	巳	亥	手少陽經	三焦	亥	巳
手少陰經	心	午	子	足少陽經	膽	子	午
手太陽經	小腸	未	丑	足厥陰經	肝	丑	未

不在開旺期間的經脈臟腑則處於氣血功能相對衰減時，且在一日之中經脈臟腑有其最弱最衰時辰，通常在功能最為旺盛後的第六個時辰。經脈臟腑最衰弱的次序亦如開旺順序。如足少陰腎經午後酉時最旺，酉後第六個時辰為卯時，卯時即是腎經最衰時，卯前為寅時，寅時則係膀

胱經最衰時，腎經最衰時在其後，如同膀胱經申時開旺後接腎經酉時開旺順序。

關於各經脈臟腑氣血功能最衰時見表 5–2。

由於營氣晝夜運行節律密切關聯於針刺療法中按時取穴等治療方法，對臨床指導意義較大。現代還發現該節律在診斷、用藥、練功、養生等方面的應用價值，故研究頗多，現代實驗室研究與臨床應用已初步證實該節律有客觀物質基礎，具有一定的科學性。

上海中醫研究所應用光子數量測定儀，觀察經絡氣血在 24 小時中的運行狀態，初步發現當氣血運行至肺經寅時，雙側肺經光子發射的數量測定值是對稱的，而在其他時辰則不對稱，其餘經絡的光子數量測定與此類似，其時間週期性同於古人所論。司徒鈴等根據十二經脈臟腑氣血流注次序，用經絡測定儀測定了兩名健康人在 24 小時內各經所有俞穴的導電量，發現各經在氣血流注之時，其導電數值均高於氣血流注已過之時，結果與營氣運行節律相符。

此外，人們還以心電、肌電、血流圖等為指標觀察證實了十二經脈臟腑存在古人所說的時辰節律變化（參閱第九章第四節）。

宋氏從腎臟的稀釋濃縮功能的時間變化探討了營氣運行節律說中腎經在酉時旺盛的客觀性，對 10 名健康成人的尿滲透壓（簡稱尿滲）和尿量的測定，取平均值繪製十二時辰尿滲和尿量曲線（圖 5–6），結果發現尿滲與尿量曲線的時辰波動幅度均較大，且兩曲線形成類似剪刀形，尿滲與尿量間呈顯著負相關（$\gamma = -0.28$，$P < 0.01$）。傍晚酉時尿滲降到谷值，平均為 331±117mOsm / kgH_2O（平均值

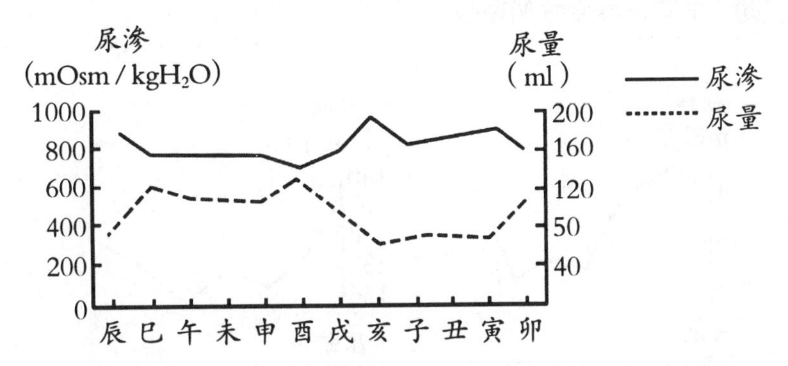

圖 5-6　10 例正常人晝夜十二時辰尿滲和尿量曲線

±標準差），夜間亥時達峰值。

正常人尿量曲線峰值在酉時，其穀值在亥時。尿量在酉時增加與腎血流量增多及腎小球濾過率增加有關，也可能與腎髓質的尿濃縮功能被抑制有關。低滲則與尿量增多及尿濃縮功能受抑制有關，從而出現低滲多尿。

美國學者Wesson 對一組健康人腎小球濾過率和腎血流量的測定證明尿量在酉時增加與腎臟上述的兩項功能變化有關，從整個膀胱經旺盛的申時，延續到腎經旺盛的酉時，腎小球濾過率和腎血流量持續增加，而峰值在 17 時，即腎經開旺之酉時。腎與膀胱在化氣利水作用上相互配合，二者互為表裏。

對膀胱經在申時、腎經在酉時旺盛的觀點，古人可能限於歷史條件和當時的科技水準，只能從可觀察的尿量分析腎主水液、司小便的晝夜功能變化得出來。宋氏和 Wesson 的實驗研究結果證明古人所論有一定的科學道理。

值得提出的是國外對尿中某些成分濃度的晝夜變化觀察發現，尿中鈉、鉀排泄峰值在 18 時左右，即酉時，且比

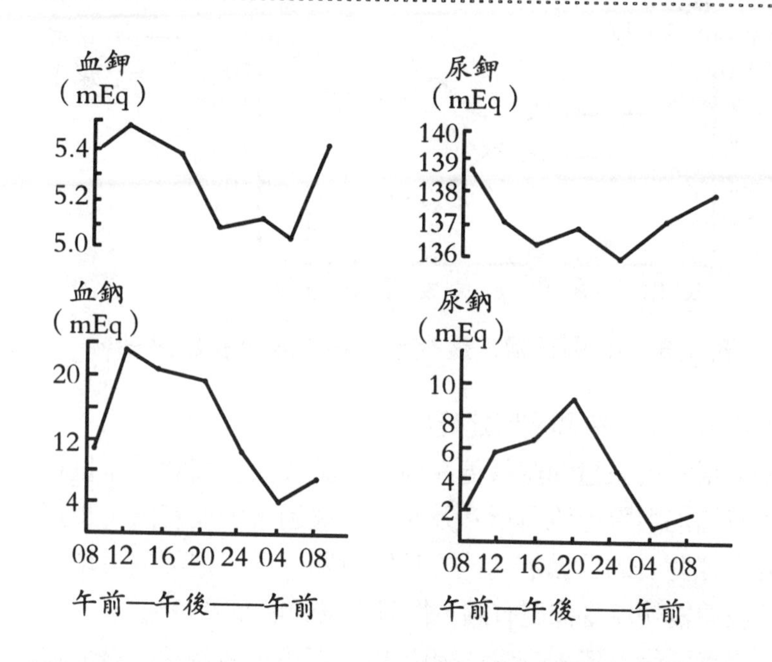

圖 5-7　4 名健康人血鈉、鉀及尿鈉、鉀晝夜變動均值曲線

24 小時平均值高 150%到 200%，更可說明問題的是酉時尿中鈉、鉀排泄量最大時，血清中鈉鉀卻處於一日之中的偏低值（圖 5-7）。一般正常人血清中鈉、鉀在晝夜之中濃度變化較小，尿中排泄量則變動幅度較大。故無論從血和尿中鈉、鉀的晝夜變動模式，還是濃度變化幅度，均不能認定是血中濃度的變化導致了尿中濃度的變化，實際上該變化是腎臟功能活動旺衰變化主動產生的結果，而不是被動地受血中鈉、鉀離子濃度變化或血量的變化所影響的結果，提示中醫酉時腎旺的論點不僅存在科學道理，應予重視，深入研究，以期更大發現。

Wesson 在研究中還發現上午 5 時半的卯時，腎小球濾過率和腎血流量最小，其時正好是腎經最衰時，說明古人關於經脈臟腑衰弱時辰的認識也有一定根據。

對肺經旺於卯時的研究，現代用氣道阻力，支氣管對組織胺的反應來認識。氣道阻力同胸內氣體和壓力差的高峰是在上午5點，支氣管對組織胺的反應性約在上午4時顯著增加，上午4、5時均屬肺經旺盛的寅時。

對心經旺盛於午時的研究是對心率的觀察。心率在上午11時至下午1時之間有一突然加快的過程，其時正是午時，而在夜間23時至0時之間，心率急劇下降，正好是心經最衰的子時。

對脾經旺盛於巳時的研究是對胰腺功能的觀察。中醫所說的脾臟與現代醫學中的脾臟不同，中醫認為脾主運化，有消化功能。現代醫學中的內臟與中醫脾臟對應的只有胰腺與脾，而現代醫學所說的脾臟目前尚未發現其有參與消化的功能。胰腺則不同，該組織內外分泌均與飲食的消化、吸收及營養的代謝有關，因此古今均有論說，認為胰腺是中醫脾臟實質內容之一。研究證明胰島B細胞活動上午較強，胰島素分泌也較多。胰腺對口服葡萄糖和靜脈內注射甲糖寧（B細胞刺激劑）的反應上午9時為高，胰島素敏感試驗結果也如此。

對膽汁分泌的觀察也發現在夜間高於白晝，子夜呈峰值。

營氣晝夜運行節律臨床診斷、治療時的指導價值也很大，如子午流注納子法就是以此節律擇時取穴針刺。在幾種按時取穴針刺法中以納子法應用最廣，以此節律擇時施灸、用藥的研究也正在廣泛開展。按該節律指導診斷，尤其是對疑難雜證的辨別取得成功的報導越來越多，本書後面章節有較詳細的介紹。充分證明營氣晝夜運行節律，即十二經脈臟腑氣血功能晝夜旺衰節律的科學性、實用性。

第四節　沖任脈月節律

沖、任二脈屬奇經八脈。沖脈起於少腹胞中，分為前後支，後支經會陰部向後上行於脊椎。前支經會陰部向外上行過氣衝穴處，與足少陰腎經交會，再沿著臍旁上行，穿過橫隔，至咽喉，環繞口唇。沖脈為五臟六腑之血海，是氣血通行的要衝，故稱「沖」脈。任脈也起於少腹胞中，由會陰出腹行於軀體前正中線，上行至咽喉，頦部，環繞口周，分行兩目下。「任」有容任的內涵，它容納諸陰經之脈氣，總任一身之陰經，所以又稱任脈為「陰脈之海」。「任」古時通「妊」，任脈因有妊養胎兒的作用，故而名「任」。

沖任二脈與婦女月經關係密切，只要沖任二脈氣血充盛，脈道通暢，在天癸的作用下，月經就會產生。所謂月經，經者常也，月指日期即每 28 天一月。從月經每月行經一次可知沖任脈中氣血充溢的週期也是月週期。

《素問・上古天真論》說：「（女子）二七而天癸至，任脈通，太沖脈盛，月事以時下」。女子在 14 歲左右由於天癸已至，沖任二脈通暢，氣血開始定時充溢，此時胞宮發育成熟，在沖任二脈的作用下，作為經血溢出部位，月經方始產生。月經的表現主要是陰血外溢。張景岳設問：「然經本陰血，何臟無之？」他分析認為「惟臟腑之血，皆歸沖脈，而沖為五臟六腑之血海，故經言太沖脈盛，則月事以時下，此可見沖脈為月經之本也。」

沖任二脈開始氣血充溢，定時外泄的節律並不規則，有一調整過程，故經血初潮後開始一段時間，月經常常不規則，有的經血初潮後直至半年以後才見第二次經潮，經過一段時間，沖任脈氣血充盈，節律明顯，月經按期而潮。沖任脈月節律變化是：月經來潮後，氣血虧虛，脈閉而不暢，繼而沖任脈逐漸接受來自五臟六腑的陰血，氣血漸漸充滿，脈道漸因血沖而通暢。到達下一次月經來潮前，沖任脈氣血滿盈，經脈通暢，胞宮內膜漸薄，最後破裂，陰血外溢而月經來潮。沖任脈氣血可見是逐漸滿盈的，一個月週期中有虧虛，漸盛、滿盈的不斷變化過程，並因心主血，肝藏血，脾統血，腎精化血等四臟與血生成貯藏輸布的生理特點，沖任脈月節律變化受此四臟的功能調節。

沖任二脈到了婦女 45 歲左右，因氣血充溢不足以及全身陰脈俱見虛衰的影響，其月節律也逐漸紊亂，終至消失，月經也就閉絕不潮。如《素問・上古天真論》說：「（女子）七七任脈虛，太沖脈衰少，天癸竭，地道不通，故形壞而無子也。」由於沖脈為十二經之血海，任為陰脈之海，氣血匯聚之處，沖任脈調節陰血的節律由週期而動到變化莫定，不僅造成月經紊亂，還會出現頭痛、煩躁、多怒、失眠、憂鬱、浮腫等全身症狀，直到沖任月節律消除，月經完全閉絕，機體經過一段時間的適應，症狀方可逐漸消除。

沖任脈為什麼會有週期節律呢？經過婦女月經週期與月亮盈虧變化週期的對照觀察，沖任脈月節律的形成可能係月亮月變化週期所影響，二者在週期長短上幾乎一致，

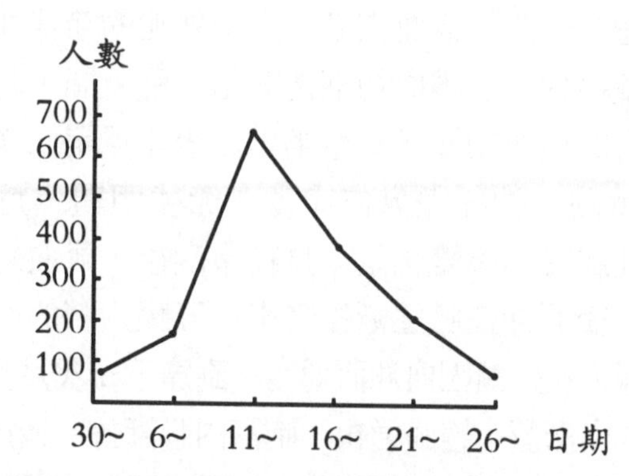

圖 5-8　1600 名婦女行經時間分布圖

如 28 天的月經週期與「恒星月」週期的 27.321661 天和「朔望月」週期的 29.530588 天很相似，恰在二者之間。而月滿和月滿前後是行經的高峰時期。據對 1600 名婦女行經時間與月相關係的調查發現行經每月在陰曆十一～十五日有 661 人（41.33%），在 16 日～20 日為 373 人（23.33%），共計 1034 人，占總數的 64.65%。若以月滿日為中心，則可發現行經時間呈正態分佈，越靠近月滿其人數越多。經統計學處理有高度顯著性差異（$P<0.01$）（圖 5-8）。

《素問・八正神明論》說：「月廓滿，則血氣實……是以因天時而調血氣也」。《靈樞・歲露》也曰：「人與天地相參也，與日月相應也，故月滿則海水西盛，人血氣積。」《內經》所論表明，古人已認識到人體血氣在月亮滿圓時最充盈。沖任脈為十二經之血海，氣血為月經來潮的基本物質，氣血充溢，匯聚於海由滿而溢，遂行沖任脈下循胞中而經潮。由此可見，正常人類女性行經時間與月亮盈虧時間一致，在月滿日左右來潮，這是與自然相適應的結果，所謂「人與天地相參也，與日月相應也」、「因時而調血氣也」。這種月亮盈虧週期變化作用影響就是女性所產生的適應性生理現象——沖任脈節律形成並不斷得到加強的重要因素。

關於月經與月亮的關係，古代醫家已描述了這種現象並作了探討。如張介賓在《類經》中日：「月屬陰，水之精也，故潮汐之消長應月。人之形體屬陰，血脈屬水，故其虛實沉浮亦應于月。」李時珍在《本草綱目》中說：「女子，陰類也，以血方主，其血上應太陰，下應海潮，月有盈虧，潮有朝夕，月事一月一行，與之相符，故謂之月水、月信、月經。」吳昆在《醫方考》中說「月，天之陰也，以月而盈，以月而虧，故女子之血，亦以三十日而一下也，血之下也，同於月，故名之曰月事。」張介賓又指出：「月事者，言女子經水按月而至，其盈虛消長應於月象，經以應月者，陰之所生也。」（《類經》卷三）

美國專家利伯說月亮產生的強大電磁力能影響人的荷爾蒙、體液和興奮神經的電解質的複雜平衡。現代有人認為月亮能引起生物周圍電磁場的變化。有人認為月亮光照控制著動物月節律，這已在好幾種海生動物生活習性的觀察中得到證實，人類也可能與海生動物一樣受其影響。Menaker 兄弟則提出地球上 2/3 為海洋，1/3 為陸地，人體也大約是 2/3 液體，1/3 固體，月亮對海潮有引力作用，對人體液體也可能有引力的影響。根據引潮力公式，月球引潮力等於太陽引潮力的 2.17 倍，月球引力能像引起海洋潮汐那樣對人體中的液體發生作用，形成所謂生物潮，Menaker 兄弟所說有一定道理。現代醫學已發現月亮不同時期中人體血液 pH 有相應波動，這種波動甚而可造成肺結核大咯血。滿月時，內分泌最旺盛。看來月亮對沖任脈節律的影響及婦女月經週期的建立涉及到生物電磁場、月亮光照及引潮力作用等諸方面，是對人體內分泌、神經系統及機體組織的綜合作用的結果。

月亮對沖任脈節律的形成及月經的來潮的影響還與人體腎氣、沖任脈暢通及胞宮發育有關，只有在腎氣充盛，沖任脈暢通、充實，胞宮發育成熟並有「天癸」協調，月亮的作用才能影響人體，產生沖任脈節律和月經，並使行經時間和月亮盈虧時間保持一致。

誠如前述，通常女性在 14 歲左右腎氣充盛，沖任脈已盛且暢，胞宮發育成熟並有天癸產生，易在月亮影響作用下發生月經初潮，並基本保持在月滿日左右行經。倘若初潮年齡小於 13 歲，或大於 16 歲，則示腎氣、沖任脈、胞宮、天癸等存在不足，或腎氣不充，或沖任脈未盛不暢，或胞宮發育延遲，或「天癸」雖有產生但不能發揮協調作用，這些婦女經潮時間就難以與月相關。研究證實，初潮年齡愈接近 14 歲，行經時間和月亮盈虧時間越易有一致性。隨著初潮年齡的推遲，月經來潮時間亦離月滿日越遠，經統計學處理各年齡組之間有非常顯著性差異（$P<0.01$）。可見行經時間和月亮盈虧時間的一致性，受初潮年齡遲早的影響（圖 5-9）。

對 442 位患有月經病婦女的行經時間調查提示月經病發生率以月虧、月空時為最高，以月滿前後為最低，也就是說，月經病好發於行經時間在月虧、月空之婦，提示月經來潮不在月滿者機體可能存在月經病潛在病態。調查發現一般痛經、經閉、月經後期多發於行經在下旬者，經統

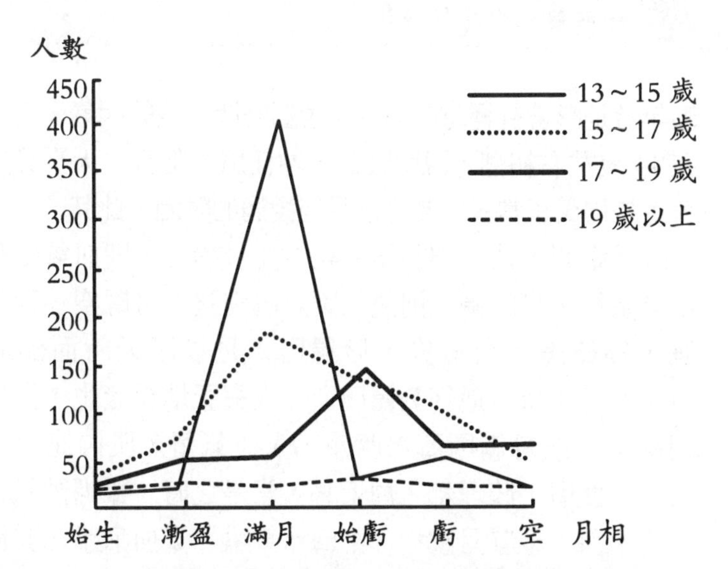

圖 5-9　1600 名婦女不同初潮年齡行經時間與月相關係

計學處理有非常顯著性差異（P＜0.01）（表 5-3）。為什麼月經病好發於月虧、月空經潮之婦呢？前面談到，婦女初

表 5-3　442 例月經病發病與月相關係

月相	月經病發病數					總數
	先期	後期	痛經	閉經	崩漏	
始生	10	9	10	14	18	61
漸盈	9	8	7	12	16	52
滿月	5	6	2	3	5	21
始虧	7	8	6	5	7	33
虧	9	15	26	41	17	108
空	8	28	55	61	15	167
合計	48	74	106	136	78	442

潮年齡是影響行經時間與月亮盈虧時間一致的因素，若不能在 14 歲左右初潮，說明腎氣、沖任脈、胞宮、天癸等的發育生長均欠正常，成為今後月經發病的隱因，此其一。

《素問・八正神明論》說：「月始生，則血氣始精，衛氣始行，月廓滿，則血氣實，肌肉堅；月廓空，則肌肉減，經絡虛，衛氣去，形獨居。是以因天時而調血氣也。」《靈樞・歲露》篇曰：「人與天地相參也，與日月相應也。故月滿則海水西盛，人血氣積，肌肉充，皮膚致，毛髮堅，腠理郄，煙垢著，當是之時，雖遇賊風，其入淺不深。至其月廓空，則海水東盛，人血氣虛，其衛氣去，形獨居，肌肉減，皮膚縱，腠理開，毛髮殘，腠理薄，煙垢落，當是之時，遇賊風則其入深，其病人也卒暴」。根據以上《內經》所論，婦人在月虧空時，屬生理性月週期中虛弱時間，抵抗外邪能力下降，此時婦女又遇月經來潮，使氣血更虛，機體自身調節能力以及抗禦外邪能力均處於十分低下的狀態，疾病也就易於發生，此其二。

上述兩種因素的綜合就使得月虧、月空經潮之婦，好發月經病變。至於痛經、月經後期多發於經潮在下旬者，崩漏、月經先期多發於經潮在上旬者尚待探討。

以上探討的沖任脈節律對月經形成的影響，在臨床上有指導意義。根據初潮在 14 歲左右易與月亮週期一致，並在今後的歲月中少有月經病發生的觀象，臨床可運用藥物適當調整少女初潮期。對 14 歲尚未經潮者，可用補腎的方法，調理沖任脈促其經潮；對經潮年齡早及月經病者，若其經潮不在月滿之時，利用行經時間在月滿前後月經病發病率低的規律，調整月經週期，儘量使行經時間在月滿日左右，進而再分別進行辨病、辨證施治。這不僅可使月經病發病減少、減輕，還可能有利於機體對藥物作用敏感，取得較好的療效。臨床對這種治法已有應用，實踐證明該方法有效，值得推廣（可參閱第九章第二節）。

第五節　脈象變化的年節律

脈象是中醫創造的診察疾病的重要手段。古代醫家很早就發現脈象存在年變化節律，這種節律變化表現在春夏秋冬四季脈象在脈位、脈形、脈勢等方面，並運用取象比類的方法，予以詳細描述。

以某些動物四季活動特徵描述四季脈象部位深淺、態勢。《素問・脈要精微論》說：「故持脈有道，虛靜為保。春日浮，如魚之游在波；夏日在膚，泛泛乎萬物有餘，秋日下膚，蟄蟲將去；冬日在骨，蟄蟲周密，君子居室。」對脈位除了直接用人體骨、肉、皮膚等不同組織層次的五體名稱說明其在四季深淺變化外，還以魚、蟲的四季活動變化比喻脈象深淺部位的不同和脈象態勢的特徵。

如為說明春天脈象在膚表淺位，還有時隱時現、微露微伏交替出現的脈動特性，而以魚游在水波中，春天多浮游在上，時隱時現的狀況喻之。夏脈在膚充實而無虛沉之象，遂以夏季萬物有餘的茂盛之狀喻之。秋脈在膚下肌肉之中，部位較夏脈為深，並有繼續下沉，脈動不明顯的態勢，乃以將欲入蟄之蟲，活動減少之狀喻之。冬脈沉至骨，脈動須用力手按方始可察，且見脈周皮膚肌肉緊縮，故以蟄蟲隱伏少動，人處於居室內，外出活動較少的狀況喻之。

以度量衡器具的形狀與作用描述四季脈象。如春脈上下來去有圓滑之象，猶如可用畫圓之「規」器來度量。夏脈脈動上下來去明顯，方方正正之態，似可以畫方形之「矩」器度量，秋脈脈動上下左右輕微搖擺，似可如「衡器」即秤桿之平直擺動。冬脈沉伏深裏，下沉趨勢明顯，上下擺動不著，猶如「權器」（秤砣）下沉重伏等等。誠如《素問・脈要精微論》所說：「四季動，脈與之上下，以春應中規，夏應中矩，秋應中衡，冬應中權。」

以對琴弦、鉤吻、毛髮、石塊等物的觸覺，形容四季脈象的形態。春脈細直崩緊，如按琴弦；夏脈來盛去衰，如撫鉤吻，彎曲升降，有上下起伏明顯；秋脈如觸毛髮，有浮散感；冬脈如觸石塊，有堅挺沉實感。如《素問・平人氣象論》說：「春脈微弦，夏脈微鉤，秋脈微毛，冬脈微石。」《素問・玉機真臟論》說：「春脈軟弱輕虛而滑，端直以長，故曰弦，反此者病。夏脈來盛去衰，故曰鉤，反此看病。秋脈輕虛以浮，來急去散，故曰浮，反此者病。冬脈來沉以搏，故曰營（石），反此者病。」

綜合以上脈象在四季中的變化特徵是：春天脈位較淺，輕按可得，有輕虛細直圓滑感；夏天脈位更為浮淺，觸之肌膚即得，有柔韌感，上下起落較大，脈來勢盛，鼓指感明顯，脈去勢衰、指感稍弱；秋天脈位較深，須用力按之始得，有平直感，並微有上下左右浮動；冬天脈位最深，須用力深按壓始得，有沉緊感，脈動左右上下變動不顯，較固定。對四季脈動速率未見有次數多少變化的記載，可能與脈率在四季中變化不大或變動不規律有關。

運用現代科技手段觀察脈象四季變化的結果，證實脈象年節律改變確實存在。對 16 例 18～35 歲正常男青年，使用 MX-3 型脈象儀和 H-MX-3C 型換能器連接心電圖機測錄左脈圖，每人連續測試一年二十四節氣，以能代表四季的春分、夏至、秋分、冬至四個節氣日所測脈圖分析，圖像出現壓（$P_{出}$），亦即以最初出現完整圖像時按脈指壓力進行比較，示冬春時出「$P_{出}$」較大，脈偏沉，夏秋時「$P_{出}$」較小，脈偏浮，四季之間有顯著差異（$P<0.05$），說明四季脈象存在脈位深淺變化。

脈圖波幅各參數有明顯的季節性變化趨勢，並呈有規律地週期改變。主波幅 h_1 在夏季最高，冬季最低，春秋兩季則分別處於由低到高和由高到低的過渡階段。經 F 檢驗，四季之間 h_1 有非常顯著差異（$P<0.01$），冬夏之間相差約 1/3，故夏脈切診較洪大，冬脈切診較沉細，四季脈象存在脈動態勢改變。在脈形上則見夏至脈圖主波高而稍寬，冬至主波低而較窄，春分、秋分介於二者之間，但四季脈圖形態基本一致（圖 5-10）。

上述實驗結果證實中醫關於脈象年節律變化的描述是客觀的。

脈象年節律是如何形成的呢？掌握脈象年節律有何意義呢？

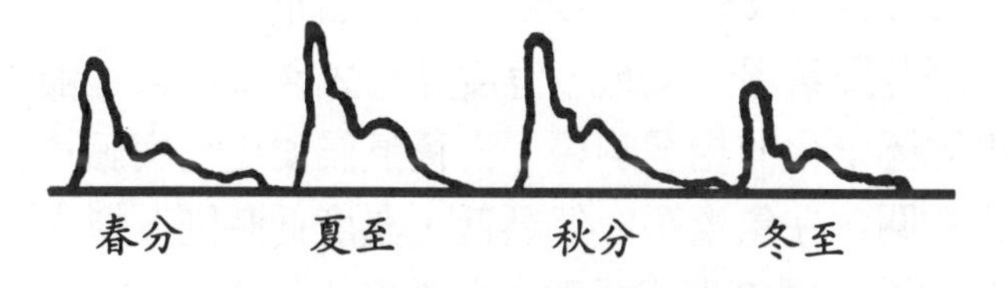

圖 5-10　正常青年男性四季脈圖

脈象是人體臟腑功能活動的反映，臟腑功能活動出現季節性變化，脈象也就隨而有相應的改變。肝氣應春，心氣應夏，肺氣應秋，腎氣應冬，故春見肝脈弦象，夏見心脈洪大象，秋見肺脈毛象，冬見腎脈沉象。人與自然相應，在自然環境春暖夏熱秋涼冬寒的氣溫變動影響下，人體氣血春夏趨向於表，腠理疏鬆，秋冬趨向於裏，皮膚腠理緻密，並有在人體不同組織層次的特徵，所謂「春氣在經脈，夏季在孫絡，秋氣在皮膚，冬季在骨髓中」，反映在脈象上就有脈位深淺，感覺明顯與不明顯，脈動形態等變化，所謂「四時之動，脈與之上下」。綜上所述，脈象年節律變化成因歸於四季變化對人體氣血、脈道、脈道周圍組織的影響。

現代對脈象年節律變化的機制探討認為，氣溫與氣壓對人體皮膚、肌肉，血管、血流量，流速等影響是脈象變動的因素。當外界環境氣溫升高，氣壓偏低時，人體體表血管因外壓減少，溫度升高而擴張，血流量增加，血流速加快，加之其時皮膚肌肉鬆弛，脈象就會呈現出浮大現象。當外界環境氣溫低，氣壓偏高時，人體體表血管因外壓增大，溫度偏低而收縮，血流量減少，流速緩慢，加之其時皮膚肌肉收縮，脈象就會呈現沉細現象。

經選擇氣溫、氣壓、濕度等三大氣候要素，觀察分析其與脈圖變化的相關關係，三種氣候變化均與脈搏主波幅變化相關。在氣溫高、氣壓低、濕度低時則 h 增大，反之則 λ_1 減少。溫度與四季脈圖參數變化見圖 5-11。氣溫 T、氣壓 P、相對濕度 Hu 四季變化見圖 5-12。

從圖 5-12 可以看出，氣溫氣壓的年變化節律明顯，其

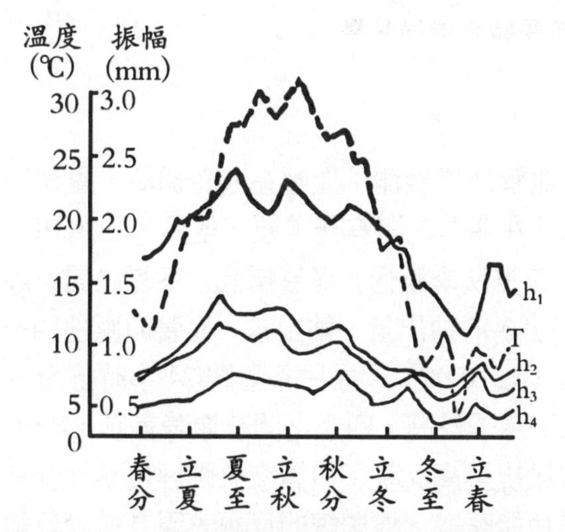

圖 5-11　四季脈圖參數變化及溫度的關係

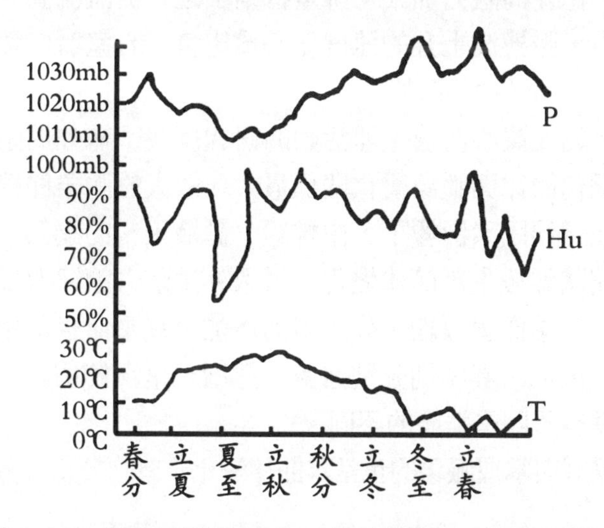

圖 5-12　氣溫 T、氣壓 P、相對濕度 Hu 四季變化

與 λ_1 變化趨勢基本相符，而濕度 Hu 變化無規律，推測氣溫與氣壓的午節律改變是脈象年節律形成的重要因素之

一。

對心血管功能檢測：血壓在冬春偏高，夏秋偏低，動脈壓平均值在四季之間有非常顯著差異（$P<0.01$）。總外周阻力 R 在夏秋季減低，冬春增高，冬夏之間有顯著差異（$P<0.05$），心搏出量、輸出量、血管順應性四季之間無顯著差異（$P>0.05$）。尿兒茶酚胺 24 小時排量的測定為夏季最低，冬季最高，四季之間有顯著差異（$P<0.05$）。兒茶酚胺尿排量高反映了機體交感神經興奮性強和腎上腺髓質分泌功能旺盛，機體總的反應表現為血管收縮，血壓增高，總外周阻力加大；排量低則反之。從血流動力學角度來看，脈搏波上升的速度受心輸出量、心室射血速度，動脈阻力和彈性的影響。

上述人體心血管生理活動的研究反映了總外周阻力的年度變化節律與脈象變化關係最大。故人體脈象節律是正常人在氣候因素影響下，由神經一體液因素的調節，使血管舒縮狀態發生年節律變化，導致外周阻力節律改變而產生的。冬季血管收縮，外周阻力增加，夏季血管舒張，外周阻力減低，春秋則分別遞減、遞增，呈現於切診的橈動脈上就有了四季脈象的不同。

瞭解與掌握脈象的正常年節律變化，有利於正確分析脈

四時氣溫、氣壓 —作用→ 皮下組織
神經、體液 ——→ 血管因時舒縮

↓

外周阻力因時改變

↓

脈象年節律

象，防止誤診。如春脈似魚在波，時隱時現，夏季在膚，秋季膚下，冬季在骨等四時脈位深淺不同的脈象，是為常脈，反映機體生理調節功能正常。若夏日在骨，冬日在膚的脈位即屬異常。又如春夏應脈大而浮，秋冬應脈沉而細，若現《素問・平人氣象論》謂「春夏而脈瘦，秋冬而脈浮大」，則為逆四時脈，反映機體生理調節功能不足或紊亂，是疾病的徵兆。根據四時五臟常脈脈象的季節位移，還可判斷病變的臟腑病位，如夏見弦脈是為肝病可能等。

第六節　五臟精氣活動節律

五臟精氣是臟腑活動的物質基礎，是生長化收藏變化的動因。五臟精氣活動量有週期性盛衰消長的變化節律，其盛衰消長共有五種不同狀態，古人採用「休、王、相、死、囚」等五個詞分別表達。王，表示五臟精氣活動量達最高峰。死，表示精氣活動量的最低值。相，是精氣活動量開始逐漸上升，量值在死、王之間。休，是精氣活動量開始下降。囚，則精氣活動量下降更為明顯。休、囚精氣活動量值介於王、死之間，而依次遞減。

五臟精氣活動量盛衰消長週期變化是精氣活動量上升，達峰值，再經開始下降和下降明顯兩個階段，最後達谷值，繼而又逐漸上升，開始又一變化週期，如此反覆，終而復始。如（圖 5–13）。

五臟精氣活動量盛衰消長變化週期有年和晝夜兩種。年節律以一年分為五季，每季有五臟相應的精氣活動量大小的變化。如肝臟精氣活動量在春天最盛為王時，夏天開

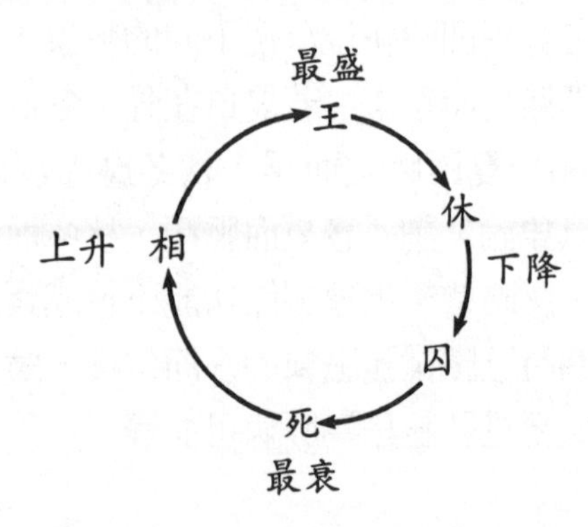

圖 5-13　五臟精氣消長示意圖

始下降為休時，長夏繼續下降為囚時，秋天下降達最低值為死時，冬天開始逐漸上升為相時。晝夜節律則十二時中平旦、日中、日仄、下晡、夜半等五時為分期，各時的五臟精氣活動量大小變化不同。如肝臟精氣括動量在平旦最盛為旺時，日中開始下降為休時，日仄繼續下降為囚時，下晡下降達最低值為死時，夜半開始逐漸上升為相時。

五臟精氣活動量盛衰消長的年節律，晝夜節律變化見表 5-4。

表 5-4　五臟精氣活動節律週期表

時間		五臟精氣活動量				
年	晝夜	肝	心	脾	肺	腎
春	平旦	王	相	死	囚	休
夏	日中	休	王	相	死	囚
長夏	日仄	囚	休	王	相	死
秋	下晡	死	囚	休	王	相
秋	夜半	相	死	囚	休	王

五臟精氣活動量變化的時間是固定不移的，因五臟精氣活動量的改變與時令和晝夜中旦午暮夜不同時間的自然變化影響有關，某臟何時相，何時王，總是在旦午暮夜或時令的某時。如肝臟具有生發宣洩作用，其性若木，春季萬物萌發，肝臟功能合春令而加強。又如腎臟具有封藏作用，其性若水，冬季萬物凋零，閉藏土中，腎臟功能合冬令而有增。此即肝在春令精氣活動量呈「王」態，腎在冬令精氣活動量呈「王」態的固定時間。平旦為萬物萌醒之時，少陽升發之際，肝臟升發性能與之相符，自然與人體變化同性相加，故肝臟固定在平旦時精氣活動量處於最盛屬王的狀態。夜半為萬物入睡少動之際，精氣內藏而不外泄，腎臟封藏性能與之相符，自然與人體變化同性相加，故腎臟固定在夜半時精氣活動量處於最盛屬王的狀態。

以上是五臟精氣活動正常的變化時間，若時間上發生更移，即便精氣活動在量上及變化圖式上未變，也屬不正常狀態。如腎不在冬王，而在春王；不在夜半王，而在平旦王等，皆提示腎臟病態改變。

受春夏秋冬及長夏，以及平旦、日中、日仄，下晡、夜半等時間的制約，五臟精氣活動盛衰消長的順序也被限定。如春令肝王，春之後為夏，夏令心王，故心王在正常情況下必須繼肝王之後發生。晝夜之中心王也是繼肝王之後。餘臟及休囚死相也依此類推。

五臟精氣活動的這種節律變化的時間順序特點，古代醫家喻之為「神轉不回」。如唐朝醫家王冰說：「夫血氣應順四時，遞遷囚王，循環五氣，無相奪倫，是則神轉不回也。回，謂卻行也，然血氣隨王，不合卻行，卻行則反常，反常則回而不轉也。回而不轉，乃失生氣之機矣。」若五臟精氣活動的變化不循上述順序則意味著臟氣與時令不合，機體已成病態。

關於五臟精氣活動量變化順序除了受自然界時令變化影響外，還與五臟之間精氣盛衰消長變化的互相影響有關。通常在某一時間中，五臟精氣活動量狀態各不相同，有王，有休，有死，有囚，有相，等等，何臟為休，何臟為死，也有限定。如春令肝王，則心相，脾死，肺囚，腎休。餘臟見表。此亦屬五臟精氣活動量的「神轉不回」，若違反此規定也是病變的表現。關於五臟精氣「神轉不回」的活動量大小變化是生物界中普遍規律之一，若逆回倒轉，猶如桃李開花當在春天，若隆冬季節，桃李反花，則其反花之株本，往往在來春不能再度開花，且多枯萎而死。人體五臟精氣活動若「神轉卻回」，機體則必病作而受損。綜合五臟精氣活動正常與異常變化特徵如表 5-5。

表 5-5　五臟精氣活動正常與異常節律特徵

	正常節律特徵	異常節律特徵
時令	與時令相合	不合時令
次序	依肝心脾肺腎順序	不依肝心脾肺腎順序
方向	神轉不回	倒轉逆回
王氣	當王則王	不當王而王或當王不王

五臟精氣活動節律的臨床意義有以下幾方面：

（1）用以指導瞭解五腑病好發於特定時令的內因。《素問・咳論》說：「五臟各以其時受病，非其時各傳以與之。」五臟各以其氣當王之時受邪而發病，若非其氣當王之時而發病，那麼該臟的病邪是由他臟傳變而來的。說明疾病好發的季節性與五臟精氣活動有關。

（2）說明病勢進退。五臟病有愈甚持起的年節律變化和慧靜甚晝夜節律變化，這是五臟精氣活動節律變化影響的結果，說明疾病不僅受陽氣作用的影響，表現為旦慧、晝安、夕加、夜甚的晝夜節律，還因疾病深入五臟，與五臟精氣相作用的「臟獨主其病時」所衰現的五臟病變變化的特殊節律。

（3）測知病變預後。若病變呈現臟獨主其病時，其疾病變化節律與五臟精氣活動節律基本一致，說明五臟精氣活動尚循正常節律進行，精氣活動神機未失，猶可救藥。一旦五臟病勢進退與五臟精氣節律活動不相符時，則示五臟精氣節律活動已受影響，病變危重，預後不良。

（4）指導擇時用藥。根據在五臟精氣活動影響下五臟病勢進退時間節律性，可在病甚前及時用藥，扶助五臟精氣，抑制病邪侵害。

第七節　新生兒出生時間與季節、月亮相位及晝夜變化節律的關係

十月懷胎，一朝分娩。分娩時間與自然界週期變化存在著相關關係，這是中醫「人與自然相應」的整體觀的體現。深入研究之，對優生學及預測產時有一定意義，對進一步瞭解自然界變化對人體的生理活動的影響有參考價值。目前的研究主要在於探討分娩時間與季節、月亮相位及晝夜的關係。

分娩與季節：1979 年，對 1460 例產婦的分娩時間調查統計發現，四季產婦順產率春夏為 69%，秋冬為 79%。將順產百分率作統計學處理，結果 P＜0.001，有非常顯著差異。說明秋冬與春夏相較，前者順產率高。

分娩與月亮相位：對 10 年共 44255 例新生兒出生時間進行處理，首先將以陽曆計算出生時間歸算為太陰月日期，然後採用「相位相加法」，把相同太陰月日期，初一，初二……等各天出生人數進行累加，按累加數隨太陰月日期標出分佈曲線（圖 5–14）。

從上圖中可見，在一個太陰月裏，人的出生數有較明顯的變化規律，出現四個峰值和四個谷值。最高峰較平均值高出 7.1%，最低谷值較平均值低 5.1%，最高峰值與最低谷值相差 12.2%。該圖還顯示了四個峰值分別位於太陰月的初一、初八、十六和二十三。

在太陰月中，初一固定為朔日，而月亮的其他相位由

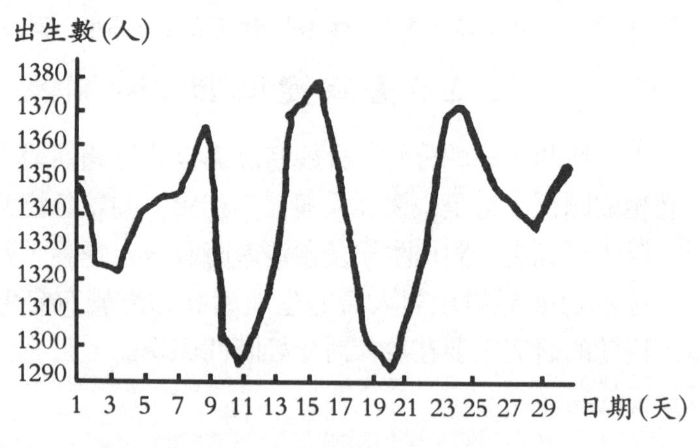

圖 5–14　出生數隨太陰月日期分布

於日、月、地球三者的相對運動，在太陰月的日期上並不是固定的。調查者經對 1980 年 1 月至 1985 年 12 月被調查的日期中共含有 74 個整太陰月的月亮相位時間分析，結果成圖 5-15。

從圖中 1980～1985 年 74 個太陰月中朔、上弦、望、下弦在太陰月日期的對應分佈可以看出，朔固定在初一，上弦多在初八，望多在十六，下弦多在二十三。將圖 14 的結果對照分析可見，人的出生數偏多的日期正好對應於月亮的朔、上弦、望、下弦四個相位，其中以望月出生人數最多。

分娩與晝夜：黃慕君對南京鐵道醫學院附院婦產科 1964～1979 年間自然分娩的 14058 例新生兒出生時間進行了統計分析。他按《內經‧順氣一日分為四時篇》所論，將晝夜分為平旦（4～8 時），日中（10～14 時），日西（15～19 時）等三個時間變化階段，每階段 4 小時，結

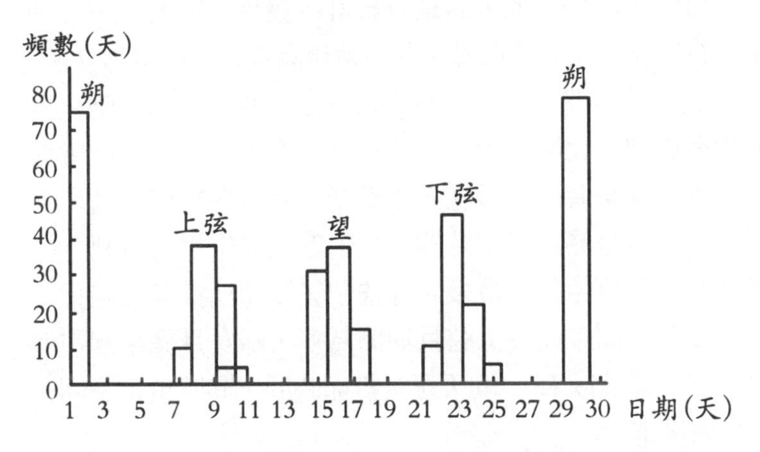

圖 5-15　朔、上弦、望、下弦隨太陰月日期分布

果：平旦出生數為 2725 人，占 39.43%，日中出生數 2285 人，占 32.82%，日西出生數為 1932 人，占 27.75%。經統計學分析，三個小時階段出生數之間有顯著差異，平旦組＞日中組＞日西組。

黃氏又將晝夜按《內經》所說，分為陽中之陽、陽中之陰、陰中之陰、陰中之陽 4 個時期，每期 6 小時，觀察比較出生數，結果：四個時期的人數是陰中之陽（下半夜）與陽中之陽（上午）時多於陰中之陰時（上半夜），後者又多於陽中之陰時（下午）等。

以上結果可見，新生兒出生數在陽氣開始生發和陽氣隆盛的時候，即下半夜至中午這段時間，明顯高於陽氣漸弱、陰氣最盛的時候，即下午至上半夜。而陽氣生發的平旦最多，陽氣隆盛的日中次之，陽氣已虛的日西最少。李嘯紅對 1982 年度出生的 1816 名新生兒，按全年每天 24 小時中每一小時出生的人數進行統計，發現：凌晨 1 時，即下半夜的開始是分娩高峰，此與黃氏調查結果基本吻合。

上面幾項調查報告說明了以下幾個問題，四季變化對分娩有影響，說明對受孕時間也有影響。如秋冬分娩數較多，推算受孕時間則多在冬末春初，且秋冬順產率高，似可表明其時是易於受孕時間，並對新生兒出生時有利。分娩在月亮相位中望月最多，據懷孕後預產期推算法回推，則其受孕時間以朔及上弦月期間為多，婦女月經來潮在滿月左右，經潮後 15、16 天正是排卵時間，其時也正是朔、上弦月時間。

國外也有調查統計報導，發現滿月時新生兒出生數多。為什麼滿月時新生兒出生多呢？根據滿月時月經來潮也多的現象推論，滿月時，月亮引潮力較大，對人體體液引力作用也大，加上孕婦血容量較正常人平均約增加1500ml，血液較稀釋，胎兒被包裹在羊水中等，則更易於受月亮對液體引力作用的影響。月亮對地磁，並由地磁改變對地球上氣候的影響等等諸多因素綜合作用，使新生兒足月時於月滿日來到人間。關於上述月球引力、地磁改變，氣候變化等諸因素在分娩中究竟作用如何尚屬新課題，有待深入探討。

分娩與晝夜的關係早已被細心的醫生所注意，運用陰陽學說論其機制，則下半夜至中午這段時間為人體陽氣作用力漸生而盛時，不僅從量上講較下午與上半夜為多，從作用趨勢看，該時處於生升而旺時，而午後則處於漸降漸衰時，故下半夜起機體陽氣漸生而盛，功能活動增強，促進了分娩活動的產生。

具體地講，分娩是人體生理活動之一，是氣血循環周流出入的一種特定的表現形式，需要人體多方面功能活動的參加。陽氣代表了人體活動中興奮的、強烈的作用方面，雖然講分娩活動是複雜的，有很多原因促成，但分娩是產婦艱辛勞作的過程，沒有活動加強的機體，就不可能使胎兒正常娩出。以中醫陰陽學說分析，在陽氣旺時，新生兒出生數量較多是可以理解的。

現代醫學研究發現，女子在入夜左右情緒安定，尤其在晚上 21 時左右，機體處於放鬆狀態，腎上腺素類激素分泌減少，皮質激素分泌也處於谷值，子宮收縮活動減弱，並處於相對鬆弛狀態，對胎兒作用小，這些均可為午後及上半夜分娩胎兒數少的原因。以陰陽學說淪，此時陽氣漸弱而衰，機體活動力下降，機體促使胎兒娩出的力量不足，故而新生兒出生數下降。

總之，揭開分娩時間節律之謎，對分娩生理會產生新的認識，對優生學的研究也有促進，其研究意義可超出時間醫學範疇。

第八節　疾病的旦慧、晝安、夕加、夜甚節律

一般疾病在晝夜之中均看病情波動，古代醫家對此觀察總結為「旦慧、晝安、夕加、夜甚」疾病變動節律，意即疾病發生後，患者多數在早晨感覺病情減輕，神氣爽快；白晝較安靜，病情繼續減輕穩定，部分症狀可暫時消除而恢復正常；傍晚病勢漸漸加重，白晝消除或減輕的症狀又復出現或加重；夜間病勢最甚，不僅已有的病症加劇，某些危重的症狀在此時突然發作，有時還可導致死亡。

我們在臨床中對此節律很有體驗，如對小兒外感熱病，常見家長在夜間抱來就診，詢之知家長雖白天已經覺察小兒外感，但未見發熱，以為小恙，不來求醫。黃昏時則小兒開始發熱，至夜熱勢漸高，方始著急而來醫治。小兒外感發熱熱退時間常在平旦，汗出而身涼，故對夜半以後接近凌晨的發熱小兒，只要體溫未超過40℃，一般不予退熱藥，待其熱勢因時緩緩自退，可防止服藥退熱引致大汗。對121例發熱病人的觀察分析證明，發熱的晝夜變化趨勢確符「旦慧、晝安、夕加夜甚」節律。

觀察的病種有上呼吸道感染（含急性扁桃體炎）56

例，急性支氣管炎 8 例，慢性支氣管炎併感染（併發肺氣腫、肺心病）17 例，肺炎 11 例，傷寒 6 例，泌尿系感染 7 例，其他 16 例。每人每天測體溫 6 次（亦即 4 小時一次）為一例次，結果見表 5-6。

表 5-6　121 例患者發熱時間分布

時間	最高體溫例次	最低體溫例次
2 時	10	19
6 時	13	120
10 時	21	156
14 時	108	38
18 時	164	29
22 時	85	35

從表中可見，體溫高峰出現時間以 14～22 時為多，共 357 例次，占 89%，2～10 時較少，共 44 例次，占 11%。經統計學處理，下午的 14、18，22 時與上午的 2、6、10 時的體溫高峰出現例次，均有非常顯著性差異（P<0.01），而體溫最低所出現的時間，以上午 6、10 時為多，共 276 例，占 69%，經統計學處理，與其他各時間例次有非常顯著差異（P<0.01）。若將 121 例不同時間體溫波動情況繪成曲線圖可見其熱勢有明顯的晝夜節律改變（圖 5-16）。

肝臟病變，如肝炎常有食慾不振的臨床表現，經十數年的臨床觀察，發現多數患者早餐食慾尚可，尤其進食半流質時，中餐基本正常，但喜歡飲菜湯，夜餐食之較少，

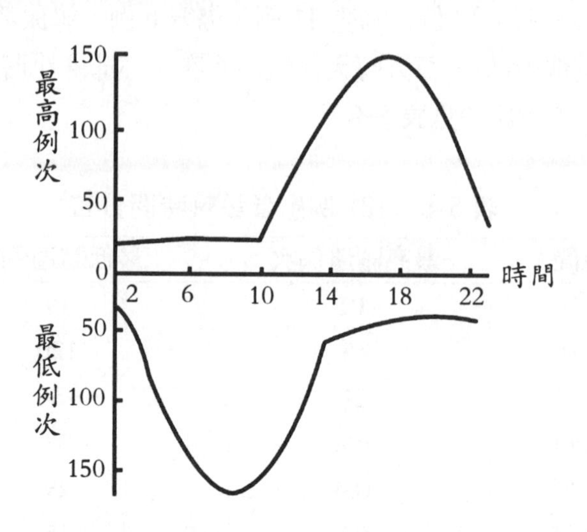

圖 5-16　121 例不同時間體溫波動曲線

食後腹脹也明顯，若上半夜再加用一餐則腹脹更為明顯。肝炎病人早中晚三餐情況與疾病的旦慧、晝安、夕加、夜甚節律相似。一些痛證患者也常是晝安夜甚。如坐骨神經痛患者，白晝雖痛但可忍受，入夜痛加，半夜可因痛而輾轉反側不能入眠，甚則不得不起床活動，以求減輕疼痛。膽石症所具有的膽絞痛多在午後漸起，初覺右上腹不適，漸至隱痛，半夜常絞痛突然發作。旦慧、晝安、夕加、夜甚節律在神志病變方面表現突出。

有位中年女工素患高血壓，不慎於夏夜由涼竹床上跌下，以後每至午後即覺神志逐漸昏糊，晚上 20 時左右發展至人事不省，2～3 小時後逐漸清醒，平旦與上午一如常人。精神病患者多在夜間病情加重或突然發作。該節律還可見於心絞痛、傷寒。一些病變具有專在夜間發作的特點，如夜遊症，夜尿。夜間結核病中毒症狀加重、哮喘、青光眼疼痛、腦栓塞等，均可證明旦慧、晝安、夕加、夜甚節律源於實踐，以疾病客觀變化為基礎。

疾病為什麼會呈現旦慧、晝安、夕加、夜甚的變化呢？《內經》認為是「人氣」晝夜節律變化的結果。如《靈樞・順氣一日分為四時篇》說：「朝則人氣始生，病氣衰，故旦慧；日中人氣長，長則勝邪，故安，夕則人氣始衰，邪氣始生，故加；夜半人氣入臟，邪氣獨居於身，故甚也。」早晨病人感到症減神爽是因人氣早晨生發，功能逐漸活躍，邪氣衰退；日中病情安靜是因人氣已經隆盛，正能勝邪，邪氣亦衰；傍晚病情加重是因人氣開始收斂，功能漸漸衰退，邪氣也相應地開始增強，夜半病情最重或突然發作是因人氣閉藏於內，功能更趨衰退，邪氣乘虛而作。

人氣的晝夜節律，邪氣晝夜的盛衰變化密切相關於疾病的晝衰變化節律。但何謂「人氣」?有的認為指的就是「陽氣」，因陽氣有抗邪作用，陽氣節律變化也類似。有認為指衛氣，因衛氣也具有抗邪作用，且衛氣的晝夜節律是晝行於陽經，夜行於陰經，與人氣節律也相似。有認為「人氣」不同於陽氣和衛氣而獨立存在，三種說法孰是孰非，尚無定論，有待探討。

從目前研究分析人氣的生長收藏的節律與血中皮質激素濃度變化的晝夜節律相似，而皮質激素有抗感染、抗過敏作用，故皮質激素可能是人氣的物質代表。

如前述 121 例發熱病人的調查發現午後 14～22 時是熱勢最高的時間，而其時正是皮質激素逐漸減少並達一日之中最低濃度之時，二者正好有同步相關關係。但目前還不能肯定「人氣」完全等同於皮質激素，一些疾病在晝夜中，旦慧、晝安、夕加、夜甚的變化與迷走神經的興奮性晝夜改變，免疫功能的晝夜節律、血管張力以及血液中成分的因時增減等有關，還與致病因子在晝夜之中的活動變化有關。故關於「人氣」的實質還有待揭示。

第九節　五臟病變節律

根據中醫臟象學說，五臟是一個以本臟為中心的五個功能結構系統，不僅包括心肝脾肺腎五臟本身，還包括與五臟相關的五體、五竅、六腑等。

以心為中心的功能結構系統包括：心主血脈，開竅於舌，其榮在面，心與小腸相表裏，心為君主之官，神明出焉等。故心病包括心、小腸等臟腑及血管、舌、神志等病變，還包括「諸痛癢瘡，皆屬於心」的病理變化。

以肝為中心的功能結構系統包括，肝主筋，開竅於目，其榮在爪，肝與膽相表裏，肝藏血，肝主疏泄，性喜條達，肝者將軍之官，謀慮出焉等。故肝病包括筋、目、爪、肝膽臟腑及血、情志等病變，還包括「諸風掉眩，皆屬於肝」的病理變化。

以脾為中心的功能結構系統包括：脾主肌肉，主四肢，開竅於口，其榮在唇，脾與胃相表裏，脾統血，脾主運化，脾主思。《難經・四十二難》中說的「脾重二斤三兩，扁廣三寸，長五寸，有散膏半斤」，可能指的是現代醫學中胰臟。從胰臟部位上看，位於中焦，接近於胃；從功能上看，胰是消化系統的主要臟器之一，與脾主運化功能關係密切。因此脾病應包括胰、胃、脾、四肢肌肉、口唇、血液，飲食消化等方面的異常，還包括「諸濕腫滿，皆屬於脾」的病理改變。

以肺為中心的功能結構系統包括：肺主皮毛，開竅於鼻，肺與大腸相表裏，肺主氣，司呼吸，主肅降，通調水道，肺主宣發等。故肺病應包括呼吸、水液代謝、鼻、毛髮、皮膚、肺、大腸等方面的異常，還包括「諸氣憤鬱，皆屬於肺」的病理變化。

以腎為中心的功能結構系統包括：腎主骨生髓，開竅於耳，其榮在髮，腎與膀胱相表裏，腎司二便，主前後二陰，腎藏精，與胞宮、沖任二脈相繫等。故腎病包括骨、髮、腦髓、耳、腎、膀胱、心、二陰、精液、生育等方面的病變，還包括「諸寒收引，皆屬於腎」的病理變化。

五臟病變的一般變動節律也有旦慧、晝安、夕加、夜甚的變動情況。只是當病邪深入五臟，「臟獨主其病」時，臟腑病變「是必以臟氣之所不勝時者甚，以其所勝時者起也」，循著各臟病變的性質特點而有各自的時間變化特徵，本節要介紹的正是「臟獨主其病」時，五臟病變的年節律變化和晝夜節律變化。

一、五臟病變年節律

中醫對五臟病變的年節律變化觀察較多，體會也深。如東風生於春，病在肝，俞在頸項；南風生於夏，病在心，俞在胸脇；西風生於秋，病在肺，俞在肩背；北風生於冬，病在腎，俞在腰股；中央為土，病在脾，俞在脊。又如春季多病，忽忽善怒，眩冒巔疾……脇痛而吐，肝之病也；夏季暑熱易擾心神，故多病中暑、暑厥；秋氣收殺，人若不應，則易患喘咳，肺之病也；冬寒傷陽，腎的氣化每有不足，則易見浮腫等患。《素問・金匱真言論》說：「春善病鼽衄，仲夏善病胸脇，長夏善病洞泄寒中，秋善病風瘧，冬善病痹厥」，不同的臟腑病變有不同的發病病位和性質，發病的季節各不相同。

對臨床眾多繁雜的五臟病變化，《素問・臟氣法時論》將其年變化的規律歸納如下：

病在肝	瘉於夏	甚於秋	持於冬	起於春
病在心	瘉於長夏	甚於冬	持於春	起於夏
病在脾	瘉於秋	甚於春	持於夏	起於長夏
病在肺	瘉於冬	甚於夏	持於長夏	起於秋
病在腎	瘉於春	甚於長夏	持於秋	起於冬

上述五臟病年節律中所謂「瘉」指疾病痊瘉或症狀暫時消失。「甚」指病情加重，「持」指疾病暫無進退，「起」指疾病發作起始。

對五臟病瘉甚持起的年節律變化，《內經》主要以五行生剋的臟腑與四時關係，臟腑與臟腑之間的關係來論，包括五臟精氣活動年節律變化的影響作用。所謂「夫邪氣之客於身也，以勝相加，至其所生而瘉，至其所不勝而甚，至於所生而持，自得其位而起」。以肝臟病變為例，肝在春為自得其位而起病；肝在夏，夏屬火，肝木生火，是至其所生故病瘉；肝在秋，秋屬金，肝木受剋於金，是至其所不勝而病甚，肝病在冬，冬屬水，水生木，是至其所生而病持。

五臟病變節律變化與五臟精氣活動情況很密切。如

《靈樞・本神篇》說：「心死於冬，肝死於秋，脾死於春，肺死於夏，腎死於長夏。」與五臟甚時正好吻合，說明五臟病甚時與五臟精力活動量極度低下有關，因「死」代表了精氣活動量最低的狀況（注意，此處「死」的含意，不是死亡）。仍再以肝臟為例，肝臟精氣活動量是春天最盛為王，夏則次之為休，長夏更次之為囚，秋天最衰為死，冬天又逐漸回升為相；其對肝病的影響則秋天病重，冬天基本穩定，夏天復常或症狀消除。但春天肝臟精氣為王時，卻反而是肝病易於發病之時則係何因呢？

一般講，某臟在某季功能旺盛是該季氣候變化與某臟功能活動特點相宜有關。如通常認為心者，通於夏氣，故夏天心氣始長，肺者通於秋氣，則肺在秋時收斂，肝者通於春氣，肝氣在春始生；腎者通於冬氣，則腎在冬時閉藏；脾者通於長夏，故在長夏脾氣旺盛。倘若某季氣候變化劇烈，失之常規，或合之臟器虛羸，或稟賦不足，或久病損傷，五臟不能適應時序變化，則反易在其生理活動相宜且活動較甚之季節發病。《素問・咳論》說：「五臟各以其時受病。」其時，即五臟所主之季節也，時氣太過不及均可成為致病邪氣。姚止庵說：「五臟……虛則應王不王，邪乘虛而入，五臟之受病，反在應王之時，故云各以其時受病也」，「乘秋則肺先受邪，乘春則肝先受之，乘夏則心先受之，乘至陰（長夏）則脾先受之，乘冬則腎先受之」。此即肺病起於秋、肝病起於春……五臟病反在其五臟精氣活動為王時發病的機制。

應用五行生剋說結合五臟精氣活動量變化（二者經合用而形成五行休王說）來歸納推斷五臟病癒甚持起的年節律變

化，並用以闡述其機制，未免有失牽強，似乎以偏概全，但臨床確見某些病的變化情況與五臟病年節律有相符之處。

冠心病心絞痛發病率以冬季最高。肺心病的惡化與死亡以冬季為多。154 例肺心病死亡季節統計分析證明，冬季（11～2 月份）死亡所占百分比非常顯著地高於其他三季（$P<0.01$），其他三季之間相較，死亡數差異不顯著（$P>0.05$），冬季肺心病死亡占 53.9%（表 5-7），所占百分比較高，也說明了該病冬季發病率高，病情多加重。一般心臟病患者每在夏、秋二季，心悸、胸悶、氣短、心絞痛等症明顯或頻發，正如中醫所論，心病起於夏，甚於冬。

表 5-7　154 例肺心病四季死亡情況比較表

季節（月份）	死亡人數（個）	死亡百分比（%）
春（3～5 月份）	34	22.1
夏（6～8 月份）	17	11.0
秋（9～11 月份）	20	13.0
冬（12～2 月份）	83	53.9
合　計	154	100

肝病起於春、甚於秋的臨床情況。如慢性肝炎患者，每於春季則體乏無力，脇肋不適，食慾不振等症顯露或加重。慢性活動性肝炎患者的肝功能及轉氨酶波動有季節性變化，春季多見肝功能損害加重。而急性病毒性肝炎（A 型）多見秋季。精神病患者常表現為抑鬱或躁狂，其與肝氣鬱結或肝陽亢盛有關，且精神病患者常在春季發作，表明肝氣、肝陽等肝功能多在春季異常。一些出血症如鼻出血、肌衄、齒衄、上消化道出血等多見於春季，此與肝藏

血功能易在春季失調有關。其他如肝病死亡率以三四月為高，時在春季等等。

消化系統病變與脾病有關。常見急性腸炎、中毒性菌痢、中毒性消化不良等，多發於夏季，尤以 6、7 月份為多（表 5-8）。慢性腸炎、慢性菌痢也易在夏秋季發作與加

表 5-8　部分疾病好發或加重的月份

病　名	好　發　月　份											
	6	7	8	9	10	11	12	1	2	3	4	5
急性胰腺炎				—	—							
心肌梗塞						—	—	—				
慢性腎炎						—	—	—	—			
風濕熱					—	—				—	—	—
感冒						—	—	—	—	—		
潰瘍病						—	—	—	—			
慢性支氣管炎							—	—	—			
精神病											—	—
化膿性皮膚病	—	—	—									
青光眼							—	—				
視網膜剝離	—	—	—									
糖尿病				—	—	—	—	—	—			
哮喘					—	—	—	—	—			
傷寒			—	—	—							
菌痢	—	—	—	—	—							
病毒性肝炎				—	—	—						
絲蟲病							—	—	—			
百日咳	—	—	—	—	—							

重。這些病變有大便泄瀉臭穢或黏滯，或稀水樣，也有頭重體困，胸脘悶脹，飲食不香，泛惡欲吐，口中淡黏或干苦等寒濕困脾、濕熱蘊脾證候。現代研究發現胰腺的外分泌功能夏季最低，故易於夏季發生消化功能低下。消化系統病變多發於夏秋之交，與病在脾，起子長夏說相吻合。

肺病，如肺結核、肺癌、白喉等，以秋季死亡率高，說明肺病易發或加重於秋季。支氣管哮喘在每年的 10 月份多發，晚春夏初時也是哮喘好發季節。有人曾對上海地區吸入型（外源性）哮喘患者觀察 2 年，由對選擇的 9 個氣象因素進行逐次回歸分析，挑選了最優因素，求出觀察期的回歸方程，結果發現在日平均氣溫 15～25℃，哮喘發作例數開始隨日平均氣溫的升高而漸增多，當日平均氣溫為 21℃時，發作例數最多，當日平均氣溫超出 21℃，隨著日平均氣溫的升高，發作人數又漸減少。21℃一般多見春夏、夏秋之交，提示肺病易在夏秋二季病發或病重。

慢性腎炎多在冬季病重，死亡率也以冬季為高。錢氏等調查了上海市第三人民醫院 19 年中因慢性腎炎而死亡的病例共 339 例，其季節分佈見表 5-9。

表 5-9　336 例慢性腎炎患者死亡月份分布

月　份	1	2	3	4	5	6	7	8	9	10	11	12
死亡數	35	29	37	31	28	25	29	24	22	19	19	38

從上表看，按季節分，冬季（12～2 月份）死亡人數最高，共 102 人，秋季（9～11 月份）最低，共 60 人。這可能因冬季易感冒，同時「天寒則腠理閉，氣濕不行，水

下留於膀胱則為溺」（《靈樞・五隆津液別論》），體表排泄減少，加重了腎臟負擔，感冒又誘發慢性腎炎發作，腎功能下降，故冬季死亡較多。尿毒症後期常為腎陽衰竭，其死多在12月。腎主骨，齒為骨之餘，屬腎系統。齲齒的發生也有季節性，在美國以晚冬早春發病高，此與日照、紫外線輻射，血中維生素D和磷的含量等在冬季明顯減低有關。可見腎病者起於冬有一定的臨床意義，至於腎病甚於長夏說，尚無明證。

二、五臟病變晝夜節律

五臟病變的晝夜節律變化，以《素問・臟氣法時論》論之最早，每臟在晝夜之中有「慧，靜、甚」三種因時變動，各臟變動時間如下：

肝病者	平旦慧	下晡甚	夜半靜
心病者	日中慧	夜半甚	平旦靜
脾病者	日昳彗	日出甚	下晡靜
肺病者	下晡慧	日中甚	夜半靜
腎病者	夜半慧	日昳甚	下晡靜

五臟病變晝夜變化的時間節律是中醫根據臨床體驗，運用五臟精氣活動節律變化說、五行生剋說，結合十二時歸納總結的。共形成因素是：本臟精氣活動的節律變化和臟臟之間活動變化的相互影響。前者常以五臟精氣活動節律說解釋之，後者多以五行生剋說解釋之。由於在解釋五臟病晝夜變動節律成因中，五臟精氣活動節律說與五行生剋說緊密相關，二者又被合稱為五行休王說。

現以肝病為例，應用五臟精氣活動節律說和五行生剋說來闡釋其時間變動情況。

肝病晝夜變化是平旦慧，下晡甚，夜半靜。以五臟精氣活動變化節律論，肝臟精氣王於平旦，囚於下晡，相於夜半，所以肝病患者在早晨較為輕鬆，日落前病情加重，夜半時病勢平穩。以五行生剋論其成因中臟臟之間的影響，平旦時肝木生發之時，肺金旺於下晡，不在平旦，肺金不能剋肝木，故肝病平旦慧。下晡為肺金旺，肝木反處於衰時，故肝病甚於下晡。夜半為腎水旺，水能生木，且肝木於夜半又處在生發漸旺時，故肝病在夜半靜。

人體是一個複雜的機體，有多種節律。將五臟病晝夜變動節律與子午流注節律、六經病欲解時節律比較對照，發現五臟甚時均不在其他節律說所論的臟器活動旺盛時和病變欲解時。一般認為臟器功能旺盛時，抗病力強，疾病欲解，五臟病甚時不在五臟功能旺盛時，這是理所當然的。有趣的是從產生年代看，三種節律說相去甚遠。五臟甚時在春秋戰國時期，首見於《黃帝內經》，六經病欲解時在東漢，見於《傷寒論》，子午流注說最終完善在明初，見於《針灸聚英》，而最早見於宋金元時期。這些產生於不同時代，出於不同醫家之手，應用於臨床不同目的的節律說，互相之間在五臟病甚時間上不相矛盾，說明五臟病甚時絕不是某個醫家閉門造車之作，而是古代醫家積眾多臨床之現象，應用當時的歸納演釋法——五行生剋說加以總結而成，並經千年之實踐檢驗。

不宜輕易否定。為強化這一認識，再從子午流注說與六經病欲解時闡述的功能旺盛時分析。子午流注與六經病欲解對臟器功能旺盛時認識有不同（表 5-10），它們之間

表 5-10　五臟病甚時與子午流注、六經病欲解說有關內容對照表

臟名	五臟病甚時	子午流注 五臟旺時	六經病欲解說 三陰經欲解時
肝	下晡(15～17時)	丑時(1～3時)	寅時(3～5時)
心	夜半(23～1時)	午時(11～13時)	丑時(1～3時)
脾	日出(6～8時)	巳時(9～11時)	子時(23～1時)
肺	日中(11～13時)	寅時(3～5時)	子時(23～1時)
腎	日昳(13～15時)	酉時(17～19時)	丑時(1～3時)

注：五臟屬六經中三陰經臟，故以三陰經欲解時對照之。

的不同與二者所闡述的節律物件不同有關。子午流注節律論述的是人體氣血流行灌注臟腑經脈的節律，六經病欲解時則是由對六經病欲解時間的論述間接闡明人體衛氣運行節律和人體陰陽活動節律。然而儘管它們闡述的對象不同，有精氣血之分；闡述的方式不同，有直接和間接之異，但與五臟病甚時不重合，在精氣血活動旺盛時五臟病變無加重的認識，則絕不是巧合所能解釋的。

以常理論之，人體精氣血活動有旺盛時，亦必有衰減時，五臟病甚時既然與多種節律說所論臟腑功能活動旺時不矛盾，則肯定在其他節律說所論臟腑功能活動衰減時。也就是說五臟病甚時與人體精氣血等功能活動不足有關，其時機體抗病能力低下，自我調節能力不足，導致疾病加重或發作等。

以上所論說明了機體精氣血不足之時，就是五臟病加甚之際，精氣血活動旺衰有週期波動性，故五臟病有加甚

的時間節律性。當然，在應用五行生剋說歸納五臟病甚時之說中，可能有五行生剋說推導的痕跡，但就總體而論，五臟病甚時是臨床經驗的總結，人體節律的反映，現代臨床與實驗研究已發現部分病變與五臟病慧靜甚的晝夜變動節律基本相符。

心病晝夜變化節律：心病者日中慧，平旦靜，夜半甚。即：屬於心的臟象系統的病變一般有平旦時病情停止發展，相對靜止於既未繼續好轉，又未繼續發展的階段。日中時病情有所輕減，患者精神爽慧。夜半時病情發作或加甚。臨床發現心臟病患者多見早晨病情穩定，白晝病情輕減，很少發作，晚上則病情加重，或發作。對變異型心絞痛患者的觀察發現，休息時，尤其以夜間和凌晨容易發作，並伴有心電圖 S—T 段的升高。錢永益等報告心肌梗塞患者夜間發作死亡多。冠心病心絞痛病人夜半多見。病竇綜合徵夜間症情加重，患者往往因心動過緩，胸悶氣短而醒來並坐起。這與夜間睡眠時迷走神經緊張性增高，易使冠狀動脈痙攣，心肌缺血、缺氧有關。

諸痛癢瘡，皆屬於心。痛證屬心病範圍，一般疼痛都以夜甚為主要特點，如脈管炎疼痛發作多在夜間。「諸血者，皆屬於心」「心主血脈」「主神明」等。故腦血管意外，如腦栓塞，腦血栓形成、腦血管痙攣、腦溢血等，臨床有昏迷、意識障礙、言語不利等徵象，可屬心病。其中除腦溢血外，一般均好發於夜間。以上說明心病者「夜半甚」的提法應引起臨床重視。

肝病晝夜變化節律：肝病者平旦慧，下晡甚，夜半靜。即：屬於肝的臟象系統的病變一般有夜半時病情相對靜止於既未完全好轉，又未繼續惡化的時間階段。平旦時病情逐步好轉，患者精神爽慧，下晡時病情加重。對 80 例肝癌病人的腹痛、腹脹、發熱、出血等四種主要症狀與時間變化的關係進行觀察的結果是：上午 5 時左右，諸證基本消失，中午以後逐漸出現，並在夜半前達高峰，夜半後諸證又漸平穩而消失。將症狀變化與時間的關係繪成曲線圖（圖 5-17），可見腹痛、腹脹、發熱三條曲線在晝夜時間中基體上呈「U」型，與肝病患者「平旦慧、下晡甚、夜半靜」基本符合，但四種主症各有時間特點，腹痛加重多在下午申初到夜半子時左右，腹脹在午前加重，至晚上達高峰，發熱多在下午和晚上，出血（包括鼻出血、牙齦出血、消化道出血等），主要發生在早晨卯耐和下午酉時。

原發性高血壓病人多見肝陽上亢，屬肝病者。對 100

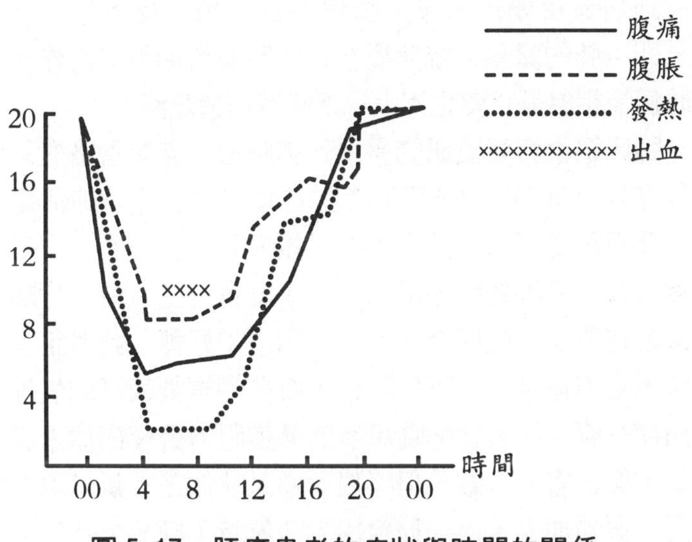

圖 5-17　肝癌患者的症狀與時間的關係

例原發性高血壓患者收縮壓、舒張壓晝夜變動節律觀察瞭解到 16～20 時血壓最高，頭暈、項強，手足緊脹或麻木等高血壓症狀此時也明顯，此與肝病者「下晡甚」有聯繫。我們在臨床發現，慢性肝炎患者午後常見體乏無力加重，肝區隱痛不適明顯，精神不振。曾見一例肝炎後肝硬化腹水患者，腹脹每於午後 15～16 時加重。臨床見多例嚴重肝病患者午後心煩不安，反應遲鈍，昏然喜睡，給人以明顯的病甚之感。肝藏血，肝火上逆可致咯血、吐血、腦溢血等，肝鬱化火可致婦女崩漏，葉天士說：「晡刻必失血，申酉崩漏至」。「火升血溢，必在晡刻」。因肝火上逆而吐咯血者，肝臟藏血失職而血崩者，下午病情發作者較多。由此可知，肝病者「下晡甚」之說有一定的臨床意義。

肺病晝夜變化節律：肺病者日中甚，夜半靜，下晡慧。即：肺的臟象系統病變在日中時病情加重或發作，夜半時病情相對靜止變化不大，下晡時病情輕減。

臨床觀察與實驗研究發現，肺咯血，支氣管咯血患者往往在早晨 6 時、夜晚 21 時左右發作。因此時肺活量減少，靜脈壓增高，病灶附近的受損血管易於破裂，尤其當咳嗽或其他原因致肺內壓增大時，就會發生咯血。哮喘患者每易在清晨與晚間發作，中午和下午好轉，此與正常人體氣道阻力在中午和下午較低，夜間和清晨較高的生理晝夜節律有關。已證實哮喘患者的氣道阻力晝夜節律未發生變化，與正常人一致，但哮喘者通氣功能差，氣道阻力中數高，振幅加大，而一秒鐘用力呼氣量（FEV_1）及最大呼氣流速（PEFR）等的中數低，振幅亦增大，其他通氣功能參數及肺換氣功能均有類似表現。吸入氦－氧混合氣體證明，哮喘患者氣道變化與大小氣道均有關，內源性、外源性哮喘患者都可出現放大的晝夜節律，使氣道阻力在晨、晚間增大程度明顯超過正常人。

進一步研究認為，哮喘患者這種晝夜節律變化是氣道平滑肌張力、血漿兒茶酚胺、cAMP 及組胺水平、β 受體、免疫反應、氣道反應及黏液纖毛運動等晝夜節律的綜合，使哮喘易在早晨、晚間加重或發作，而在中午和下午減輕。對 1404 例病人咳嗽發作時間的調查發現，咳嗽易發作於夜晚初睡時。肺結核病人多在傍晚時出現低熱，圓形脫髮常發生在晚間等。

上述有關肺病晝夜變化情況，肯定了肺病存在晝夜變動的節律性，但尚未發現其與「肺病者，日中甚」在時間上的關聯。據目前有關報導，僅發現肺病（包括大葉性肺炎、肺結核、麻疹併發肺炎、肺癌、支氣管炎、呼吸衰竭、重症哮喘、白喉等）死亡人數以午時最多。因此，肺病者究竟係「日中甚」，還是「平旦、夜晚甚」，有進一步探討的必要。

脾病晝夜變化節律：脾病者平旦甚，日昳慧，下晡靜。即：屬於脾的臟象系統的病變一般有下午病情減輕好轉，精神爽慧，整個夜間病情變化不明顯，平旦時疾病加甚。

五更瀉患者每於平旦腹痛、腹瀉，瀉之則舒，其他時辰則病情基本穩定不發作，具有明顯的晝夜節律性。一般認為五更瀉係脾腎陽虛，可用溫補腎陽法作為治療方法之一，臨床常以四神丸加減主之。但是五更瀉雖與腎命之火不能溫煦脾土有關，其病位主要在脾，故五更瀉患者鞏固療效、善後處理以健脾為主，溫腎為輔，治療時則更應考慮從脾著手。平旦五更瀉，可視為「脾病者，平旦甚」的驗證。

四肢關節病變晨間平旦初起時，常見手腳活動欠利較甚，尤其是類風濕性關節炎患者，早晨關節疼痛明顯僵硬，活動障礙顯著，握力下降。因脾主四肢，四肢關節病變晝夜的變化可證明脾病晝夜變化確為「平旦甚」。

低血鉀性週期性麻痹患者癱瘓以肢體為主，癱瘓肢體的腱反射及肌肉電刺激反應均相應地減弱或消失，用黨參、黃芪、茯苓、白朮、麥冬、白芷、防風健脾益氣，可使諸症悉除。說明該病責之於脾，是脾虛不主四肢的結果，故用健脾法治之則效。而本病的發作多在清晨初醒時發生，亦合「脾病者，平旦甚」之規律。

震顫麻痹以肢體的遠端部分為顯著，手指震顫呈搓丸動作。本病可用黃芪、茯苓、甘草、桂枝、防己等健脾益氣利濕之劑施治，從病位及立法施治用藥上均可見其與中醫「脾」有關。震顫麻痹的發病在睡眠時不發生，症狀完全消失，早晨睡起時則又開始發作，其發作起始時在平旦，與中醫脾病者平旦甚之論基本符合。關於脾病的晝夜變化節律，古人所論足見有臨床實踐基礎。

腎病的晝夜變化節律：腎病者，夜半慧，日昳甚，下晡靜。在《素問・臟氣法時論》中關於腎病甚的時間論說是在「四季」。然而據分析，脾土旺於日昳，腎水死於日昳，土剋水，從腎臟精氣活動本身的衰減時間和五臟之間相互影響來看，腎臟病甚應在日昳時。腎病在日昳甚還與前述各臟病變情況相應，故我們改為「腎病者，日昳甚」。關於腎臟病病情晝夜變化的基本情況是夜半病情減輕，整個下半夜延至上午病勢好轉，日昳時病況加重，下晡時病情又見緩解之勢。

臨床發觀腎炎、腎盂腎炎患者浮腫、腰酸、體乏無力、精神不振等在午後逐漸加重，夜半後症減，清晨與上午病情基本穩定。慢性腎炎的尿蛋白也以午後尿檢陽性率高。腎陰不足所致陰虛內熱患者每於午後面部潮紅，手足心煩熱，小便色黃，嗜睡，低熱。

以上舉例可知，關於腎病變化在上午與夜半後病減可得到證實，但腎病僅在日昳至下晡這段很短暫的時間病情加甚，下晡以後即見輕減的現象並未得到證明。除了以上舉例，臨床經驗體會也提示了所謂腎病者「日昳甚、下晡靜」的說法似難成立。故有關腎病的變化節律究竟如何，尚需加強臨床觀察，積累資料加以歸納。

上述所舉部分疾病的晝夜四季變化與中醫所論基本相符，說明中醫關於五臟病變的變動節律認識有深入探討的必要。在研究中我們發現循著古人所論的五臟病變變化多為慢性疾病，此可能是久病者易致「臟獨主其病」，在人體五臟精氣生理活動節律和自然環境節律變化中同步因子作用的影響下，疾病變化也隨之而有其節律性。我們也發現眾多病變的節律變化與古人所論在時間上有出入，但從這些疾病確存在著週期變動節律來看，古人的觀點主體上是正確的，時間上出入的原因可能有多種，包括古人關於五臟病變的概念與範圍和現代醫學有所不同。

古代中醫論述病變以症狀及症候群為主，而症狀和症候群並非單獨存在於現代某一病中，現代多種病變可能有同一症狀或症候群，同一病變中，又存在著不同時期有不同症狀或證候群的現象，中醫學中同病異治，異病同治的治療特點就是以此為基礎的。

現代中醫臨床辨治多從病證結合著手，現代醫學更是以病為主體，瞭解疾病變動節律、結果，觀察對象中一部分病變可基本等同於中醫某臟病變，並可用五臟病變節律去探討分析。另一部分則因其五臟歸屬問題尚未予以深入、探討和正確歸納，則難以用現代已觀察到的病變變動節律的時間性去驗證，出現一些似乎屬某臟的病變，其變動時間與古人關於某臟病變變化的時間不一致的現象。

當然，古人限於觀察的方法與手段而存在非客觀的臆測是不可回避的。如用五行休王學說去推測認識五臟病變的變化時間，就有其不足，儘管該學說意在反映臟腑節律間相互關係，但若不能經臨床觀察後得以驗證，從字面上講得似乎令人可信，對臨床指導意義則不大，故今後應注重從臨床上不斷研究總結，對其臨床客觀性予以探明，以確定其臨床指導意義，提高應用價值。

此外，時過境遷，數千年來的自然環境變化，及人體適應性改變，古今人體生理病理節律是否也發生了變化等，亦是當今時間醫學研究中不可忽視的問題。

第六章
時間診斷思想與方法

因時診斷是根據人體生理病理節律的認識，觀察病變發生、加重或減輕向癒的週期變化時間，結合臨床表現，分析判斷疾病的性質、部位。因時診斷要求根據病變週期變化節律，選擇好最佳診視檢驗時間，以便及時觀察到疾病的臨床特徵性表現，準確診斷。

第一節　根據疾病發作週期因時診斷

一、瞭解病作晝夜，分清陰陽虛實

人體陰陽氣血活動旺衰與分佈部位有晝夜的不同，合之自然外界陰陽盛衰的變化，影響到疾病，可使不同的陰陽屬性病變在不同的時間週期中發生、改變。人體、自然、疾病之間的關係可以下式表示：

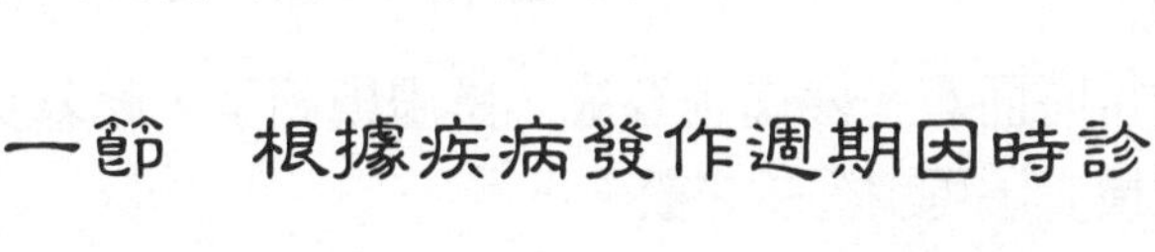

自然外界陰陽變化 ——→ 人體陰陽變化

（自然外界陰陽變化、人體陰陽變化均 ——→ 陰陽不同屬性疾病的變化）

觀察疾病病情加重或減輕的時間，有助於判斷疾病的陰陽屬性。目前已歸納總結的陰陽虛實不同屬性病變在晝夜不同週期中加重或減輕的一般規律是：

凡屬陽盛類病變多在白晝午後加重，如肝陽上亢、肝火上炎等。凡屬陰盛類病變多在上半夜加甚，如痰飲、水臌、熱入營血、熱入血室等。凡屬陽虛類病變多在白晝，主要是上午、中午之時減輕，而在夜間，尤其是下半夜病情加重，如脾腎陽虛之夜尿、五更瀉，中陽虛寒之胃脘痛，老年腎陽不足之寒喘等。凡屬陰虛類病變多在午後加重，夜間主要是子夜以後減輕，如陰虛潮熱等。

《華佗中藏經》對陰陽不同屬性病變在晝夜不同時間發病歸納為「陽（虛）病則旦靜，陰（虛）病則夜寧，陰陽運動得時而寧。陽虛則暮亂，陰虛則朝爭，朝暮交錯，其氣厥橫」，可謂經驗之談。

李東垣在《醫學發明》中論之更詳，是臨床因時診斷陰陽不同屬性病變的重要參考內容。他說：「夫百病晝則增劇，遇夜安靜，是陽病有餘，乃氣病而血不病也。百病夜則增劇，晝則安靜，是陰病有餘，乃血病而氣不病也。晝則發熱，夜則安靜，是陽氣自旺於陽分也。晝則安然，夜則發熱煩躁，是陽氣下陷於陰中也……晝則發熱煩躁，夜亦發熱煩躁，是重陽無陰也。當極瀉其陽，峻補其陰。夜則惡寒，晝則安靜，是陰血自旺於陰分也。夜則惡寒，晝也惡寒，是重陰無陽。也當極瀉其陰，峻補其陽。夜則安靜，晝則惡寒，是病氣上溢於陽中也。」

上述不同陰陽屬性的病變在晝夜之中，病情變化時間不同的機制主要是夜間無論人體或自然外界均屬陰盛，陰虛病性可因而得到緩解，陰盛病性則可加重，陽虛病性因陰盛所制約而症狀增加，白晝自然外界及人體陽旺，故陽虛病緩解，陰虛病加重，陽盛病也增重。

其規律可歸納為，陰陽虛證患者可因自然界、人體生理性陰陽旺盛時，同性相求，得到補益而症減，實證患者因生理性陰陽旺盛時，兩盛相加而症狀增加。

二、注重子午卯酉，診斷陰陽失調

子午卯酉是晝夜之中的 4 個不同時辰，在此 4 個時辰中，自然界、人體陰陽活動處於相互轉換的劇烈變動狀態。子時由陰盛而轉為陽始旺、陰漸衰，午時由陽旺而轉為陰始盛、陽漸衰，卯時陽與陰持平，酉時陰與陽持平。人體在自然界長期影響下，順應了自然界陰陽轉換波動，由自我調節，機體陰陽也逐漸有了相應的晝夜變更。在病變時，機體自我調節功能減低，對外界適應能力也有所下降，難以因時而有相應變動，患病機體病情變化就會出現明顯而具特徵性的表現。陰陽失調的患者病情發作就具有好發於晝夜之中子午卯酉的時間特性。注意觀察子午卯酉 4 個時辰的病情波動故有助於診斷陰陽失調病變。

一般臨床經驗是，子時發病最多。有人計算發現，在子時發病較為常見的有 30 餘種病變，以疼證、精神神志病變，心血管病變為多，中醫辨證多屬膽系病變。陽虛患者以溫膽湯、正膽湯（溫膽湯加酸棗仁與代赭石）、棗仁甘草湯以及溫陽諸方效高。在子、午兩時辰均發病的多屬少陽證，陰陽不相調和。主方多用小柴胡湯加減，協調陰陽。

如名醫岳美中曾治一例：季姓 10 歲女孩，每屆子時與午時左右即出現合眼癡迷，四肢軟癱無力，呼之不應，但過一小時即自醒如常人，曾經他醫診視，未詳何證。岳老以病發子午二時為陰陽交替之際為根據，診斷病屬陰陽不和所為，屬少陽證，遂擬小柴胡湯 2 劑而病瘥。應予重視的是僅在午時發病的不宜視為病在少陽的陰陽不知證，而用小柴胡湯加減治療。郭氏有體會，對午時發病的病人用小柴胡湯治之無效。

三、氣血因時流注，臟腑病位不同

氣血在人體臟腑中按時循序依次流行灌注，使得臟腑功能活動在一日之中有旺衰之時，這對機體病變也產生影響。根據氣血流注與臟腑功能活動盛衰去觀察分析疾病變化時間，故有助於診斷。

如李氏診治 3 例婦人崩漏案：他結合脈證，以崩漏血量為觀察指標，發現 3 例病人各在上午 10 時（巳時），中午 12 時（午時），下午 18 時（酉時）左右量最多，根據發病時間分別在脾、心、腎三經當令之時，遂結合脈證，分別診斷為脾虛不能統血、心氣虛不能控血、腎氣虛不能攝血證，採用歸脾湯、養心湯、六味地黃丸等方藥治之而效。又如一患者夜半 2～3 時突發腹脹，自小腹上至大腹，每晚如此，至天明則病舒。此乃肝火內鬱，肝氣旺盛以致橫逆犯脾所致，腹脹雖病所在脾，而病本實在肝。

其診斷思路是：夜半 2～3 時為丑時，係肝經旺盛之時，少腹係肝經所主，肝木又有橫逆犯脾之性，是以有從少腹漸上至大腹脹大之症。

注重發病時間結合脈證，可較快而準確地得出診斷。再如夜半子時發作心悸氣短，胸悶如堵，頭暈目眩，顏面虛浮，四肢不溫，脈遲緩。夜半子時為心氣最衰之時，結合臨床表現可診為心陽不足、心氣虛弱以致血運不暢，心脈痹阻之證。

又如李繼貴應用子午流注學說診治夜間4時昏迷案，可為因時診斷的最好例證：張×，女，44歲，1982年6月29日初診，2個月來，每夜4點先覺心慌，四肢癱軟，全身肌肉關節如脫如解，繼感頭昏不支，隨即昏迷不省人事，呼叫不應，無抽搐，無痰鳴，10～20分鐘始醒，醒後自若不知。中醫、西醫曾按癲癇、厥證、神經官能症等論治無效。月經衍期，量少色黑，苔白潤脈緩。此案甚難辨證。經分析夜間4時屬寅時，氣血當注於肺，並將由肺始循於全身，少陽之氣也在此時升發。在肺與少陽之氣作用下，氣血上達於腦，方能神志清明，元神得養，否則肺氣不能應時轉輸氣血，腦失所養而昏迷。治以溫升少陽、補益肺氣法，以黃芪建中湯合當歸服6劑而病癒。可見，依時辨治的臨床價值確實較大。

根據子午流注氣血因時流注臟腑經脈說診斷疾病，應瞭解臟腑氣血旺盛時，屬實證的可因臟氣與病氣相旺而病情加重，如腹脹例。在臟腑氣血衰減時，屬虛證的因無臟氣補益而病增，如心悸氣短例。而臟氣值令之時當旺不旺，往往致虛證發作，如崩漏例。

此外，虛證還可在與之相關的其他臟經旺時，因虛受克制的關係而發病的提法，也值得臨床重視。

四、結合四季更替，觀察舌脈常異

受四時寒暑變化的影響，正常脈象有春浮、夏洪、秋毛、冬沉的生理變化。《素問・平人氣象論》說：「脈得四時之順，曰病無他。」其意為疾病變化影響及脈，若有四時之脈象顯露，如春天有數、滑等病脈，但只要見有微浮弦象，雖病易治，因機體尚有順應時氣而調節的能力，提示疾病不重。

反之，春應浮而反沉，是謂脈逆四時，預後欠佳，因已表現出人體生理功能極度低下，不能因天時而調節。根據四時變化觀察脈象還可區別正常脈象與病脈。

一般認為常脈應是不浮不沉，不大不小，不數不緩等。實際上，在天人相應作用下，人體常脈在四時各有不同，若不加區分，見春脈微浮，冬脈微沉即誤以為病脈，則將誤診。

舌象在四季中因受氣溫、濕度、氣壓、飲食、起居等自然環境與人體活動等不同變化的影響而有改變。一般春天多見舌尖偏紅，舌苔薄白而少，乾濕適中，舌體偏瘦小。夏季則有幾種變化，夏初多見舌質偏紅，苔薄白而滿布舌面，乾濕適中，舌體偏胖；梅雨季節時，舌質嫩紅多見，苔白略厚而微膩；夏末秋初，舌質略見淡白，苔薄白根微黃膩，舌體偏胖，多見齒印；秋季舌質淡紅，苔薄白而略乾，舌體適中；冬季舌質淡紅，苔薄白而濕潤，津液較多，舌體適中。

觀察舌脈應重視四時之變，以區分常人與患者舌象。

五、掌握四時發病，有利準確診斷

《內經》說：「春善病鼽衄，仲夏善病胸脇，長夏善病洞泄寒中，秋善病風瘧，冬善病痹厥。」四時各有好發病證，臨證應結合四時發病規律，診視疾病。以幼兒發熱證為例：冬末春初幼兒發熱伴有皮膚丘疹，應多考慮麻疹；夏季發熱煩渴，多飲多尿，綿延時長，應多慮及幼兒夏季熱；秋季發熱而有浮腫、尿赤，應多考慮是否係腎炎；冬末春初發熱，面頤腫大疼痛，應多考慮腮腺炎（蝦膜腫）。

對慢性病變的因時診斷還有助於進一步判別其陰陽虛實病性。如陽虛陰盛者，其病冬重而夏輕，陰虛陽盛者，其病夏重而冬輕。

其他還有根據疾病變化的特殊週期，因時診斷，如瘧疾等。

第二節　根據疾病變化週期選擇診視時機

疾病變化有不同的時間週期，在疾病顯露最充分，特徵性症狀出現之際診視疾病，將有助於明確診斷，故選擇適當時間觀察診視患者極其重要。如《內經》對脈象提出「診法常在平旦」，因平旦人體尚未進食，未進行較大活動，脈象受其他因素干擾少，有助於觀察脈象的真實變化。足見古人已認識到診視選擇時間的重要性。

一般因時診病應選擇在病情發作或加重時，因此時變化明顯，易於觀察分析症狀。如自訴腹脹患者，在其腹脹甚時診察可瞭解其喜按拒按，按之脹減或重，以判斷虛實。肢體腫脹者，可在其甚時按之有無凹陷，而區別浮腫與膚脹。對午後發熱患者診視亦宜在午後進行，觀察熱起時間差別，肌膚是否灼熱，汗出情況，面頰是否潮紅，脈象是否細數，體溫測試有無異常，舌象是否偏紅，苔色是否黃，等等。因午後發熱原因種種，除了陰虛火旺，熱於午後外，伏暑、燥證、濕證、濕溫、淤血、幼孩食積、陽明腑證、女勞疸、風濕、熱入營血、熱入血室等均有午後身熱。如濕溫病，午時熱即起勢，陽明腑證、風濕、女勞疸等多在日晡時始有熱現，而熱入營血證於薄暮時分熱起。午後身熱起因不同，其熱止退又有時間差異：陽明腑證之潮熱至夜即熱退，陰虛潮熱多在上晚間 20 時左右熱漸止，而熱入營血身熱多延續至凌晨始退。

午後身熱還有雖自訴發熱，亦有熱象出現，如面頰潮紅，溲黃，肌膚捫之灼熱乾燥，脈細數等，體溫測之則在正常範圍，如陰虛潮熱者即如此。有的熱象如上，肌膚捫之雖熱有汗，體溫測之可見稍有升高，如陽明腑證。有的熱象明顯，面紅喘促，肌膚灼熱，斑疹隱隱，體溫測之升高明顯，如熱入營血。還有的自訴心煩不安，體乏欲睡，畏寒，體溫輕度升高，捫之肌膚不僅無熱感，反有涼意，如陽虛午後身熱等，不一而足。

以上所說的午後身熱患者多在發熱休止期無明顯症狀和舌脈異常改變，若不選擇病發之午後觀察，測之體溫，捫之肌膚，僅憑病家主訴，或訴之不全，或訴之有誤，對診斷的準確性必然有所影響。因此，對就診患者經認真檢查，根據初步判斷病性、病位後，囑告患者在一定時間前來復診，或醫生赴病家探訪尤顯必要。

第三節　實驗室診斷應注重時間

目前，中醫臨床已多借助現代實驗室診斷方法診斷病變，分析判斷療效等。由於人體生理活動，病理變化的時間節律性，不同時間的檢驗結果可能有差異，診斷時須引起重視。

一、結合檢驗時間，客觀判斷療效

白細胞計數是臨床常見的實驗室檢驗項目之一。正常情況下，人體外周血液中白細胞總數是下午高於上午，冬天高於夏天；若對白細胞輕度減少症患者，治療前在上午測白細胞總數，治療後則在下午測之，所出現的差異若不考慮正常白細胞的波動，常能誤認為治療有效。

又如慢性肝炎患者，夏季肝功能常趨向好轉或正常，冬季則異常或加重，這是慢性肝炎肝功能因時變化，若不從時間因素加以分析，亦會將夏季治療用藥總結成有效方藥。婦女貧血，血小板減少症患者，其紅細胞計數、血小板計數在月經週期的初、中、末三個不同階段的檢測結果有差別。我們在臨床發現月經來潮後幾日內與來潮前幾日內檢驗結果相差較大，尤其是治療中出現月經閉經或衍期的患者，其經前常較經後紅細胞高出（4.0～8.0）$\times 10^6$，甚至有 10×10^6 萬者，血小板計數則可高出牙（0.2～0.4）$\times 10^6$，這是月經來潮前後失血所致。

判斷實驗診斷結果應考慮時間因素，以免對治療效果評價失真。而儘快地建立一個有時序性的人體系列正常值，對因時分析實驗結果確屬必要。

二、選擇檢驗時間，及時觀察結果

誠如上述，不同時間的檢驗結果可因人體節律影響而改變，分析檢驗結果應注意時間性，而因病擇時檢驗則是利用人體節律，注重時間變化的必要方法。如疾病有旦慧、晝安、夕加、夜甚節律，也有五臟病「慧、靜、甚」節律，還有循子午流注時間的病情波動，採用檢驗方法輔助診斷疾病應擇選好時間，最好病甚時檢驗，因此時變化明顯，檢驗易現陽性結果。

現代醫學已有體會，可做為中醫借鑒。如要檢查病理性血管強力過高，應在清晨進行，因白晝代謝增強，氫離子濃度增高，血管張力下降。氫離子是鈣離子的強力拮抗劑，血管張力受鈣離子調節，氫離子濃度高則不利於鈣離子對血管張力的調節控制而致張力下降。

又如白天清醒狀態檢查絲蟲病患者血中微絲蚴是徒勞的，應在夜睡時檢查，因微絲蚴夜間才活動於周圍末梢血中。非發作時間檢查瘧疾患者血中瘧原蟲可為陰性，只有在瘧疾發作期，才能檢測出周圍血中瘧原蟲。又如變異型心絞痛患者早晨行運動試驗易出現陽性，午後即使將運動量與試驗時間增加一倍以上，仍可是陰性。很多發熱性疾病在發熱休止期的檢驗結果多為正常，只有在發熱期的及時檢驗才能發現問題。

鑒此，檢驗應擇時進行，醫生送檢化驗單應有時間要求，並應填寫發熱期、非發熱期、經期、非經期等內容，檢驗報告單上應有檢驗的時間，可計至小時等，如此始能客觀地反映疾病的真實情況和準確地分析判斷檢驗結果。

三、觀察實驗結果，注意節律改變

人體生命的正常活動循著一定的節律不斷地週期性的變動著，部分臨床症狀和某些病變往往是正常節律紊亂的結果。

如坐飛機飛越 2 個時區以上的時差反應等。臨床檢驗結果雖數值在正常範圍的並不一定就屬正常無變狀態，其數值波動節律圖式的改變或消失也常是病態之一。

如皮質腫瘤患者血中皮質激素晝夜節律完全消失，庫欣綜合徵患者晚上 11 時血中皮質激素濃度升高有診斷價值。腎小球腎炎患者在病情發展時，尿中轉氨酶、琥珀酸脫氫酶、細胞色素氧化酶等活性由晝高夜低的節律圖式，成夜高晝低的 180 度的反轉。某些癲狂病人有體溫、尿電解質排泄率等晝夜節律的紊亂。又如腎陽虛患者，目前基本證實腎陽虛與垂體—腎上腺皮質系統興奮性低下有關。腎陽虛病人尿 17– 羥值均低下，對促腎上腺皮質激素（ACTH）試驗大多數呈延遲反應。

前已介紹皮質激素分泌有一定的晝夜節律圖式，血中濃度變化晝夜之中呈 U 形或 V 形、W 形（圖 6–1），而腎陽虛患者的晝夜節律曲線常呈 M 形（圖 6–2）。

這又說明將檢驗項目數值的變化結合其節律波動圖式的改變進行診斷，可提高準確性，並有利於鑒別診斷。人們還發現陰虛火旺的命門火衰患者，晝夜之中尿滲和尿量不僅有尿稀釋和濃縮功能的明顯減退，其泌尿節律也與正

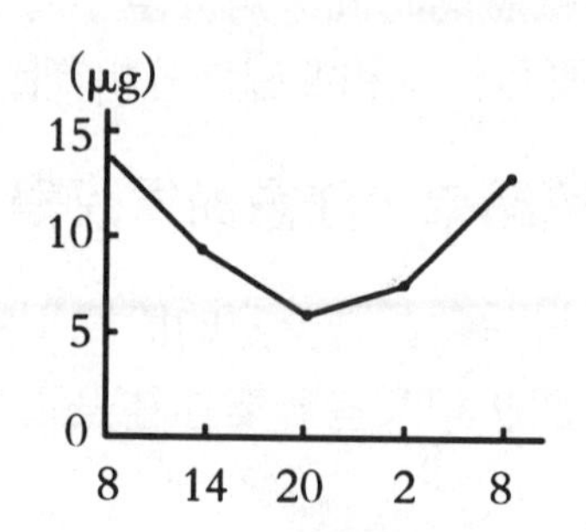

圖 6-1　10 例正常人血 11- 羥晝夜節律(呈 U、V 形曲線)

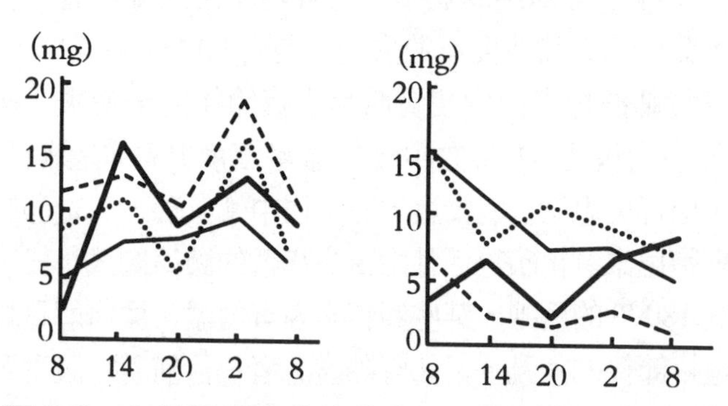

圖 6-2　8 例腎陽虛患者血 11- 羥晝夜節律呈異常曲線

常人明顯不同，有臨床診斷價值。

目前國外有人企圖造成此類節律紊亂病變的動物模型，再尋找「抗晝夜節律紊亂」的藥物，以調整節律，恢復常態，說明了重視節律活動圖式的改變而不僅僅以數值的絕對變化來診斷病變，已成為臨床不容忽視的重要問題。

第七章

臨床幾種常見症狀的時間變化節律

證候是人體疾病的反映，受機體生理活動、病理變化的左右。在機體生理活動、病理改變的節律和自然環境、致病因子週期變動的影響中，部分病變證候表現出週期變動，掌握與利用證候變動時間將有益於診斷與防治疾病，也可反饋地認識人體生理、病理變動的週期節律。

第一節　發　　熱

發熱是臨床常見證候之一，見於許多種病變過程中，有的病變即以發熱為臨床主要表現。通常以體溫超過37.5℃為發熱。中醫所論發熱，其「熱象」內容除了包括伴有可測出體溫異常升高的一些證候外，還包括臨床體溫雖在正常範圍，但有面部烘熱，手足心熱，口乾口渴，心煩溲黃等臨床表現。

中醫認為發熱機制是正邪相搏或陰陽失調的結果，按其病性、病位，可分為虛熱、實熱、內熱、外熱等。一些病變的「熱象」有明顯的週期變動節律性，歸納如下。

一、午後發熱

表現為午前熱勢平穩或正常，午後熱起，可延續至夜半以後漸退，特點是整個午後均見身熱。如濕溫證，晨起肢冷低熱，自正午時起身熱逐漸加甚，直至深夜之後始退。此乃陽明之熱與太陰之濕蘊蒸不化，營衛失於宣通所致。因濕為陰邪，午後陰氣漸盛，陰邪得陰氣之助，故於午後發熱。

吳瑭在《溫病條辨》中指出；「午後身熱，狀若陰虛。」表明午後身熱還見於陰虛患者。清代新安名醫汪必昌在其所著《醫階辨證》中亦謂：「陰虛潮熱，午後潮，夜半止。」陰虛熱於午後，其機制是陰氣當旺不旺，陽氣不能潛藏於內而外越，使臨床出現熱象。

由於濕溫證與陰虛證之熱象均表現在午後身熱，至夜半而退，臨床應當注意鑒別。濕溫證蒸蒸發熱，有汗，肌膚似油膩感，頭重體困，胸悶乏力，口膩不欲飲，苔膩，脈濡數等；陰虛證則燥熱，面紅升火，手足心熱，肌膚乾燥，口乾口渴，舌質紅，苔少或無，脈細數等。

二者雖均為午後發熱，但濕溫證常自正午即起，陰虛證則稍遲，約在日昳左右，有時延至日晡時始熱。陰虛熱象在夜晚戌時（19～21 時），多數消滅，而濕溫證多在夜半子時（23～1 時）後始退。濕溫證若不與陰虛證區別，妄用滋膩之劑，則邪更膠結，糾纏不清，二者鑒別實關施治之大事。

秦伯未在《謙齋醫學講稿》中還提出濕溫證的午後發熱不可與陽明證的日晡潮熱混淆，雖均熱在午後，但時間有別，午後發熱的濕溫證若誤作陽明證的日晡潮熱而施治，用涼藥則濕不化，用下劑則變瀉利，貽患病家。

二、日晡潮熱

日晡在申時左右，即午後 3～5 時。凡每日定時於此期出現熱象者即為日晡潮熱，約在晚上戌時（19～21 時）左右熱退。日晡潮熱多見於陽明腑證。

如《傷寒論・陽明病篇》曰：「傷寒若吐、若下後，不解、不大便五六日，上至十餘日，日晡所發潮熱，不惡寒，獨語如見鬼狀……大承氣湯主之。」

此因陽明旺於申酉戌，日晡所發潮熱者，陽明經旺，抗邪力強，正邪爭搏激烈而潮熱，可伴全身微汗以頭部為著，大便秘結，少腹脹滿等證。可用大小承氣湯治之，腑氣一通，潮熱即退。

日晡潮熱還見於風濕患者。《金匱要略・辨痙濕暍病脈證第二》說：「病者一身盡疼，發熱日晡所劇者，名風濕，此病傷於汗出當風，或久傷取冷所致也，可與麻黃杏仁薏苡甘草湯。」黃疸患者如女勞（色欲過度）所致者亦見日晡潮熱，如《金匱要略・黃疸病脈證並治第十五》說：「黃家日晡所發熱，而反惡寒，此為女勞得之」。黃家即黃疸患者，這類患者日晡潮熱時還伴有怕冷現象，當然並非所有黃疸病人如此，尤如仲景所言，主要表現於色欲過度的那些黃疸患者。

三、暮熱早涼

發熱常起於黃昏時分，午夜熱甚，至黎明其熱始退，伴見肢體冷涼之感，白晝相安無熱。其證多為熱邪傷及陰血，陰血伏熱至夜陰血應旺之時，乘機發病。其時因皮腠閉密，遏邪內閉，邪不得泄，亦使其熱不能驟退而熱延整個晚間。此熱型見於幼兒夏季熱，多為暑熱傷及氣陰，陰氣虛少，至夜不能抗爭暑熱之邪，故而發熱。

幼兒脾虛濕熱證候也有暮熱早涼表現。如錢乙《小兒藥證直訣》有「入夜發熱，曉則如故」，用七味白朮散治驗之例。血虛患者發熱亦同，清代汪必昌在《醫階辨證》中說：「血虛潮熱，遇夜身微熱，早起如常，其熱胸脇甚。」暮熱早涼還見於「蓄血」證，如《溫病條辨・下焦篇》說：「少腹堅滿，小便自利，夜熱早涼，大便閉，脈沉實者，蓄血也，桃仁承氣湯主之。」其他如小兒疳積，肝經鬱熱等證之熱象也有暮熱早涼現象。

值得提出的是暮熱早涼常為溫病中營陰因邪熱所傷的一種臨床表現，是溫病邪熱入營的特徵之一。《溫病條辨・下焦篇》說「夜熱早涼，熱退無汗，熱自陰來，青蒿鱉甲湯主之。」說明暮熱早涼之熱型，病變主要在陰分。

四、身熱夜甚

表現為白晝晚間均有發熱，但白晝熱勢不高，至夜熱甚，熱甚時間多在子丑寅卯，天亮時熱勢有所減退，但未至正常，肢體於天亮時也無明顯冷涼之感。此種熱象是營陰受損的表現之一，常見於溫病營分證情較重的患者。

五、其　他

發熱還有上午熱起，下午熱減的顛倒觀象，如肺癆證。僅子午時辰發熱，餘時熱減，如陰陽失調之少陽證，多伴見惡寒乏力。

陽虛發熱也多在子午之分，秦伯未在《謙齋醫學講稿》中有論，認為陽虛發熱以下半夜和上午常見，伴有形寒惡風，神疲懶言，飲食少味，脈大無力等證，治宜甘溫退熱，用補中益氣湯。

第二節　五　更　瀉

五更瀉是一種每屆黎明即出現難忍之便意，必須排便的病症，瀉出物為溏便或稀水便，瀉便暢快。一般患者黎明瀉後，晝日及夜晚其他時間不再腹瀉。因其瀉便時間規律性地出現在黎明4～5時，故名之曰五更瀉。

《丹溪心法》較早地對五更瀉做了描述：「每日五更初洞瀉……雖省節飲食忌口，但得日間上半夜無事，近五更其瀉復作。」明代醫家張景岳亦曰：「每於五更之初或天將明時即洞瀉數次，有經月連年弗止者，或暫癒而復作者，或有痛者，或有不痛者。」其他如趙獻可、皇甫中等醫家對五更瀉也有論述。

關於五更瀉的病機及五更瀉形成原因，古今醫家均有探討。張景岳認為五更瀉乃因真陰不足，腎陽命門火衰之故，對五更瀉故又稱之為腎瀉。

他認為：腎為胃關，開竅於二陰，所以二便之開閉，皆腎臟之所主，今腎中陽氣不足，則命門火衰而陰寒獨盛，故於子丑五更之後，當陽氣未復，陰氣盛極之時即令人洞瀉不止。

亦有認為本病乃因脾腎不足所致，由於腎陽衰憊，火不暖土、而致脾氣不固產生泄瀉，晨間陽氣雖微而發動，陰氣欲去而尚盛，陽不斂陰，陰寒內盛而瀉作，故五更瀉不僅按時而作，且多瀉稀水與完穀不化之物。

現代有人還認為本病與肝臟也有關，分析其病機是：五更時在寅卯，寅卯在五行屬木，屬少陽之氣，五更之時，少陽之氣萌動，當脾土不足之際，逢五更則木旺而剋土，土愈衰而泄瀉作。此因肝而泄瀉者可伴腹微痛，與因腎而作者有別。

然縱觀古今所論，持腎陽不足導致脾氣不固致瀉說為眾，臨床實踐也證明，用溫腎方藥施治常能取效。可以說本病多為脾腎不足所致，部分亦與肝臟有關。

五更瀉應與以下泄瀉有別：無論清晨何時，起床即瀉，否則不瀉者，除了五更瀉，晝夜其他時間亦多泄瀉者；痛瀉而不暢，有裏急後重感者。這些均非傳統所論五更瀉，治療也有不同，診斷當予重視。五更瀉常見於現代醫學所稱慢性結腸炎、慢性肝炎、慢性腎炎以及輕度甲狀腺功能亢進等病程中。

五更瀉的治療多選用四神丸、真人養臟湯、八味地黃丸、五味子丸、附子理中湯等。沈氏等以補骨脂、煨肉蔻、熟附片、乾薑、焦白朮、砂仁、黨參、木香、焦山楂、煅龍骨、赤石脂為主加減治療 30 例五更瀉患者，22 例臨床治癒（自覺症狀消失，大便正常，1 年以上未復發），3 例顯效，5 例好轉。療程最少 8 天，最多 36 天，平均 13 天。

第三節　真心痛

真心痛病名首見於《內經》，如《靈樞・厥病篇》曰：「真心痛，手足青至節，心痛甚，旦發夕死，夕發旦死。」此病包括現代醫學心絞痛、心肌梗塞等，臨床每見於夜間凌晨發作。

因這類患者多見命火不足，心陽虛怯，淤血聚於心脈等證，由於夜間為陰中之陰，寒氣重於白晝，心陽不足時，陰寒之氣可乘虛時而襲，致使陽微而寒盛，心脈因寒而縮蜷，縮蜷則脈絀急，絀急則外引小絡，故卒然而痛。加之淤血屬陰，「寒則脈不流，溫則消而去之。」夜間陰寒之際，淤血加重，合之心脈縮蜷，氣血循流不暢，心肌無氣血溫煦涵養，結果有的可導致心肌壞死。

現代醫學研究從心臟冠狀動脈造影觀察到夜間冠脈張力增高，管徑較小，冠心病人極易引起冠脈痙攣，導致心絞痛發作，白天冠狀動脈呈擴張狀態，張力較低，一般不易導致心絞痛發生。並發現，夜間與清晨代謝低，由代謝而產生的氫離子濃度亦見降低，使血管收縮；白晝代謝增高，氫離子濃度亦隨增高，使血管擴張。

從分子生物學水平來看，cAMP 有改善心肌缺氧與擴張冠脈的作用（cAMP 對平滑肌的作用是擴張），cGMP 作用相反，而 cAMP 在夜間零時明顯下降，2～6 時降至最低水平，以後漸高，白晝呈持續上升，午後 15～17 時達峰值，而 cGMP 變化與其相反。這些變化與心絞痛、心肌梗塞等在後半夜定時發作有一定關係。

對真心痛患者的治療，除了辨證施治用藥外，重要的是需根據病變發作的時間性，採取先服藥的方法去預防與治療。對有真心痛發作趨向的病人可在晚上22時左右服用適量補益心陽、活血化淤，擴張心脈作用類藥物，對已有心絞痛發作患者，在平時服藥的基礎上子夜22時左右定點安排或增服一次藥物，可防治真心痛的發生。

預防真心痛發作的藥物可用冠心蘇合丸、速效救心丹、救心丸、複方丹參滴丸，以及複方丹參片、山楂丸等，亦可試用麝香止痛膏貼敷心前區，有報導可緩解或中止心絞痛。

第四節 夜 尿

尿是人體的主要代謝產物之一。飲入於胃以及體內氣化過程中所產生的水液，經肺氣的宣發肅降，或為汗，或在上焦的作用下流入於腎，再匯聚膀胱而出成為排出體外的尿。

如《素問・經脈別論》云：「飲入於胃，游溢精氣，上輸於脾，脾氣散精，上歸於肺，通調水道，下輸膀胱。」《素問・靈蘭秘典論》謂：「三焦者，決瀆之官，水道出焉，膀胱者，州都之官，津液藏焉，氣化則能出矣。」此外，「腎主水」，體內水液代謝均與腎有關。

尿的生成與排泄可知是脾、肺、腎、三焦、膀胱等臟腑共同作用的結果，尤其是腎與膀胱二臟。全部生成與排出過程又依賴於體內氣化作用。

正常人尿量與尿次是晝多夜少，多數人夜間基本不排尿，這與入夜後飲水量減少無關，因實驗證明，即使按晝夜等量比例飲水，夜間尿量仍然少於白天。

一日之中每小時尿量最多的是午後 15 時，這是人體正常的排尿晝夜節律。中醫認為其機制為：腎與膀胱功能主要是午後 15～19 時為旺盛，正常人腎陽充足，氣化正常，白晝又逢生理性陽氣旺盛，故小便較多，尤以午後 15 時為甚。夜裏腎與膀胱功能相對減弱，又逢夜間陽氣生理性衰減，氣化功能減弱，故小便減少。

現代醫學已發現腎臟生成尿液的功能在 15～19 時為旺。抗利尿激素是一種腦下垂體生成的減少尿液生成的激素，已發現其分泌量夜間是白晝的 2 倍，這些機體的生理節律變化導致了尿液晝多夜少的節律。

夜尿是排尿晝夜節律紊亂的表現，多見於幼兒、老人以及部分慢性病患者，如慢性腎炎、慢性前列腺炎等。

幼兒為稚陽稚陰之體，腎氣未充，膀胱約束力不足，未完全形成排尿的晝夜節律，故有夜尿，並常尿床。老人則因腎氣已衰，膀胱約束功能衰減，尤其是腎陽虛衰，虛寒內生，氣化失調，津液蒸騰有礙，而夜寒之時，人體陽氣生理性減弱，腎陽虛衰更為明顯，內寒濕重，水液化為尿。《靈樞・五癃津液別論》曰「天寒衣薄則為溺與氣」，似同此理。

腎陽不足，膀胱約束之力則減，正常排尿晝夜節律因而紊亂而見夜尿頻頻。慢性病變，如慢性腎炎所見夜尿與一些患者病變過程中腎陽受損，氣化失司，水液代謝失調有關。使尿液形成晝夜節律受到影響，出現夜尿。

對夜尿的治療，應視不同情況而論。幼兒夜尿，以促進腎氣發育、溫腎固腎為主，可用麻黃 9g，益智仁 12g，桑螵蛸 15g，石菖蒲 9g，此為 6 歲以上兒童用量，6 歲以下酌減，麻黃於夏日應因時減量。一般最短 3 天，最長 8 天即可治癒。

筆者曾試用於臨床：李××，6 歲，男，夜間尿床已 6 年，屢治無效，經上方治療 14 天，遺尿停止。另有小孩 13 歲，尿床 13 年，有時每夜尿床 2～3 次，經中西醫多種方法治療未癒，後以此方進 7 劑而癒。

老人夜尿宜以溫補腎陽為主，有人以魚鰾種子丸加巴戟天治療老年夜間多溺，效果甚佳，治 68 例，全部治癒，多數病人服藥當夜即見小便次數減少，連續服藥 5～7 天後夜尿銳減，甚至不再起夜。

方藥有：魚鰾膠 500g（蛤粉炒），當歸 250g，淫羊藿 250g，蓮鬚 250g，肉蓯蓉 250g，川杜仲 250g（鹽炒），茯苓 125g，枸杞 125g，潼蒺藜 250g（鹽炒），菟絲子 250g（鹽炒），懷牛膝 187.5g（鹽炒），補骨脂 62.5g（鹽炒），肉桂 62.5g，熟附片 90g（砂炒），巴戟天（用量不詳），煉蜜為丸，每丸重 5g，每日早晚各 1 次，每次 1 丸。此藥雲南中藥三廠有成品供應。

關於慢性腎炎夜尿，臨床亦以溫腎為主，兼及益氣，常用附桂八味丸、桑螵蛸散等。

第五節 夜　啼

夜啼，一般多見於新生兒或嬰兒，少數幼兒，幼童（3～7 歲）亦可有此證，這類患兒白天如常，每至夜間便間歇性啼哭，持續下已，夜夜如此。何因致此，目前尚無滿意解釋，臨床常據證分型施治。

（1）心熱型：

啼聲清亮，持續性，伴見手足躁動，口中氣熱，捫及手心熱於手背，指紋暗紫，舌尖紅，質乾，少苔或苔白。

（2）驚恐型：

啼聲尖亮，陣發性，常在睡中作驚，吮乳時咀嚼乳頭，指紋青。

（3）脾腎虛寒型：

啼聲低沉無力，有時狀如呻吟，伴流涎，口中氣冷，手足不溫，吮乳少，指紋淡紅或淡青，舌質淡，苔白。

（4）痰濕阻絡型：

啼聲沉重緩慢，綿綿不已，指紋暗紫鬱滯，推之不暢，舌苔白膩或白厚。

有人以蟬蛻、薄荷二藥為主，據型加味，心熱型加川黃連2～8g，淡竹葉2～5g；驚恐型加僵蠶3～10g，膽南星2～5g；脾腎虛寒型加炮薑3～5g，人參3～5g，痰濕阻絡型加砂仁2～5g，膽南星2～5g，地龍3～6g，1日1劑，每劑分3～4次服下，治療158例，全部治癒。最少服2劑，最多服15劑。

臍療法：五倍子、五味子，茶葉、麵粉等製成面餅置於肚臍。

按摩治療本證，療效亦好，方法簡便。常用手法有：

（1）分陰陽：

仰掌橫紋前陷處名小天心，醫者用雙手拇指腹側從此處經陰陽二穴分推5～100次，以熱為度。

（2）運八卦：

醫者以拇指腹側按摩幼兒掌中8個穴位50～100次。

（3）推板門：

從幼兒拇指本節推至腕關節橫紋，仰掌取穴，推50～100次。

（4）推幼兒三關入虎口：

從幼兒食指末節命關穴側推入虎口穴50～100次。

（5）清肺經：

仰掌自無名指端推向指根穴50～100次。

（6）揉雙承山：

承山穴在腓腸分紋處，醫者用雙手二、三、四、五指握揉50～100次，拇指放在脛骨上固定。

以上法順序按摩，一般2次可癒。

第六節　幼兒夏季熱

幼兒夏季熱屬中醫傷暑，是幼兒夏季常見病證，多見於3歲以下體質虛弱的嬰幼兒，以七八月份氣候炎熱之際為發病高峰。主症為發熱長時間持續不退，可達2～3月，甚至更長時間，體溫多在38～40℃，常見清晨體溫稍降，午後又復上升的發熱節律。

發熱的另一特點是體溫隨外界溫度高低而升降，至秋涼後，其熱可不藥自退，雖高熱但少神昏痙厥之證，肌膚灼熱無汗或少汗，煩躁不安。

本病初起口渴不明顯，飲食尚少，病延日久則口渴加甚，常與發熱高低成正比，飲水多，小便亦隨之增多，晝夜可達數十次，色清而長，此時可伴食慾減退，精神疲乏，消瘦，面色蒼白少華，口唇乾燥，肢端欠溫等氣陰二虛見證。本病可連續2～3年反覆發作，但症狀可逐漸減輕，病程也有所縮短。

本病病因病機主要是患兒體質虛弱，在外界暑邪作用影響下，合之嬰幼兒時期陰氣未充，陽氣未盛，生理活動節律調節能力發生紊亂，導致本病。

暑為陽邪，其性炎熱，故見發熱；暑熱傷津，使未充之陰更為不足，故引水自救而見口渴多飲；熱邪灼傷肺津，肺失清肅，不能宣發，故有少汗或無汗；暑熱傷氣，氣虛下陷，氣不化水，則水液趨膀胱，故尿多清長。無汗則熱不得散，熱盛則傷津耗氣，尿多又加重陰傷，津傷而熱更熾，如此反覆循環，病兒身體日趨虛衰而其熱長期不退，直至外界暑熱消除，機體生理活動節律才能逐漸復常，諸症減退。

治療本病應以調虛扶正為主，祛邪為輔，以助生理節律的恢復，切不可見熱而肆投苦寒辛散之藥。本病調虛又當重陰與氣，益氣養陰是為大法，而健脾養胃又是益氣養陰的重點。總之，遣方用藥須處處顧護脾胃，保津益氣。

臨床常分為暑傷肺胃、上盛下虛二型治之。

（1）暑傷肺胃：

此型在臨床最為常見。多見咽紅，發熱不退，午後為甚，煩躁不安，口乾口渴，飲水多而小便頻數，色白清長，皮膚乾躁，灼熱，無汗或少汗，舌質紅，苔薄黃，脈數。治宜養陰益氣，清透暑熱。

常用藥物有；西洋參，麥冬、石斛、淮山藥、蓮子肉、青蒿、地骨皮、銀柴胡、白薇、鮮荷葉、甘草。

(2)上盛下虛：

本型臨床少見。證見精神萎靡，虛煩不安，面色蒼白少華，低熱不退，朝盛暮衰，四肢不溫，納差便溏，口渴多飲，小便頻數清長，舌淡苔薄，脈細數無力。治宜溫下清上。

常用藥物有：附子、黃連、龍齒、磁石，蛤蚧粉、西洋參、補骨脂、覆盆子、菟絲子、桑螵蛸、烏藥、益智仁、淮山藥。

第七節 心下痞

心下痞指劍突與兩肋下，臍部以上胃脘部位滿而不疼，或硬，或牽及脇下痛，伴有氣壅不舒，心煩不安等，發作時鼓之有聲，休止時腹部柔軟，按之無物。多伴有乾嘔，口臭厭食，腸鳴下痢，有的還有惡寒汗出之證。《傷寒論》認為心下痞乃係太陽中風誤用下法，或汗後復下，使表寒入裏聚於心下所致，並製有半夏瀉心湯、生薑瀉心湯、甘草瀉心湯等五個瀉心湯治之。現在發現除張仲景所論，心下痞與長夏之際暑熱下迫，濕氣上蒸之氣候也有關。

對於痞證的發作時間，《傷寒論》中已提到「發作有時」，但具體時間未指明。刁氏對 245 例心痞下患者觀察後發現，心下痞證不論痞滿程度輕重，多為午後發作並逐漸加重，夜不能寐，至夜半後漸減輕，有的直至黎明得以下痢而症消。早晨與上午一如常人，此早緩暮急之發作，週而復始，節律明顯。臨證診斷與治療應注意結合時令與晝夜診斷。

病案：瞿××，女，26歲，1986年4月3日初診。

患者妊娠4個月，病1個月。證見心下痞，攻撐兩脇作疼，噫氣口臭，腹中雷鳴，腹部叩之如鼓，無明顯壓痛，發作劇時則昏厥，下午加重，夜半稍減，翌日又復如故，苔微黃，脈大無力。證屬清氣不升，濁陰不降，寒熱錯雜，滯於脘部，水氣內停而成。治宜和胃消痞之生薑瀉心湯，生薑12g，炙甘草、黨參、黃芩、半夏各10g，黃連、乾薑各5g，大棗12枚。3劑服畢，痞滿大減，夜能安睡，再用4劑，諸症皆癒。

關於心下痞病情波動節律的成因，主要是午後至夜間為陰氣漸起之際，心下痞多為清氣不升，濁陰不降，滯於脘部，水氣內停所致。

水氣與濁陰均屬陰，陰邪合之機體與自然界午後夜晚陰盛之際，更加機體清陽處於不升的病態，心下痞故見午後至夜加重。白晝上午至日中陽氣漸生而盛，機體清陽隨自然界陽氣之升而旺，濁陰水邪勢衰故病減。

第八節　嘔　　血

嘔血是臨床常見的出血症之一，與肝陰不足，肝火偏旺有關，多係上消化道潰瘍、門靜脈高壓等病的併發症。氣血在白天多趨於體表，所以夜間氣血趨向於裏。肝藏血，人體活動時，肝疏泄大量血液供應組織器官活動的需要，「人臥則血歸於肝」，靜臥時大量的血液回流歸於肝與內臟。夜間人體休息安臥，內臟血液相對增多，易致胃腸臟腑受損或已處高壓狀態的血管破裂而出血。

王氏對 30 例肝硬化門靜脈高壓所致 56 次大嘔血的住院病例分析結果是：夜間 20 時至次晨 8 時期間發生嘔血的有 38 例次（占 67.9%），白天 8 時至晚上 20 時有 18 例次（占 32.1%），夜間發生率較白天發生率有明顯差異（$P<0.01$）。

第九節　癲　狂

癲狂，最早載於《內經》，《素問・奇病論》稱本病為胎病，這是我國對本病最早的遺傳學記載。《難經・二十難》說「重陽者則狂，重陰者則癲」，區分了癲和狂兩類不同的症候。

（1）癲　證

精神抑鬱，表情淡漠，幻想幻覺，喃喃獨語，言語錯亂，哭笑無常。

（2）狂　證

少臥不饑，狂妄自大，怒罵叫號，毀物毆人，越牆上屋，不避親疏。

癲狂的臨床表現說明其屬於現代醫學中的精神病患者。

俗活說：「菜花香，癡子忙」，表明癲狂病人在油菜花開時易於復發，油菜花通常在春天 3～4 月開花，此時也是癲狂病人復發的高峰季節。因春三月為發陳季節，萬物勃發，氣候由寒轉暖，人體陽氣漸重，陰氣漸收，陽氣由冬天的收藏於內逐漸浮越於外，人體情緒亦隨之宣洩。癲狂病人由於心肝火旺，陰陽失調，在春天陽氣勃發時節，陰不制陽，而病情發作。

上海市精神病防治總院自 1958 年開院以來，20 年中均以 3～4 月份的門診人數最多，不論初診、復診或夜間急性發作的精神病，均以春季發作比例高。說明到了春天精神病容易發病和復發，這可能是季節對內分泌系統，特別是對垂體所產生的影響，引起了性激素改變之故。

knobbck 和 Passmanicr 於 1957 年調查 1913～1948 年出生的精神障礙兒童及某州立學校學生的誕生月份，發現精神分裂症患者大多生於一、二、三這幾個月份之中。DeSawvage NoLtingr 將挪威 8000 例和英國 7000 例精神分裂患者的出生月份進行對照研究，在檢驗季節性的正常出生率後，發現精神分裂症患者的出生率以二、三這 2 個月最高，而以六、七月最低。說明精神分裂症週期地好發於春季與患者出生季節月份有關。

其原因：人們傾向於冬季維生素 C 的缺乏，引起軀體組紐之間至今尚未闡明的機制，使受損的子宮黏膜的修補及癒合過程受到影響，從而激化了具有精神分裂症遺傳素質的致病因子，使出生於這一季節的兒童易患精神分裂症。

癲狂不僅有好在春天發作的年節律，還有易在月圓時發作的月節律。古代巴比倫人就稱精神病人叫「路那替克」（Lulatic），意即受月亮的影響，因該名較客觀地反映了精神病與月亮的關係，直至今日荷蘭人仍沿用此病名。國外經大量調查研究發現精神病患者確易於在月圓時發作，有人還曾成功地做過精神病大發作的預報，引起了警方的重視，對防止精神病人發作而對社會與人類產生危害有一定參考價值。

《內經》等醫籍中對月亮影響人體的內容有詳細記載，記述了古代醫家發現月圓時可使人體氣血趨向於表，衛氣充實，人血氣積，人體表現為盛實之象。由於「重陽者則狂，重陰者則癲」，陰陽已有偏盛偏虛的癲狂患者，機體病理活動受月亮盈虧影響，故而發生病情發作與休止的因月變動。

癲狂的病因多為氣血凝滯、痰迷心竅，以及諸躁狂越，皆屬於火，治法應以調氣活血、清熱降火、滌痰開竅、養血安神為法。為利用癲狂週期性休作變化，可在冬末春初及月亮圓前一週內，提前應用藥物預防，並做好防範措施，防止患者毀物傷人或自損。

第八章
臨床幾種常見病變的時間生物節律

第一節　高血壓病的臨床時間生物節律

高血壓在中醫一般屬於頭痛、眩暈，病因多屬肝陽上亢、肝火上炎、腎陰不足所致。由於中醫過去沒有測量血壓的工具，只能從患者的脈象去判斷，主要是出現弦脈，或浮弦脈、弦緊脈，結合患者主訴如有頭痛、頭脹、眩暈、面紅目赤、項強、肢麻等症狀診斷。我們在臨床及自身體會中發現，血壓異常升高時，特別是突然升高時，往往伴隨有面部發熱發紅、頭重、頭束緊、頭脹感的現象。說明中醫臨床診斷方法與依據是有科學基礎的。

正常人體的血壓應當是收縮壓為 90～140mmHg，舒張壓在 60～90mmHg，最適血壓約在 120/80mmHg。只要收縮壓持續超過 140mmHg 或舒張壓超過 90mmHg 這兩項中的一項出現，就可以認為血壓異常升高。一般情況下，高血壓早期或中壯年高血壓特徵是舒張壓異常升高，收縮壓常在正常範圍或其上限，這多因此期精神情緒緊張，或生活工作壓力過大，致使外周小血管痙攣，阻力增加，而發生舒張壓升高。60 歲以上的老年人患有的高血壓，常以收縮壓異常升高為主，這與老年人動脈血管發生了硬化有關，當然多數是舒張壓與收縮壓均超過正常值。

特別值得提出的是，根據我們的臨床觀察，部分高血壓患者在由中壯年舒張壓高向老年的收縮壓高的轉換中，有時血壓在未經任何治療時會自主出現血壓正常的現象，這時應特別注意，這種現象並不能肯定其原先患有的高血壓痊癒了，應加強觀察，仍要堅持原有採取的非藥物與藥物控制血壓的方法，以免突然出現意外。

有的血壓雖超過常用的 140/90mmHg 標準，但其平日血壓的基數就高，且其他生物學指標也正常，這就應考慮是否是生理現象。有的人血壓雖然正常，但其振幅或中值有明顯的升高，故有人提出振幅高血壓和中值高血壓。對血壓的中值、振幅和峰值相位作時間生物學分析，有可能作為鑒別原發性高血壓和繼發性高血壓的方法之一。當血壓升高時，許多激素的含量也明顯升高。

一、血壓的生物節律

現在研究發現，正常人體的血壓存在著晝夜節律變化，一般是血壓在清晨人們清醒時開始上升，尤其是老年人群，清醒後血壓陡然升高的現象相當普遍，至上午 9～10 時血壓達到峰值。到下午黃昏時，又有一個小的血壓升高的峰值時段，但相較上午，振幅要小的多，夜間血壓下降。人體血壓的晝夜節律波動的原因可能因白天活動、工作、飲食，機體代謝率高，有時處於應激狀態所致。晚間則因睡眠而交感神經張力下降，副交感神經張力增高，機體活動明顯減少，代謝率低而血壓下降。

患有高血壓的人，其血壓高低變化的時間性，常可反映出高血壓的病因。如血壓雖然升高，但仍保持晝夜血壓波動的節律，即白天清醒活動時升高，而夜間睡眠安臥時降低的變化形式，則多為原發性高血壓；如果血壓異常升高後，人體血壓的晝夜節律波動消失，如白晝與黑夜的血壓均異常升高，幾乎看不出血壓值的節律改變，則多為繼發性高血壓。如嗜鉻細胞瘤患者的血壓在夜間反而升高。腎性高血壓患者的血壓晝夜節律波動明顯減少，血壓在夜間下降較少；如果血壓節律變化的更為明顯，如白天異常升高，晚上反而較正常時下降明顯，則最常見於老年高血壓患者。

血壓的晝夜節律變化基本存在於各類高血壓患者中，血壓升高波動的時間節律變化由於不同的人群、不同的病因、不同的發病時間段，而呈現出不同的節律特點，研究者與臨床工作者又將其中表現最為突出的清晨高血壓與夜間高血壓分列出來，以便根據這些血壓節律波動的特徵指導對高血壓病因病程的診斷、藥物治療的選擇、病變的預後以及高血壓病及其併發症的預防。

下面就重點介紹清晨高血壓與夜間高血壓。

二、清晨高血壓

在正常情況下人們清晨醒來時，血壓因於人體生理活動的需要，會出現血壓較為明顯的升高。研究發現，高血壓患者的清晨血壓升高往往是這種生理性清晨血壓升高活動的放大或振幅變大，特別是老年性高血壓病患者。根據

24 小時動態血壓監測，對這種清晨血壓陡然升高，而在白晝的其他時間和夜間血壓一般正常，其血壓變化的晝夜節律圖式呈現出杓形，我們稱之為杓形血壓（杓形節律血壓）。原發性高血壓者常呈現此類型血壓波動節律。一般原發性高血壓患者在無降壓藥的作用下，睡眠時的收縮壓與舒張壓均可下降 20%。

清晨高血壓的血壓變化與睡醒的關係，經國外有關研究者研究發現，主要可分為 3 種。

（1）臨近睡醒前一段時間血壓開始升高，國外資料顯示在睡醒前 1 小時左右，血壓開始上升，睡醒後繼續上升，到上午 9～10 時達高峰，按照一般人睡醒時間在早晨 6～7 時計算，清晨高血壓時段應在上午 6～10 時。國內有人也做過類似的研究，結果發現國人清晨高血壓時段在 6～8 時，這可能是由於中國人睡醒時間一般較之國外人為早的緣故。血壓在睡醒前就已有升高的現象，主要出現在年輕人群。

（2）睡醒臥床時血壓即較快地升高，研究者發現人們的血壓清晨升高通常發生在睡醒時，並延續到睡醒後 2 小時左右。

（3）睡醒下床後血壓升高，這種血壓升高通常發生在睡醒後 1～1.5 小時，而且明顯與睡醒後起床下地活動有關，這種類型的清晨高血壓多發生在老年人群。這也可能與老年人 發生心腦血管意外多在上午的現象有關。

有關清晨血壓陡然升高和清晨高血壓的發生機制，目前的說法有多種。比較有代表性的說法是，人們在清晨醒來前的睡眠主要是快波睡眠（又稱快動眼期睡眠），快波睡眠又稱之為深睡期。在睡眠的清晨時段，快波睡眠期為一晝夜中最長，可達 1 小時以上，這時人們的心理活動相對較多，80%以上的人都在做夢。此時，腦中縫核下部去甲腎上腺素遞質系統激活，中縫核上部的 5- 羥色胺遞質受抑制，從而引起血壓升高。有人認為清晨高血壓主要是因為清晨人們起床後體位由臥位改變為立位，活動增加所引起，繼續臥床則血壓不會升高。有的高血壓患者的血小板在清晨凝集後碎裂，產生了諸多血管活性物質，使血管功能發生異常，外周阻力增加，引起血壓增高。有人認為清晨高血壓由人們清醒前後交感神經系統興奮性增高，使外周阻力，心排出量增加所導致。

然而至今有關午睡對血壓的影響情況人們尚未做過較為深入的研究。午睡時間，特別是對老年人來說時間相對較長，同樣涉及到睡眠的不同波段，也有臥床與起床的活動，我們在進行 24 小時動態監測血壓波動情況時發現午睡時可有血壓下降的記錄，但午睡睡醒後，以及起床後等，並沒有發現血壓有升高的現象發生。

為什麼同樣是睡眠，血壓變化並不同步，這僅僅用午睡時間相對較短來解釋是不夠的。我們在研究類風濕病疼痛發生的節律變化中也曾注意到這種夜睡與午睡時關節炎疼痛發生情況不同步的現象，值得深入探討。

晨高型高血壓患者應注意防止心臟猝死、心肌梗塞、腦血管意外。對於清晨高血壓患者，尤其是老年高血壓患者，早晨醒來，應注意不要突然從床上邁腿下地站起，應先慢慢坐起後稍待片刻，再將雙腿下垂於床旁約 1 分鐘，然後再緩慢下床起立。特別是在冬天，更應注意早晨起床時的動作要慢和柔，以免發生意外。起床後不宜涉及較為劇烈的體育活動或身體鍛鍊，尤其在寒冷的季節中，儘量避免外出，到公園、湖邊、江邊或空曠的場地進行早鍛鍊，防止高血壓併發症的發生。

治療清晨高血壓患者，可選用 A- 受體阻滯劑，如多沙唑嗪，每日晚 9 時口服 1 次，效果良好；鈣拮抗劑如硝苯地平緩釋劑、氨氯地平、維拉帕米等，可選其一種，在晚上服用。此外，有人發現清晨高血壓與血小板的穩定性相關，故建議口服腸溶阿司匹林 50～150mg，每日口服 1 次。亦有人認為 WHO 推薦的六大類抗高血壓藥物都可以用於治療清晨高血壓。

中醫藥中專用於抗早晨高血壓的方藥目前尚未有臨床研究報導，這可能因為高血壓病在中醫辨證中常屬於肝陽上亢、陰虛陽亢等證候，這些證候較少出現在早晨，有關研究用藥當然也就不是很足。但可以考慮在服用中醫方藥降壓時，如天麻鉤藤飲，在晚間加服 1 次。如果施行起來較為困難，可在湯藥與成藥合用時，選擇注意成藥的服用時間，在清晨與晚睡時加服 1 次成藥。

三、關於晚上服用降血壓藥物的爭議

針對清晨高血壓情況，建議在晚間加服一次降血壓藥物，這似乎與目前人們提倡的高血壓患者晚間最好不要服用降壓藥的建議有衝突。持有晚間建議不要服用降血壓藥物觀點的學者認為，正常情況下高血壓患者夜間血壓多數都降低到正常水準，有時還在正常水準的下限，如果晚上再加用一次降壓藥，有可能影響夜間血壓的正常水準，從而影響到心腦腎等重要臟器的血流灌注，並可發生臟器血管血栓、梗塞，臟器組織供血不足等嚴重後果。

而提倡晚上可以正常服用降血壓藥物的學者則認為，隨著 24 小時動態血壓監測儀的發明與應用，已經發現血壓存在著晝夜節律波動情況，因此升高的血壓不僅要及時降下來，並維持在一個正常水準，同時還應維持人體血壓的正常生物節律性，保持機體血壓晝夜變化曲線即杓狀曲線。白天的血壓要在正常水準的一定範疇，晚上的血壓也要在一定的正常水準。這個正常水準，不能僅以目前所論的低於 140/90mmHg 就行了，而應該是正常人夜間血壓偏低，低於白晝的狀態。

如果服用降壓藥的目的，僅僅是使晝夜血壓維持在一個恒定不變的正常水準血壓數值，其實並沒有達到人體血壓的要求，因此儘管從理論上講，晚上服用降壓藥可能存在著人們所說的有可能導致重要臟器的供血不足與意外，但到現在還沒有這方面的臨床與實驗研究報告支持這個觀點。從目前 24 小時動態血壓監測儀臨床應用後統計的資料來看，晚上服用降壓藥，以維持血壓的晝高夜低的生理節律，保持晝夜血壓的杓狀曲線，還是有必要的。

目前要達到這個目標的最好的服藥方法，是選用長效降壓藥，也就是具有 24 小時降壓作用的藥物，既可達到降低清晨高血壓，又可達到維持血壓杓狀晝夜曲線的目的。

四、夜間高血壓

高血壓患者一般在白天血壓升高，到夜間血壓將有所下降，多數恢復到正常水準或略偏高一點。如果白天升高的血壓，在夜間（睡眠時）不降或下降不明顯時，可稱之為夜間高血壓。這類高血壓的波動模式因不呈現出杓狀，故又稱之為非杓形血壓（非杓形節律血壓）。然而值得提出的是，夜間血壓不下降者不一定都是夜間高血壓者。正常血壓者也可見到非杓形節律血壓。由於正常人們的血壓節律是白天升高，夜間下降，如果出現這種血壓節律減弱或消失，常是血壓出現了異常，故在原發性高血壓與繼發性高血壓患者中夜間血壓增高現象佔有一定的比例。

關於夜間高血壓診斷的具體測值，有兩種表示方法，一種是如果收縮壓均值大於或等於 125mmHg 和／或舒張壓均值大於或等於 75mmHg 時就可稱之為夜間高血壓；一種是如果高血壓患者夜間血壓（主要指收縮壓和平均血壓）均值與白晝均值相比較，下降小於 10%或小於 10mmHg 時也可稱之為夜間高血壓。

關於夜間高血壓的時間段劃分：有關夜間高血壓的時間段劃分與我們通常所說的白天與夜間的時間段劃分不同，而且中醫與西醫的認識也不同。

一般而言，目前人們對晝夜的劃分受了現代人們工作生活作息制度的影響，通常將上午 7 時到晚上 19 時劃定為白天，而把晚上 19 時到早晨 7 時劃分為夜間，白天與夜間均勻地各占一晝夜的 1/2。而對於夜間高血壓的時間段的劃分，目前至少有兩種說法。

一種是將晨 6 時到晚上 22 時劃分為白天，晚上 22 以後到清晨 6 時為夜間，凡血壓在晚上 22 時以後不降，並維持至清晨 6 時的即可稱為夜間高血壓。一種是以患者晚上就寢熄燈的時間來精確計算。其實正確地來講，人體的各類生理活動節律的形成都離不開人們起居、進食、周圍環境變化，尤其是太陽光照的變化等的影響。我國古代醫家就非常重視人與自然為一整體，論及人體生理節律，離不開人體所處環境，特別是光照的影響，在我國著名古醫籍《素問・四氣調神大論》中就高度科學地闡明了這點。人體正是在這種週而復始的環境變化中，產生了一定的生理節律，因此從人體生物節律角度對晝夜的劃分，表面上看是以一種時間概念方式來表達，實際上反映的是人體生理鐘，因此選取一種時間標誌劃分晝夜時段，關鍵是要由這個時間標誌正確地反映人體生理鐘。

我國古代根據一年四季晝夜光照長短的不同，設置了十二辰的方法（請參閱本書第四章），劃分四季不同時期的晝夜時段，我們認為從目前已有證據來看，完全反映了人體生理鐘，非常科學。對夜間高血壓的時段劃分，我們根據臨床進行的24小時動態血壓監測儀所測的血壓時間變化資料，結合古代中醫所論的十二辰，認為應當以晚上20時以後至清晨6時為夜間高血壓時段劃分。

有關夜間高血壓的產生機制，目前尚未完全清楚。現已被懷疑為引起夜間高血壓的因素有：高血壓患者吸菸，伴有糖耐量異常、肥胖、陣發性睡眠呼吸暫停（OSA），或有靶器官損害，繼發性高血壓等。現已基本肯定，夜間血壓升高的高血壓患者比夜間血壓下降的高血壓患者有更嚴重的靶器官損害。這些靶器官損害主要是心臟的損害，容易導致和加重左心室肥厚（LVH），常可導致心源性猝死、心絞痛、非Q波心肌梗塞、心肌梗塞等；腦血管的損害，如顱內出血、血栓形成、血管性癡呆等；腎臟的損害，如腎功能下降，尿蛋白排泄增加，還可增加產生血管活性物質如腎素、血管緊張素Ⅱ等，從而既使血壓進一步升高，又可加重腎臟的損害。

此外，夜間高血壓還可以對大血管、胰腺等臟器組織產生損害。因此，夜間高血壓患者常常是重度高血壓，並常伴有心臟、腎臟、腦血管損害，或有糖尿病。Shimada 等由磁共振技術和動態血壓檢測發現，在老年高血壓者，夜間平均血壓較日均血壓高與無症狀腦腔隙性梗塞和腦室周圍的白質損害的相關係數大。因此，降低夜間高血壓應當引起足夠的重視。

夜間高血壓的治療：由於夜間人們一般睡眠後不再服用降壓藥物，故選用降壓藥時應盡可能地選用長效降壓藥，或一些緩釋片、控釋片，以便藥物到夜間仍能發揮作用。常用於治療夜間高血壓的藥物主要為血管緊張素轉換酶抑制劑和血管緊張素Ⅱ受體阻滯劑，如絡丁新等。這類藥對恢復血壓晝夜節律有較好的效果，鈣拮抗劑，如氨氯地平、硝苯地平等，氨氯地平每日只需服藥一次，藥效可維持 24 小時，硝苯地平緩釋片，每日 2 次，降低夜間高血壓的有效率可達到 71.4%；利尿劑也能有效地降低夜間高血壓，對老年人高血壓尤其有效。塞利洛爾等 α 受體阻滯劑具有良好的降低夜間高血壓的作用。

中醫藥治療高血壓是根據辨證施治原則進行，對夜間高血壓者可採取因時制宜的原則，調整用藥的時間，如可增加服用一次中藥，在黃昏 17～18 時、夜間 19～22 時各服藥一次。同時根據高血壓所累及的臟器損傷情況加用相應作用的藥物，如對心臟受損者可以生脈散或血府逐瘀湯合用降壓方藥加減應用，可選用的藥物有丹參、三七、蒲黃、當歸、赤芍、丹皮；對有腎功能損害者，可選用六味地黃丸與降壓方藥加減使用，可選用的中藥有何首烏、白芍、牛膝、法半夏等；對腦血管組織有損傷者，可應用地黃飲子或補陽還五湯加減，可選用的中藥有丹參、川芎、紅花、生地、黃芪、桂枝、黨參、山楂、當歸等。

第二節　心臟病的臨床時間生物節律

心血管病是臨床常見病變，也是死亡率較高的病變之一。在對心血管病變的防治中，人們逐漸認識到掌握心血管系統生理節律與病理節律的重要性。如人們早已發現晨間使用洋地黃製劑，人體的敏感性要比其他時間大 40 倍。這就提醒人們，在清晨應用洋地黃製劑時，應當謹慎，因為洋地黃製劑的有效治療量與中毒量非常接近，在其他時間應用時的安全劑量在用藥敏感時間應用，可能就會出現中毒反應。又如經由節律研究，人們發現心血管系統病變的發病也有明顯的時間性，這為如何防止疾病的發作與加重提供了有力的依據，在心血管病好發的時間段，人們可以從生活起居、飲食勞作等方面倍加注意，同時及時地用藥預防，就有可能截止疾病發作，安然度過險關。

心血管病變的發作與加重的節律，目前已有多篇研究論文報導，但關於發病與加重的具體節律時間並不太一致，為此，我們並沒有人云亦云，而是組織研究生進行了有關調查，以期掌握第一手資料。

我們對 856 例心血管病患者進行了調查，其中 454 例為男性，402 例為女性。主要包括了冠心病、高血壓心臟病、肺源性心臟病、風濕性心臟病、心肌病、心律失常、甲狀腺功能亢進性心臟病、心包炎、先天性心臟病等十多種心血管病病種，其中冠心病為 539 例，占總例數的 62.97%。

一、心血管病發作的年節律

（1）心血管病首次發病的時間節律

受調查的 856 例患者，能準確回憶疾病首發具體月份的有 719 例。結果發現，秋季發病的患者共有 218 例，春季 183 例，冬季 163 例，夏季 155 例。經統計學處理，秋季（9～11 月份）為心血管病起病的高峰季節（$P<0.001$），春季（3～5 月份）為第二高峰（$P<0.002$）。

男女性別在心血管病首次發病的季節方面無差別。冬夏季並不是首次發病的高峰季節，這與人們通常所認識的心血管病發病在寒冬或炎夏的認識有所不同，當然，這是指的心血管病首次發病。

（2）心血管病季節性好發或加重的時間節律

其中單季發作的有 588 例，占 68.69%。說明心血管疾病以單季好發或加重為主。對 1243 例次心血管病的年發作節律調查發現，以秋季最高為 436 例次，特別是 10 月份是高峰，而 8 月份則是發病的最低的月份。

這樣統計的結果有可能與我們調查的患者物件發病證型有關。我們在對所調查的患者進行證型分型時發現，其中痰濁阻塞型和心腎陰虛型占了 468 例，而這兩型患者好發的季節正好在秋季，特別是痰濁阻塞型共有 259 例，其中

118 例在秋季發病。

二、心血管病發作的晝夜節律

按照中醫所論，將一天分為上午、下午，上半夜、下半夜等 4 個時段，調查研究心血管病發作的晝夜節律。結果是心血管病晝夜發作的情況是夜間發作的人數大於白晝發病的人數，而上半夜發作的人數又高於其他三個時段，並有統計學意義。其他三個時段的發病人數之間差別不大，在統計學上也沒有差異。

對 627 人次的心血管病晝夜定時發作情況的調查是，夜間 21～1 時為發作高峰期，上午 7～11 時為發作的第二高峰，下午定時發作少，特別是中午 11～13 時，發作的人數最少。

然而國外報導，心率與血壓在睡眠過程中最低，在睡醒前 1 小時左右開始緩慢增高，睡醒後並恢復直立體位活動時急劇升高，在上午 10～12 時達到峰值。此時體內兒茶酚胺、糖皮質激素水平和腎素活性也發生相應變化，心臟對這些體液因數的敏感性也明顯增加。心率、血壓和兒茶酚胺水平的迅速增加使心肌需氧與缺氧的平衡在一定程度上受到破壞，結果可誘發心肌缺血。睡醒後血小板聚集力和血液黏滯度也升高，組織纖溶酶原激活劑活性降低，這些結果又使上午發生血栓的可能性增大。

對臨床心臟病變的調查也發現，清晨覺醒後數小時內這些心臟事件的發生頻度顯著高於同日其他時段。上午發生心肌梗塞的危險性比其他時段至少高出 3 倍以上。國外的調查結果與我們的調查結果有相似之處，如我們發現在上午 7～11 時為心臟病發作的第二高峰時間，較之國外研究，我們的研究結果心臟病在上午好發時長約為 3 個小時，國外報導好發時長約為 2 個小時；我們發現的上午好發是心臟病發病的晝夜節律的雙峰之一，而國外並未提及夜間好發。我們與國外研究結果的差別是否與居住環境、生活習慣、職業、人種等有關，有待進一步的研究。

《素問・臟氣法時論》說：「心病者，日中慧，夜半甚，平旦靜」，本次調查對象中有 87.78%的患者存在著疾病發作或加重的晝夜節律，而夜半多發、日中少發的晝夜節律特徵，與《素問》所論基本一致，說明我國古代醫家對心臟疾病發作或加重的節律早有研究，他們的認識與結論要引起重視。

本次調查結果顯示心血管疾病在夜間發作或加重多見，臨床進行防治時可充分考慮與利用這種節律性。如在夜間疾病高發時段之前，根據所用藥物的藥效、藥代、藥動學知識，適當提前給藥，以達到迎病截治的目的，及時制止疾病的發作與加重。

在本次調查中冠心病患者中有 539 例，其中起病高發年齡段為 45～86 歲。多數為 60 歲以上的人，由於高齡冠心病患者多在夜間出現意外，且體質較差，對疼痛等刺激敏感性降低，這應引起我們臨床從事心血管科工作的醫護人員的重視，在夜間特別是上半夜上班的醫護人員要在夜半左右提高警惕，高度重視這是一個心血管患者發作的高發時段。要加強夜間的病房巡視，監測生命體徵的變化，做好精神以及治療上的準備工作，尤其是要做好一切搶救準備，以應付隨時可能發生的情況。

三、不同證型的心血管病變變動節律

對不同證型的心血管患者，我們也進行了晝夜節律的調查研究。根據心血管病的特點，參照有關分型標準，將心血管病分為四型，即：

痰濁阻塞型：胸脘痞滿，噁心，心悸，心慌，苔白滑或膩，脈滑或結代數。

氣滯血瘀型：胸痛憋悶，痛有定處，舌質暗或有瘀斑，脈弦細、澀促或代。

心腎陰虛型：心悸，胸悶，五心煩熱，口乾，盜汗，面潮紅，舌質紅，脈細數或促。

心腎陽虛型：心悸，胸悶，胸痛，氣短，咳嗽，身寒肢冷，精神倦怠，自汗或冷汗，浮腫，夜尿頻數，面色白，舌淡或胖，脈細沉。

我們共發放了990份調查表，收回900份，按心血管病末次發作經中醫辨證可明確分型者有679例，其中以痰濁阻塞型多見，占總例數的38.96%；其次為心腎陰虛型，占總例數的31.43%；氣滯血瘀型最少，占總例數的10.07%。結果是：

（1）不同證型的心血管患者年發作節律情況

痰濁阻塞型、心腎陰虛型、心腎陽虛型均好發於秋季，只有氣滯血瘀型好發於春秋季，但四型好發時間經統計學處理未發現有顯著意義。

（2）不同證型的心血管患者的晝夜發作情況

痰濁阻塞型、氣滯血瘀型、心腎陰虛型、心腎陽虛型等四型患者發作高峰均在上半夜，說明不同證型的心血管患者的晝夜發作節律基本一致。

四、不同心功能狀態的心血管病變變動節律

對594例不同心功能狀況的心血管病發作晝夜節律調查結果是，心功能Ⅰ級好發於上午，與其他三個時段相比有差別P＜0.01；心功能Ⅱ級，四個時段發作無顯著差異，P＞0.1；心功能Ⅲ、Ⅳ級夜間發作高於白晝P＜0.01，其中上半夜高於下半夜P＜0.01，下半夜高於上、下午（P＜0.01）。

可見不同的心功能狀態對心血管疾病的晝夜發作節律有明顯的影響作用，隨著心功能狀態的不斷惡化，其發作或加重的時間也漸轉以夜間為主，特別是以上半夜為主了。據此，根據心血管病的發作時間也可以作為診斷疾病輕重的參考。

本次調查還發現心血管患者的夜間發作或加重的定時發作節律是一個逐漸形成的過程。正像我們在其他疾病節律性變化中所觀察總結的一樣，心血管患者發作或加重的早期常定時發作於白晝，然後出現一個階段的不定時發作或加重，最後形成定時於夜間發作。

因為疾病的初期，患者多發作在勞累後，休息後即緩解，特別是此時生理節律尚未發生明顯的紊亂，故多在白天發作。隨著生理節律的紊亂，而此時病理節律尚未形成，故其發作又出現不定時的現象。最後疾病的病理節律逐漸形成了，心血管病發作或加重定時出現在夜間的節律。一般講，定時發作的現象一旦確立，相對而言，預示著疾病時久難治。

五、清晨心血管病變變動節律形成的原因

(1) 血管因斑塊或血栓阻塞

晨間易有動脈中粥樣斑塊破裂，因為晨起時，人體內的交感神經興奮，血液中的兒茶酚胺濃度升高，血壓波動可達 20～30mmHg，心率加快，冠狀動脈中張力增加，冠脈中斑塊承受較強的剪切應力和屈曲、扭轉性應力，動脈內粥樣斑塊容易在此時破裂脫落，導致動脈栓塞與梗阻。

晨間易有血栓形成，因為晨間起床後，血小板活性增高，纖溶活性降低，血液黏稠度增高，冠狀動脈內血流緩慢，易促發血栓形成。

(2) 供血量減少，心肌氧耗量增加

晨間冠狀動脈內供血量減少，且此時心肌的缺血閾值達到最低點。但晨間心肌氧需求量增加，因為起床後，在外界的刺激下，精神應力，體力活動，以及交感神經興奮等，使心率、血壓、心肌收縮力增加，使心肌需氧量增加。

(3) 清晨血壓升高，心臟負荷增大

一般情況下，高血壓患者清晨起床活動時，血壓都有所升高，心臟因為由睡眠靜息時血液循環的需要轉為清醒活動時血液循環的需要，負荷本身就有所增加，加上血壓此時升高，更增加了心臟的負荷，結果容易導致心臟冠狀動脈血供的不足，導致心臟病的發作。

六、內源性洋地黃素晝夜節律與洋地黃製劑的擇時治療

內源性洋地黃素，又稱內洋地黃素，是體內產生和分

泌的一種具有洋地黃活性的生物活性物質。內源性洋地黃素具有明確的利鈉利尿作用，可強心、利尿和縮血管。主要分佈於腦、心、肝、肺、腎、肌肉、丘腦下部、腎上腺等多種組織及腦脊液、血漿和尿液中，紅細胞中也含有內洋地黃素。

作者曾對7例健康志願者血清內源性洋地黃素濃度進行了24小時的動態監測，志願者年齡在22～30歲，均於同一天上午8時起每隔4小時由肘靜脈採血2ml（8～20時坐位採血，0～4時臥位採血），共6次，分離血清後置-20℃保存。應用放射免疫分析法技術測定。

結果發現：0時血清內源性洋地黃素濃度最高，20時最低。男性組血清內源性洋地黃素濃度的均值曲線水準較女性組高，男性組兩個高峰段分別在12～16時及0～4時，女性僅有0時高峰點。

中樞神經系統特別是下丘腦對調節內源性洋地黃素的釋放有重要作用，動物實驗表明，向下丘腦腹側注射擬副交感神經藥卡巴可，內源性洋地黃素釋放增多；高鈉飲食、血容量擴張亦刺激內源性洋地黃素釋放。由於內源性洋地黃素濃度變化範圍較大，應用外源性洋地黃製劑時，要考慮其與內源性洋地黃素濃度的重疊，特別是因為洋地黃製劑的有效治療量與中毒量之間非常接近，一旦用藥時間正好在內洋地黃素分泌的高峰時期，即便是臨床常用的有效安全劑量，也可能會出現洋地黃中毒現象。因此，在有條件時最好能夠測定一下內源性洋地黃素的含量，並同時按照時辰藥理學知識，根據外源性洋地黃時辰藥代動力學已有研究成果，適時適量地應用洋地黃製劑。

七、心血管病的擇時治療

心血管病晝夜節律性的發現，對制定更為合理的心血管病治療方案和護理方案，降低心血管病的發生率與死亡率具有重要的臨床意義。我們的心血管患者的節律性調查研究結果提示，可根據患者疾病發作或加重的節律性，採取個體化用藥方案，如根據疾病發作或加重的時間選擇用藥時間。我們擬定了以下 2 種方案：

①夜間用藥方案，依據其多在夜間發作的節律，臨床上可將日服一次的藥物改在晚上給藥，對分次服用的藥物，應該保證其中必有一次在晚間給藥，這樣可避免早晨高危時段血藥達不到有效濃度，對治療不利；

②迎病截治方案，此適用於定時發作或加重節律明顯的患者，服藥的時間根據藥物起效的時間和疾病發作的時間，適當地在疾病發作前給藥，以便及時中止疾病的發作或加重。也可以根據心血管病在夜間發作者多為陰虛血瘀證的表現，對夜間發作的心血管患者要適時加用滋陰、活血化瘀類藥。

心血管病節律的發現有利於指導對心血管病的擇時治療，當然不同的心血管疾病，以及不同的治療用藥，何時用藥最佳，肯定不是千篇一律的，需要根據具體疾病的節律情況，藥物的藥效學、藥代學、藥動學，制定合理的用藥時間。下面我們根據國內外有關報導與研究，介紹幾種常見的心血管疾病和治療藥物的擇時服用。

由於缺血性心臟病多發生在早晨睡醒後數小時內，因此服用藥物要有效地覆蓋早晨的高發時段。故有人提議可以採用長效硝酸酯類、鈣拮抗劑類或β受體阻滯劑晚上頓服的方法，如採用短效製劑則應儘量縮短晚上與次晨兩次用藥的間隔。

也有人主張在清晨睡醒後恢復直立活動之前先服用半量抗心絞痛藥物。而對夜間心率、血壓不太低的患者，晚餐後服用阿替洛爾或美托洛爾均可有效防止次日凌晨的心率驟升，從而減低發生心絞痛的危險性。

對心律失常的患者如用抗心律失常藥物時，也應該保證藥物的有效作用時間能夠覆蓋每日上午心律失常好發的時段，如在晚餐後或睡前服用作用時間較長的β受體阻滯劑類藥物，可有效抑制第二天早晨交感神經張力迅速增高，減少該時段心律失常的發生。

第三節　腦血管病的臨床時間生物節律

腦血管意外是以出現半身不遂，語言不利，口眼喎斜症狀，或有突然昏仆，不省人事，或無昏仆，神志尚清等為主證的一種疾病。可分為出血性和缺血性兩大類，屬於中醫學所論的中風範疇。

腦血管意外存在著明顯的節律性。

一、腦血管病發病的年節律

腦血管意外的發病，存在節律性，已在臨床被證實，我國古代醫家對此也早有觀察與論述，近年國內外有關專家學者對此廣泛開展了研究，在揭示腦血管意外發生的節律方面已做了大量工作。

國內外的研究已基本肯定冬季和夏季是腦血管意外的好發季節。也就是說，在一年之中天氣最寒冷和最炎熱的季節，有腦血管病變的人，此時容易發生意外。

如姚菊峰等對 109 例急性腦中風發病時間分佈分析，顯示西安地區急性腦中風具有一定的季節性，1～3 月份發病率明顯高於其他月份。孟慶蓮等發現腦梗塞發病多集中在冬季的 11～1 月份，和夏季的 7～8 月份；腦出血發病多集中在冬天的 11～1 月份。李承晏等對 1321 例患者的調研發現腦出血患者約 46%腦出血和 41%蛛網膜下隙出血發生在 11～2 月份的冬季。國外研究也發現腦中風患者發病多在冬季，如芬蘭發現成年人的腦中風發生的高峰在冬季，低峰在夏季。

冬季和夏季容易發生腦血管意外的原因，多數研究者認為與以下幾種因素有關：

好發在冬季的原因：寒冷時人體的交感神經興奮性增強，腎上腺髓質分泌的激素增加，從而促進了血壓的上升，此時受損的腦血管容易發生破裂出血。冬季寒冷時體內纖溶活性及抗凝血酶水準降低，結果使血黏度增高，紅細胞和血小板計數增加，使得血液流變性發生改變，容易導致腦血管栓塞的形成，最終梗阻腦血管和發生腦部的缺血性意外。

好發在夏季的原因：夏季高熱汗出引起的血液濃縮、血液黏稠度增高，加上血管擴張，血容量相對不足，心腦血液供應降低，由此發生的一系列變化，引起缺血性腦血管意外。

二、腦血管病發病的月節律

對急性腦出血發病的月節律進行分析發現，2 月份是一年中發病的高峰流行期，對蛛網膜下隙出血的研究證實以 3 月份和 9 月份為發病的高峰期。這與年發病節律基本一致。

三、腦血管病發病的週節律

腦血管意外無論是出血性還是缺血性都存在著週節律性，腦梗塞患者以週六到週一較為集中，而以週六發病人數最多；腦出血患者在週五到週一發病較為集中，週一發病人數最多，約有 1/3 的腦出血都發生在週一。

分析腦血管意外好發於週末和週一的原因主要是，週末人們生活方式的變更，大部分患者週末期間聚會、飲酒、勞累、飲食起居失序，或由工作緊張狀態突然轉為休閒狀態，一時無所適從，出現精神神經功能調節障礙，如有的在此時交感神經興奮性增強，有的則植物神經功能暫時紊亂，結果可導致血壓異常升高，腦血管舒縮失常，發生腦血管意外。

四、腦血管病發病的晝夜節律

有人發現 6～12 時，是一日之中腦中風發病率最高的時段。國外發現腦中風以早晨為多，其中缺血性腦中風以清晨多見，進一步研究發現腦出血發病時間每天有 2 個高峰，即早晨起床的 6～7 時和傍晚 18～19 時，其中早晨腦血管意外以腦梗塞為多。

也有人發現急性腦出血發病每天以11～12時多見。多數研究發現，腦血管意外的晝夜節律提示，白天是發病的高峰期，白天又以上午為發病的高峰。

五、腦血管病改善或加重的時間節律

國外學者利用 ROC 分析法研究了顱內出血發生後 CT 掃描的變化以確定顱內血腫擴大的發生率，不同時辰顯示在部分患者（83%）的顱內出血擴大發生於發病後的 6 小時之內；約 1/6（17%）發生於 6～24 小時，而 24～48 小時顱內出血擴大的可能性很小。有研究證實進展性中風 50%發生在 24 小時內，90%發生在住院期間 4 天內。

過去幾年認為腦中風的發生和進展代表兩種本質不同的病理生理機制，水腫占位效應可能不是其主要機制，認為腦水腫在中風後 3～4 天達高峰時，大多數中風進展已經發生，且二者間期的確定有人為性，而不是基於明晰的病理生理基礎。目前越來越多的資料證明，釋放谷氨酸的興奮性神經元損傷在局灶性腦缺血發病機制中起著關鍵性作用。對急性缺血性中風發病後谷氨酸釋放的時辰研究後得出結論，穩定性缺血性中風患者發病 6 小時後谷氨酸在腦脊液中的含量不再升高，表明預防此類中風神經損傷惡化的時間窗較寬。

六、腦血管病患者的死亡節律

對 144 例因腦病死亡的患者進行節律研究，結果發現中風患者存在死亡節律。年節律：腦出血組，夏季死亡數最高，其次為冬季，最低為春季；腦梗塞組，冬季死亡數最高，春、夏季最低。晝夜節律：上半夜腦出血患者死亡人數最多，下半夜腦梗塞患者死亡人數最多。

然而，與國內其他調查的結果有的並不相一致，如饒氏調查了 136 例因腦血管病而死亡的患者。結果發現在年死亡節律中，腦出血死亡人數以春季最高，夏季最低；腦梗塞患者死亡則以冬季最高，夏季最低。腦出血組的死亡季節與我們調查的結果不一致，特別是我們的調查發現腦出血死亡最高的季節是在夏季，而饒氏調查結果卻是這時為死亡最低的季節。

七、腦血管病節律的調查研究

鑒於目前有關腦血管意外的發病與加重的時間性調查結果不一致，我們開展了腦血管病發病節律的流行病學研究，對 1320 例腦血管意外病人進行了流行病學調查研究。

對在我院 2000 年 11 月份到 2002 年 10 月份期間經 CT、TCD、MRI 等輔助檢查及臨床確診為腦病的神經內科住院患者進行了調查表方式的調研。共發放調查表 1460 份，返回 1320 份。有統計學意義的為 1258 份，其中男性 750 例（59.6%），女性 508 例（40.4%）60 歲以上 762 例（60.6%）。發病年齡最大為 91 歲，最小的 8 歲。在 1258 例發病資料中首次發病者 700 例（55.6%），再次發病者 558 例（44.4%）。調查的腦血管病主要包括顱內出血、腦梗塞、短暫性腦缺血發作、腦供血不足、其他腦血管疾病，其中顱內出血 524 例（41.7%），腦梗塞 578 例（46%），腦供血不足 148 例（11.8%），短暫性腦缺血 8 例（0.6%）。以中醫症候分，中風 766 例（60.9%），頭痛 198 例（15.7%），眩暈 294 例（23.4%）。

結果顯示：

（1）腦血管病發病的年節律

無論男女患者，都存在著發病以冬季為主的現象。冬季發病人數在 492 例，而春季為 238 例，夏季為 276 例，秋季為 252 例。冬季又主要集中在晚冬，即每年的 2 月份是發病的高峰月份。

（2）腦血管病發病的晝夜節律

1258 例腦病患者中上午發病的 271 例，下午發病的 290 例，上半夜發病的 214 例，下半夜發病的 483 例，腦血管意外的患者以下半夜發病為主。值得提出的是，經對患者以 60 歲為界分組後發現，496 例 60 歲以下的腦病患者下半夜發病為主的現象不明顯，而 762 例 60 歲以上的腦病患者發病的下半夜集中的趨勢則較為明顯，說明腦血管晝夜發病節律中以下半夜為主的現象主要是由 60 歲以上患者發病的時間性構成的。為什麼 60 歲以上患腦血管病的老人晝夜發病時間節律性較為明顯呢？值得深入探究。

經與已報導的腦血管病發病的時間節律結果比較，腦血管病發病的季節律以冬季為主要發病季節，且以 2 月份為發病的高峰月，似乎基本一致，但未顯示出夏季也是腦血管病發病的高峰；對腦血管病發病的晝夜節律的研究則出現了完全相反的結果，我們發現下半夜是發病的高峰，而其他報導有認為白天是發病的高峰時間，白天又以上午為發病的峰值時。

這種調查研究結果的不一致，究竟是何種原因所為，目前尚難定論，估計與樣本數有關，也有可能與各地所處不同的經緯度有關，因為經緯度不同，當地的氣候不同，對同樣是腦血管病患者的影響也不同，因此有必要進一步開展大樣本、多地域的調研，以便更為客觀與準確的發現腦血管意外患者的發病節律。

腦血管意外病變存在著病理節律性，這從國內外研究和我們的研究結果中已得到充分的肯定。這種發現應用於腦血管意外病變的預防，對醫院神經內科、神經外科及時做好腦血管患者處理的應急準備等，都將會發揮重要的參考作用。為了進一步瞭解腦血管意外患者的節律性對臨床治療工作的參考價值，也為了瞭解對腦血管意外患者治療的時間選擇的科學性，探索恰當的正確的施治時間，我們專門針對中藥治療腦血管病的時間選擇進行了動物實驗研究，以探索不同時間應用中藥對腦出血後腦組織的血液流變、腦組織含水量的影響，最終為腦血管意外疾病的藥物擇時使用提供參考（請參考第十一章第九節）。

第四節　糖尿病的臨床時間生物節律

糖尿病是一種臨床常見病，很多人體病變的發生如心腦血管病、高血壓、腎臟病、眼底病等均與它相關。從目前有關糖尿病的防治情況來看，對糖尿病的控制尚缺乏非常有效的方法與手段。人們從生物節律角度對糖尿病也進行了研究，結果發現糖尿病存在著變動節律，如 20 世紀 80 年代美國學者就首先提出了糖尿病黎明現象，這種現象係指糖尿病患者多於清晨 6～9 時空腹血糖明顯升高或胰島素需要量增加的一種臨床現象。有關糖尿病的治療也存在著擇時的問題。國內外有關專家由研究發現：

人體胰島素和血糖濃度的變化存在近日節律。24 小時血糖監測發現，凌晨 3 時血糖最低，最高血糖水準出現在午後 13～14 時。葡萄糖耐量試驗也呈現晝夜節律性。在非糖尿病患者的生理狀態下，胰島素水準的晝夜節律並不依賴於進食，即不依賴於血糖水準，早晨胰島素分泌明顯增加，至早餐後仍以不同的分泌速度維持較高的分泌量，而在夜間從 18 時左右維持相對低的基礎分泌量。

實驗研究發現，正常大鼠血糖變化呈明顯晝夜節律性，其 24 小時峰值大約在 18 時，谷值在 6 時。另有資料顯示，在自然狀態下，大鼠血中內源性胰島素含量的變化也呈現明顯的晝夜節律性，其峰值相位在 13 時左右，谷值相位在 0 時。當然，動物的種系不同，其血糖或胰島素濃度的變化節律也不同，正常大鼠血糖和血清胰島素水準均呈晝夜節律，但二者的節律不一致，血糖的峰值比胰島素的峰值早出現 4 小時。鼠類的活動是晝伏夜行，與人類正好相反。其血糖值夜間高於白天，與人類白天高於夜間應該是吻合的。也有資料認為小鼠的血糖和血漿胰島素濃度的晝夜節律是一致的。

有資料認為正常人持續靜脈滴注葡萄糖所誘導的胰島素分泌呈雙峰，早期分泌高峰出現在頭 10 分鐘，隨後迅速下降，在約 90 分鐘後出現第二個高峰。胰島素分泌率持續增長，達平頂後維持一段時間。2 型糖尿病患者胰島素分泌反應缺陷，早期分泌相缺失或減弱，第二個胰島素高峰延遲，因而有些患者在此階段可表現為餐後低血糖。有人對 200 例非胰島素治療的 2 型糖尿病患者白天血糖和胰島素濃度波動水準的研究，發現午餐前（11 時）血糖較其他時間點（8 時、14 時、17 時）明顯增高。因而認為上午高血糖可能是 2 型糖尿病患者非胰島素治療失敗的表現，建議上午 10 時左右血糖監測可作為修改治療方案的依據。

為了進一步瞭解糖尿病的發病節律，人們還從與糖尿病有關的體內微量元素、合併的高血壓、胃功能等方面進行探討。有人發現糖尿病患者尿中的鋅、銅含量與正常人相比均有增加，並有統計學差異，鋅、銅含量的比例也與正常人不同，正常人為 13.3：1，而糖尿病患者為 12.7：1。尿中鋅、銅含量均呈現出晝夜節律變化，尿中鋅含量的峰值相位出現的時間較正常人延後 6 個小時，銅含量峰值相位較正常人延後 12 個小時。

有人認為可以將糖尿病患者尿中的鋅、銅含量及其比例變化以及相應的晝夜節律變化作為糖尿病的一個重要節律特徵。此外，國外還發現糖尿病患者體內的抗胰酪氨酸磷酸酶抗體（IA–2 自身抗體）水準存在著明顯的季節性變化，主要在每年的 5～6 月份達到高峰。

對由糖尿病合併高血壓患者的血壓 24 小時動態比較研究發現，2 型糖尿病合併原發性高血壓患者的夜間平均收縮壓較無糖尿病的原發性高血壓者明顯升高，而夜間血壓下降百分率明顯降低，提示糖尿病患者血壓的晝夜節律減弱或消失。50%的 1 型糖尿病患者有胃排空延遲或胃輕癱所致的胃節律失常。

研究糖尿病的節律，最主要的目的是為了防治糖尿病。研究發現午前應用胰島素其敏感性降低，半衰期縮短。對胰島素依賴性糖尿病患者胰島素需要量存在著晝夜節律性改變，一般為晚餐後 4 小時尿糖明顯減少，晚 22 時到第二天凌晨 3 時無尿糖，隨後尿糖開始持續增加，直到上午 7 時注射胰島素，午餐後尿糖仍可持續 2 小時，所以對糖尿病患者來說，最需要胰島素的時間在清晨至上午 5～9 時。為了降低午餐前高血糖，應增加早上 7 時的胰島素用量，而夜間應用胰島素要注意低血糖的發生。對實驗動物的研究證實了胰島素的降血糖作用存在著晝夜節律，相同劑量的胰島素對小鼠血糖作用的強度晝夜不同。在 20 時使血糖降低 70%，而在 4～8 時血糖只降低 50%左右，夜間作用明顯較白天作用強。因此，目前治療糖尿病所常用的胰島素灌注泵雖然是能夠持續小劑量地給予胰島素，從維持血藥濃度角度而言似乎成理，但由於不能適應胰島素晝夜節律的變化，儘管能夠使血糖濃度下降，糖尿病症狀可得到控制，但不利於機體有關糖代謝節律的恢復。

為此已經有人建議，對胰島素給藥泵進行改進，按照胰島素分泌的晝夜節律編出給藥泵的時間程式，使灌注的胰島素能夠按機體的時間節律給藥。既達到降低血糖、控制症狀的目的，又可不干擾機體生理節律，並盡可能地達到恢復正常的生理節律的目的。

第五節　胃病的臨床時間生物節律

在胃腸運動方面研究表明，正常小鼠胃排空運動呈現夜快晝慢的近似晝夜節律，節律峰值在亥時（21～23 時），谷值在巳時（9～11 時），與脾經旺衰時辰相對應，電針對小白鼠胃腸運動節律有強化作用，峰值亥時用電針可產生明顯的促進效應，而谷值巳時則效果不明顯。

國外有人發現正常人胃排空速率有明顯的晝夜變化，晚間（20 時）的排空速率較白天（8 時）減少 53.6%，與胃腑功能的旺衰之時（辰、戌時）相一致。小腸運動也有類似的節律性變化，家兔空腹體表胃電圖的振幅也表現為符合人體節律的晝夜變化，上午 7～9 時最高，晚上 19～21 時最低，白天基本高於夜間。

一、胃酸分泌的晝夜節律

健康人和十二指腸潰瘍患者胃酸分泌均在夜間（21～24 時）分泌最高，早上最低，正常小鼠最大胃酸分泌量也有明顯的晝夜節律變化，夜間分泌的胃酸量多於白晝，峰值在亥時，谷值在巳時，巳時針刺足三里可使胃泌酸量顯著增加，亥時則不明顯。

夜間高胃酸分泌狀態在消化性潰瘍病，特別是十二指腸潰瘍發病機制中佔有重要的地位，夜間酸分泌減少可使潰瘍面受到的酸刺激減少，從而有利於潰瘍的癒合。日間酸分泌不但與潰瘍形成無關，而且還有顯著的的生理作用。而夜間單一劑量給予 H_2 受體阻斷劑，如雷尼替丁可以有效地抑制夜間酸分泌，同時較少影響日間的酸分泌。

有研究顯示睡前的單一劑量法，在潰瘍癒合速度、症狀緩解和安全性上均與一日多劑量給藥法相同。

胃酸分泌晝夜變化的機制目前尚不清楚。相關研究發現，某些參與胃酸分泌的下丘腦肽類物質如膽囊收縮素、胃腸肽等均呈現峰值相在夜間的晝夜節律，人們還發現迷走神經切斷的患者胃酸分泌節律變化消失，提示胃酸分泌的晝夜節律可能也與迷走神經緊張性的改變有關。

血清胃泌素有促進胃酸分泌的作用，脾虛患者在胃酸分泌功能下降的同時常有血清胃泌素水準的下降，但對血清胃泌素節律的研究發現其並不與胃酸節律相一致。如正常大鼠血清胃泌素有明顯的晝夜節律性變化，但峰相位在上午8時左右。研究中脾虛證大鼠血清胃泌素總體水準顯著下降，晝夜節律性消失。分別在辰、戌時給予四君子湯治療均可明顯提高血清胃泌素水準，其中辰時能較好地恢復血清胃泌素的晝夜節律。

二、胃病的發作節律

胃潰瘍的發病具有時顯的周年節律性，春夏低於秋冬，好發於氣溫驟變和天氣寒冷的時節。

胃出血的發病具有多種節律。年節律的峰值相位在春季的2月，谷值在8月；晝夜節律則出血易於發生在0～4時及12～16時。也有調查發現出血好發於上午5～8時。

慢性胃炎的發病節律具有一定的周年節律，以春、夏時節發病最高，且夏季發病者幽門螺桿菌（HP）感染的陽性率高。以中醫辨證的證型來看，寒濕犯胃型夏季發病率高，胃熱陰虛型冬季發病率高。

三、胃病節律的臨床流行病學調查

由於目前有關胃脘痛的時間節律的研究結果有不一致的現象，究竟胃脘痛的節律情況如何呢？為掌握第一手資料，我們對1844例胃脘痛患者的發病節律進行臨床流行病學調查研究。

所有調查對象的胃脘痛診斷均經過內窺鏡或上消化道造影確診，存在器質性病變，並配合胃酸分泌功能的檢測，未見器質性病變者不納入調查範圍，需要時結合 B 超、CT 掃描除外其他系統病變。患者的年齡、性別、種族、民族、職業不限。調查區域南方以蕪湖及周邊地區為主，北方以石家莊及周邊地區為主。

調查主要在臨床消化內科病房與門診中進行，採用隨機問卷的方式，凡經確診的病例，按問卷列出的項目逐一詢問填表，有疑似缺失的內容，標明具體情況，必要時可參考病案室的相關記錄。

我們採用《中醫內科學》第五版教材，依據 1994 年國家中醫藥管理局頒佈的《中醫病證診斷療效標準》將胃脘痛分為六型：

肝氣犯胃型：胃脘脹滿，攻撐作痛，喜太息，噯氣頻作，痛無定處，脘痛連脇，每遇精神不適即加重，苔薄白，脈沉弦。

濕熱壅滯型：疼痛劇烈，拒按，時有脹滿，大便溏滯不爽，煩渴飲引，苔膩，脈滑數。

氣滯血瘀型：痛多脹少，刺痛，固定不移，拒按，口渴，納少，舌紫，脈細澀。

脾胃氣虛型：饑時胃痛，得食則舒，腹脹，泛酸，納少力減，苔白，脈細。

胃陰不足型：疼痛不脹，隱痛，食酸甜或水果則舒，渴不多飲，便乾，苔少，脈細。

脾胃虛寒型：饑時胃痛，得食則舒，畏寒喜暖，泛吐清水，神疲納少，手足冷，苔少，脈沉細。

調查內容主要是胃脘痛首次發病的時間，胃脘痛年發作或加重節律、晝夜節律等。所有調查結果均經統計學處理。按照中醫傳統習慣以陰曆計算時間節律。

在 1844 例胃脘痛患者中所涉及的病種主要有：急慢性胃炎（包括淺表性、萎縮性、糜爛性）、胃十二指腸潰瘍、上消化道出血等。

（1）胃病的起病年節律

我們對所調查的 1844 例中起病資料中可信的 1400 例起病時間，分為南北兩大區域進行了起病年節律的分析。南方地區（共 524 例）胃脘痛起病的峰值相位在陰曆四月，北方地區（共 876 例）則在陰曆十二月。進一步對南北方組再細分為男女不同組，南方男性組起病的峰值時在陰曆五月，女性組則在陰曆二月；北方組男性起病的峰值時在陰曆一月，女性則不顯著。

（2）胃病的發作或加重的年節律

胃病屬於常見多發病，一些患者一年中會有多次發作，因此其頻數的分析應把每次發作均記入，以求準確。1844 例患者共得到 3450 人次的發作或加重時段。統計分析結果顯示，南北區域無論是綜合分析還是各自獨立分析均未發現存在明顯發作和加重的年節律。

但南北不同性別之間卻存在顯著的發作或加重的年節律。南方區域（共 1189 例次），男性發作與加重的峰值相位在陰曆十二月，女性在陰曆八月；北方區域（共 2261 例次），男性峰值相位在陰曆二月，女性在陰曆八月。性別對胃脘痛的年發作或加重節律具有決定性的影響。

不同證型的胃病在發作或加重年節律上也有一定的差

異。臨床辨證能確切歸為相關證型的胃病患者一年中有1263次發作。統計結果顯示證型和季節之間的關係是不獨立的，即不同的證型在發病季節上具有傾向性，如肝氣犯胃型易發於春季，脾胃虛寒型好發於冬季。若以傳統中醫虛實進行分類，則肝氣犯胃、濕熱鬱滯、氣滯血瘀三型屬實，脾胃氣虛、胃陰不足、脾胃虛寒三型屬虛，實證易發於上半年，虛證易發於下半年，P值均小於0.001。

（3）胃病的發作或加重的晝夜節律

胃病在一天之中也可出現多次發作的現象，參照年節律的分析方式，每次發作均算作一次獨立的疾病變化記入總的發作人數，1844例患者共得到2134人次的發作計數。統計結果顯示，胃病南北區域綜合分析表明病情加重存在晝夜節律，峰值相位位於夜間23～24時。

南北區域各自獨立分析也顯示出明顯的晝夜節律，南方組（共計781例次）峰值相位位於夜間21～22時；北方組（共計1428例次）峰值相位位於夜間24到凌晨1時。不同性別之間也各自存在明顯的晝夜節律，南方組，男性峰值相位在22～23時，女性晝夜節律不顯著。北方組男性峰值相位位於夜間23～24時，女性峰值不顯著。可見，在晝夜節律方面，男性胃脘痛的發作或加重存在著較為明顯的晝夜節律性。

（4）定時發作的胃病患者發病的晝夜節律

歷代醫案及現代臨床報導都提到胃病有定時發作的情況，本次調查共搜集到定時發作病例237例。統計結果顯示，胃病定時發作具有顯著的晝夜節律性，峰值相位位於凌晨2～3時，與胃病發作的晝夜節律峰值存在相位差。

(5)關於胃病發作或加重的節律主要形成因素的探討

胃病的發作或加重的年節律形成可能與以下因素有關：

①自然環境氣候的影響

如有人發現黑龍江哈爾濱潰瘍病的發病高峰在秋季和初冬，上海在冬夏季，重慶在冬春季，北京在1月份和10月份，廣州、柳州在冬季和初春。多數報導認為主要在冬季多發，夏季少發。我們的調查結果主要在安徽的蕪湖與河北的石家莊進行，蕪湖地區的發病高峰在春末夏初，此時氣候由溫轉熱，具有高溫多濕的特點，且氣候多變，晝夜溫差大，故病作多在春末夏初。石家莊發病高峰在冬末春初，因為此季節氣候變化具有冷熱交替晝夜溫差顯著的特性，降水少，風沙大，氣溫、濕度變化快，故北方胃脘痛患者易在此期發作或加重。

②進食節律的影響

進食是人類的必需，人類的進食規律是受後天社會環境的影響逐步形成的，剛出生嬰兒的進食週期不具有晝夜節律性。在長期的生活中，人們根據機體的生理活動和作息的需求，基本養成一日三餐的進食習慣。為了有效及時地消化所進食物，機體中與進食有關的生理活動也隨之形成了相應的活動節律，包括膽囊收縮素、胃腸肽、胃泌素等的分泌，胃酸、胃蛋白酶的分泌，胃酸pH的高低，以及迷走神經的興奮性等都由於進食而有相應的變化。

人們發現正常胃中的pH的基線是1.63±0.34，進食可中和胃酸，使pH升高>3，隨著胃中食物的排空，pH又逐漸恢復到基線水準。進食影響了機體與消化有關的生理機制的活動變化。由於各季節太陽光照的時間改變，人們作息時間的變化，進食的時間也因各季起床時間不同有所不同，食物種類也因季節以及早、中、晚餐的不同而不同，進食的量同樣因早、中、晚餐而有不同。這些因素可能都是胃脘痛發作或加重節律的主要形成因素之一。

③睡醒節律的影響

睡眠活動與進食一樣是人類的必需活動，睡眠節律也是人類後天由於光照與活動而形成的。剛出生嬰兒的睡眠覺醒活動就不具有節律性。由於睡眠時人們的體位發生了改變，如從直立變為臥位，而夜間平臥位可使胃內酸度的 pH 短暫升高，使得胃內的酸度在臥位時達到最大。夜間睡眠時胃的運動頻率反而有所增加，在女性尤其明顯，使得胃排空作用增強，胃中食物的減少，有利於胃酸等對損傷的胃黏膜的刺激，產生疼痛。人體在由深睡期轉入淺睡期時，痛覺敏感性增加。研究表明健康人痛覺的峰值在 0～3 時，結果胃病就出現了夜間發作與加重節律。

（6）性別影響胃病發病節律

我們的調查研究發現，男女不同性別患者之間的胃脘痛發作並非成同步變化趨勢，有一定的相位差，主要表現的是男性呈現夜間胃脘痛發作與加重的節律，而女性表現不明顯，這可能與性別之間的生理差異有關。如男嬰對疼痛的敏感性普遍低於女嬰。一般講男性為陽性體質，異類相侵，寒邪易傷害男性；男性因露天勞作多，喜好飲酒等易感受濕熱之邪。

從中醫角度論，寒邪、濕邪所致病變等因與夜間陰氣凝重疊加，而易在夜間發作或加重，所以男性胃脘痛易在晚間發作或加重。女子本為陰性體質，又多數喜吃魚、蟹、蚌、涼粉、冰淇淋等陰冷之品。女性的胃內容量比男性平均小 1/3～1/4，進餐量少，易於饑餓，為充饑而喜食零食，使胃中總存留有一定數量的食物，可防止胃酸等刺激物對胃黏膜的刺激。女子疼覺敏感性高於男子，且在入夜時情緒安定，尤其在晚上 21 時左右，機體放鬆，腎上腺素分泌減少，皮質激素分泌處於低谷，這可能是在調研中未發現女子胃脘痛明顯的晝夜節律的原因之一。

（7）利用胃病發作或加重節律進行胃病防治

由於南北方胃病的起病時間節律有差別，因此南北方在預防胃病起病的時間方面就有所差別。其中北方預防胃病起病的最佳時間在冬末春初，南方則應在春夏之交。胃病好發於秋冬季節，所以應重視秋冬時節對胃病的適時治療。治療時注重溫補脾腎陽氣，對有實邪鬱滯的適當加用燥濕、化瘀之品。針對胃病的夜間發作或加重的節律特點，現代醫學提倡臨睡前服用 H_2 受體阻滯劑，目的是抑制夜間的胃酸分泌高峰，減輕損傷因子對胃黏膜的直接刺激，減少疼痛的發生。

為了驗證擇時於夜間用藥對胃病的治療效果，我們在臨床運用自擬的半丁湯（半丁湯的組成：法半夏、廣陳皮、川厚樸、炒枳殼、乾石斛、雲茯苓、公丁香、旋覆梗、延胡索）治療胃病有效的基礎上，進一步採用擇時服藥法進行療效觀察，結果證明確實提高了原有治療方藥的臨床藥效。

具體擇時治療方法是：將湯藥水浸半小時，然後水煎兩次，兩次濾出的藥液合併，每日分三次服用，其中一次強調在夜間 21 時後溫熱服用，藥後即時臥睡，療效頗佳，較之未採用擇時服藥法者，療效明顯增加。一般服用 1～2 劑後胃脘痛現象逐漸減輕，有的立即消失，通常再服用 2～3 劑鞏固療效即可。多數胃脘痛因於淺表性胃炎，發作時按上述方法服藥治療，有效後一般可維持療效數月至一年，有的達數年，甚至有因此而沒有再發生胃脘痛的病例。惜所治患者多數為農民，因經濟原因於胃脘痛不再發作後，未再行纖維胃鏡等現代醫學實驗室診斷技術進行確認，使得這項臨床科研結果的科學性受到了一定的影響。

第六節　膽病的臨床時間生物節律

膽囊的活動存在著晝夜節律，這已經有國內外相關報導，國外發現膽汁排泄量以晚間 20 時至次日的 8 時高於 8～20 時，也就是膽汁的排泄以夜間為多。我國攝氏應用 B 超觀測了不同時間正常人膽囊面積的晝夜變化。結果顯示膽囊面積卯時（5～7 時）＞午時（11～13 時）＞酉（3～5 時）、子（23～1 時）時，$P<0.01$。丑未寅時比子時明顯增大，也顯示出白天大於晚上。這與國外關於膽汁排泄的觀察結果應該說是一致的。但有關膽囊病變的時間節律研究國內外都報導不多，如有人報導膽石症所具有的膽絞痛多在午後漸起，然後出現隱痛，最後於半夜常絞痛突然發作。

我們將各種膽囊病變的發病情況進行了節律調查研究，這些疾病包括膽囊結石及其併發症，急、慢性膽囊炎，膽囊息肉，膽囊萎縮，膽囊癌，膽總管癌，膽道蛔蟲等。對884例不同性別的患者發病節律調查發現膽病疼痛存在年節律，包括起病年節律和發作或加重年節律。

一、膽病發作的年節律

（1）膽病首次發作的時間節律

膽病疼痛首次發作以春季4月份為發病高峰，夏季7月份發病最低。不同性別的患者首次膽病發作中男女都是4月份為最高，夏季為最少。

（2）膽病首次發作後再發或加重的時間節律

以單季發作或加重為主，占被調查患者的76.13%，且疼痛發作的月份也與首次發病截然不同，在首次發病少的夏季，卻是再次發作的多發季節，884例膽病患者調查結果為夏季8月份是發作或加重的時候。

（3）不同證型的膽病患者末次發作時間節律

對可明確確定中醫證型的586例膽病患者的調查研究發現，膽病患者可大致分為肝氣鬱滯、肝膽濕熱、瘀血停著、氣陰不足等四型。其發病節律是：肝氣鬱滯型在秋季發作達高峰，肝膽濕熱型在夏季達高峰，瘀血停著型好發於春秋二季，氣陰不足型好發於春夏二季。

二、膽病發作的晝夜節律

對1158人次的膽病疼痛晝夜發作或加重節律調研結果發現，夜間發作人數明顯大於白天發作人數，上半夜大於下半夜，而上下午發作人數無顯著性差異。值得注意的是，有人在論述膽石症疼痛時把脂肪飲食作為主要的誘因，而我們的調查並未發現膽病患者餐後定時發作的人次和其他時間發作人次有不同，並經統計學處理也未發現差異性。這或許是因為醫學知識的普及，膽病患者已充分注意飲食。對不同性別的膽病患者的晝夜發作時間節律研究未發現男女之間有差別。

膽病疼痛晝夜好發的時間節律研究結果是：以子時亦即晚上 23～1 時前後為高峰，明顯高於其他時間段，其次為下半夜，白天定時發作較少。

對膽病晝夜發作節律的形成可能與膽汁進入膽囊的量與時間有關，對健康人膽囊面積晝夜形態學觀察發現，子時（23～1 時）最小，卯時（5～7 時）最大，因為膽囊面積的大小與膽汁的分泌有關，子時肝臟的膽汁分泌量不大，入膽的膽汁少，到了卯時肝臟有大量的膽汁分泌，由肝入膽的膽汁明顯增多。膽道內壓升高，膽囊緊張度高等，都可使已有病損的膽囊在內壓變化的情況下產生疼痛。

另外，人體在晚上睡眠時的體位使膽囊管及膽囊頸部位置最低，結石或其他異物容易在此處嵌頓從而引起疼痛。當然膽病發作的時間節律性的形成還有諸多因素的參與，但與膽囊病變密切相關的因素主要是以上幾點。

三、膽病節律研究對膽病防治的指導

（1）膽病發作的預防：

膽病節律調查的結果提示，春季為預防膽病起病的最佳季節。可在春季未到之前的冬末之時提前預防。膽氣春升，應多參加一些健身運動，調節情志，清淡飲食。已有肝膽病傾向的患者可適當服用一些疏肝利膽藥物。夏季注重膽病的治療，由於夏季是膽病再發的高峰，在春季防治的基礎上適當加用一些清利濕熱的飲料，調節自己的情緒，戒急戒躁。

（2）膽病的擇時治療：

聶氏對20例胸脇苦滿的患者，應用B超觀測方法觀察不同時間口服小柴胡湯後膽囊的收縮率、擴張率。結果提示小柴胡湯的利膽作用，在膽所主之時（子時）及相近的時辰（亥時）優於相對應的時辰（午、巳時）。根據膽病發作多在夜間的節律特點，結合聶氏由B超對小柴胡湯不同時辰對膽囊的收縮率與擴張率的觀察發現，小柴胡湯的利膽作用在子時及相近的亥時明顯優於其他時辰，膽病應用小柴胡湯治療時，最佳服藥時間為亥時與子時。

膽病的擇時治療可以選擇在夜半子時與丑時用藥。如對一膽石症右上腹及兩脇脹痛久治無效患者，囑患者於早晨5時服頭煎藥，結果患者服1劑藥後，疼痛就大減。也有人報導對30例肝膽濕熱型膽石症患者均於子時給藥，結果治療總有效率達到96.7%。對膽病定時發作者，可採取迎而奪之療法，可在規律性發病前服用相應的藥物以截止疼痛的發作。如一例少陽脇痛患者，每於早晨6時定時發作，後用小柴胡湯於清晨寅時（4～5時）服頭煎中藥，結果療效很好。

第七節　肝癌的臨床時間生物節律

關於肝癌的時間生物節律研究目前在我國主要由江西醫學院第二附屬醫院的余萬霰教授領導的研究隊伍在開

展，並得到了國家自然科學基金和江西省自然科學基金的資助。其研究成果豐富，不僅有諸多高水準的學術論文發表，還公開出版了專著《肝癌臨床時間生物學》（南昌：江西科學技術出版社，2000，12），在國內外產生了一定的學術影響。

肝癌症狀起始以上腹部不適為主，其他主要症狀是疲軟乏力、納差。其發病可以是突然發作，也可以是慢性活動性肝炎、肝硬化患者在時感不適的基礎上，症狀突然加重。肝癌的臨床症狀易感存在著近年週期特徵。余教授等人經過對江西省、江蘇省啟東市、吉林省通化市等三個不同經緯度、肝癌死亡率不一的地區進行的調查，主要觀察的是臨床症狀與臨床相關檢測，結果發現存在著近年節律性，其易感表現期在4～7月份。這個節律特徵在肝癌地區死亡率及慢性活動性肝炎反覆發作患者中尤為突出。肝癌症狀起始時間與肝癌侵襲性生長的能力有關。余教授等人的研究認為症狀起始於3～4月份的肝癌侵襲性生長能力最強，症狀起始於7～9月份的肝癌侵襲性生長能力相對低，症狀起始於12～2月份的肝癌侵襲性生長能力最低。

一、肝癌癌塊生長部位與侵犯時間

為了進一步瞭解肝癌癌塊生長的部位與侵犯時間，余教授等人對293例有完整的CT掃描資料進行了對照分析發現，肝方葉在3～5月份受到的侵犯達到28%，說明肝方葉在3～5月份易受到侵犯。

肝方葉是肝臟的主管道區，一旦受到癌塊的侵襲，惡性程度高，易產生臨床症狀。癌塊侵犯左右肝葉及全肝葉，在 12～2 月份最高達 16%，提示了此期是肝癌惡性生長進入晚期的高峰期。

二、有關肝癌標誌物血清檢測的節律特徵

（1）甲胎蛋白（AFP）

AFP 是目前臨床上最普遍應用的肝癌檢測標誌物，它對肝癌的診斷惡性生長狀態均有很大的價值。余教授等研究發現 AFP 的檢測峰值在江蘇省啟東和吉林省通化地區是 4 月中旬，而在江西省則在 7 月初。在節律特徵的差異檢驗方面，啟東出現明顯節律，而江西與通化並未出現顯著的近年節律特徵。

（2）γ-谷胺酰轉移酶（γ-GT）

γ-GT 也是臨床肝癌的檢測的標誌物之一。特別值得提出的是，肝癌早期 γ-GT 特異性或敏感度高於 AFP。調查發現江西、啟東、通化三個地區的 γ-GT 峰值時相一致，在 4～5 月上旬。

（3）鹼性磷酸酶（AKP）

AKP 的活性基本反映出肝癌惡性生長狀態。江西、啟東、通化三地區的檢測峰值時相一致，均在 6 月下旬與 7 月上旬，三地區均有顯著的生物節律特徵，三地區的振幅參數顯示節律振幅強度較強。峰值時相晚於 γ-GT 和 AKP30～40 天。

（4）丙氨酸氨基轉移酶（GPT）

大約 70%的晚期肝癌患者會出現 GPT 升高，提示癌細胞異質性分化的毒素已廣泛損害肝細胞。三個地區肝癌 GPT 升高的峰值時相一致，出現在 6 月底與 7 月上旬的 20

天之內。AFP、ϒ-GT 峰值期出現在 4～5 月份，而反映肝癌廣泛損害肝細胞的 GPT 峰值時相出現在 6～7 月份，正好說明肝癌初發階段在 4 月份，生長 30～40 天後出現廣泛性肝細胞損害。

為此，余教授等總結認為，4～7 月份是肝癌標誌物血清檢測敏感度最高的時期，且無區域性差異，是全國範圍可通用的時間規律。無論是臨床醫師，還是實驗室檢測人員都應該有這樣一個警惕肝癌的時間概念，以便提高肝癌的診斷率。4～5 月份是 AFP、γ-GT 等肝癌標誌物檢測的極敏感期，該時期檢測技術水準的提高有助於早期肝癌的診斷率。CEA（癌胚抗原）、SF（血清鐵蛋白）、AKP、GPT 等檢測項目敏感期晚於 AFP、γ-GT 30～40 天，提示了肝癌惡性生長年生物週期模式的特點。臨床醫師要掌握肝癌惡性生長的狀態，以便調節好治療方案。

三、肝癌早期影像顯示期研究

對早期肝癌進行的影像學研究發現，4、5、6 月份是肝癌早期易顯示期，高峰期在 5 月上旬。加強在該期的影像檢測，可望提高肝癌早期影像的診斷率。

另外，對 202 例肝癌臨床死亡時間的分析發現，肝癌病例易在 19 時死亡。

有專家根據研究結果還提出了一個非常有益的課題，肝癌如果存在臨床時間生物學特徵，必定可從其節律參數中準確的計算出肝癌早期普查或篩查的最佳日期，選擇這日期進行普查，可提高效果。他們根據自己研究的第一手資料總結認為 4 月上旬應是肝癌早期普查或篩查的最佳時期。

第八節　哮喘的臨床時間生物節律

哮喘是一個古老的病名，長期以來對人類產生了很大的危害。由於哮喘的晝夜節律非常明顯，故早在 1698 年 Floyer 就已經發現了哮喘患者的症狀在夜間發作或加重，白天則趨於緩解。然而有關哮喘的研究與防治，過去人們一直缺乏從時間生物醫學角度去探索，隨著研究的深入，哮喘發病的臨床時間生物節律逐漸被人們進一步確定，並應用於臨床防治工作中。

一、哮喘發作的年節律

哮喘患者存在著年節律，多見於天氣寒冷時，主要是在冬季發病多。發病的峰值時間在 11 月份和 2 月份。有人對 722 例哮喘患者季節性發作節律調查發現，結果是在秋末春初及整個冬季發生哮喘的病例數為 643，占被調查例數的 89%，其中發病最多的月份在秋末的 11 月中旬和春初的 2 月下旬，主要是在季節交換的時間，這可能與氣候溫度變化較為明顯時，哮喘患者的適應性不夠，易於發生呼吸道的感染炎症所致。

哮喘冬季好發的主要原因為：

（1）冷空氣可引發哮喘。因為哮喘患者吸入的冷空氣刺激了呼吸道中的處於病態敏感的感受器，反射性地使支氣管收縮，氣道阻力增加。另外，還與冷空氣所伴有的濕度、氣壓及季節性變應原等有關。

（2）寒冷時容易發生上呼吸道感染，產生局部炎症，從而誘發哮喘。

（3）冬季室內密閉，空氣不流通，室內空氣中單位面積過敏原濃度相對增大，如屋塵、塵蟎等，易於誘發過敏性哮喘。

（4）冬季患者衣著較多，睡眠時鋪蓋較多，而冬季的衣著及床上鋪蓋貯藏於箱櫃中約三季，往往存在過多屋塵，滋生塵蟎等過敏原。

二、哮喘發作的晝夜節律

儘管目前已經有了多篇關於哮喘的晝夜節律研究報導，如在 1980 年一項大規模的調查研究中發現，哮喘、支氣管炎、肺氣腫患者的呼吸困難症狀在 23 時至次日 5 時最為嚴重，發作也多見於凌晨。

考慮到疾病的晝夜節律變化與地域、氣候、生活習慣等的關係，為了掌握我院所在地蕪湖的哮喘晝夜節律發作情況，我們對 252 例哮喘患者進行了晝夜節律的流行病學調查研究。

全部調查對象均以《中醫病證診斷療效標準》中有關標準進行確診。病例主要來自於蕪湖市市級以上醫院。病例採集時間自 1996 年 3 月～1997 年 3 月，總數為 252 例，其中男性 145 例，女性 107 例；成人 170 例，小兒 82 例。病程 1 個月至 50 年。

採取調查表形式進行調查。主要調查內容有患者哮喘好發時間，末次發作、加重、緩解時間。輔助調查內容有服藥情況，睡眠與哮喘發作關係等。為方便統計學處理，按中醫十二時辰將一日分為 12 個相等的時間段，進行分析。

結果為，252 例哮喘患者夜間發作者 187 例，占總數的 74.2%，白天發作者 46 例，占 18.3%，發作加重時間不明確或晝夜喘息者 19 例，占 7.5%。按十二時辰統計結果，發作和加重的時間曲線一致，呈「V」形，高峰相位是子、丑、寅時，即午夜和下半夜的 23 時至次日 5 時，而病情緩解時間曲線則相反，成倒置「V」形，峰值在辰、巳、午時，即上午 7～13 時，谷值在亥、子、丑時，即夜晚 21 時至次日 3 時。

哮喘患者易於夜間發作的原因，有人認為與肺功能的晝夜節律變化有關，他們的觀察了 758 例健康人肺功能的晝夜變化，發現肺功能在一日之中早晨最低，中午最高，傍晚及睡前又降低。肺功能的晝夜節律變化，使得哮喘患者晚上容易發病。也有人由連續測定血漿中腎上腺素、組織胺、環磷酸腺苷、氫化可的松水準，並以此與同時測定的肺最大通氣量對照，結果顯示肺通氣量、血漿環磷酸腺苷、腎上腺素水準都於凌晨 4 時降到最低值。

這種人體生理性晝夜節律的存在，在哮喘患者身上得到了放大，即節律的振幅變大了，結合哮喘患者的氣道通氣改變，結果出現了哮喘發病的晝夜節律。當然，哮喘發病晝夜節律的形成並非是單一因素所致，除了人體自身的生理性晝夜節律的影響外，還有諸多與哮喘發生的其他因素的晝夜改變，包括生活習慣的影響等，據此歸納哮喘夜間好發的原因主要有：

（1）過敏性患者夜間呼吸道對抗原敏感性和乙酰膽鹼及組織胺敏感性增高，容易導致局部過敏反應，發生支氣管炎性水腫。

（2）夜間血清糖皮質激素水準降低。而皮質激素有抗感染、抗過敏作用，對有炎症的氣道或過敏引起的氣道水腫等可使症狀減輕，人體皮質激素在夜間銳減，在22時血中濃度幾乎為零，使機體內源性抗感染、抗過敏作用減弱。

（3）夜間呼吸道交感神經張力下降，而迷走神經張力較大，支氣管趨於收縮而變窄，氣道阻力增強，通氣量減少。當支氣管病變時，在夜間則更易於發生支氣管痙攣收縮，氣流通過狹窄的氣道或帶動氣道中痰液震動產生哮喘。

（4）夜間多接觸可能藏有較多屋塵與塵蟎等過敏原的枕被。

（5）部分患者因為胃內容物的食道反流，刺激呼吸道，誘發哮喘。

（6）氣溫晝夜變動的影響。夜間冷空氣刺激可引起支氣管平滑肌痙攣，誘發哮喘。

（7）睡眠的影響。我們調查顯示部分患者哮喘發作與睡眠有關，初睡及晨起發作者分別占13.8%和15.8%，可能與睡眠時體位改變及夜間睡眠造成呼吸道分泌物積聚有關。

（8）藥物對哮喘節律的影響。通常患者服用治療哮喘的藥物如氨茶鹼、中藥平喘藥等，多在白天服用，一般夜間不再加服藥物。結果血藥濃度到下半夜剛好為最低值，對病情控制力減弱，致病情發作。

中醫認為，哮喘病因無外乎寒、痰濕及人體體質陰盛陽衰所致。由於夜晚屬陰，寒、痰濕等病性屬陰，夜間陰氣與病因陰性相加，故夜間哮喘好發。哮喘患者特別是老年久病患者，基本上都屬於陽衰體質，更不耐夜間寒氣而病作或病增。根據子午流注學說，午後17～19時為酉時，凌晨3～5時為寅時，分別是腎經與肺經經氣旺時；哮喘病標在肺，病本在腎，故在這兩個時間段，哮喘好發。中醫所論與現代調查的結果基本一致。

綜上所述，哮喘的發作節律主要有冬季易發的年節律與夜間發作的晝夜節律。掌握哮喘發作的節律，可在其發作前及時應用多種方法預防。人們已經採取入夜前服用止咳平喘、溫腎納氣之中藥方劑，或支氣管解痙劑、抗生素等防止哮喘的病情復發。

目前中醫界採用「冬病夏治」法預防哮喘的冬季發作，並從根本上改變患者的過敏體質，消除誘發哮喘的病因，可達到徹底治癒哮喘的目的。尤其是對未發育成熟的少年兒童，採用冬病夏治法，有望徹底根除哮喘。

第九節　風濕病的臨床時間生物節律

風濕病在中醫被列入痹證病類。早在《素問・痹論》就記載了五種痹證的不同發病時間，如骨痹好發於冬季，筋痹好發於春季，脈痹好發於夏季，肌痹好發於長夏（至陰），皮痹好發於秋。

古人認為這種發病的時間性是人體氣血流行輸布的季節性變化所致。如《素問・四時刺逆從論》中說：「春氣在經脈，夏氣在孫絡，長夏氣在肌肉，秋氣在皮膚，冬氣在骨髓中。」對痹證總的發病時間節律古人也有總結，即《素問・金匱真言論》中所說：「冬善病痹厥。」冬季是痹證的好發季節，這是因為痹證主要病因是風寒濕三氣雜至，而冬季又是風寒濕三氣雜至的主要季節。

對痹證的晝夜節律，古人也作了觀察，並有描述。如《外台秘要》指出白虎病者，其疾晝靜夜發。《格致餘論》發現痛痹是夜則痛甚。《證治準繩》發現行痹為晝輕夜重。《壽世保元》記載痛風者，其病晝靜夜劇。《景岳全書》認為大都痛痹之證，多有晝輕而夜重。

風濕病在臨床表現主要是疼痛、關節紅腫、關節功能受限，其中疼痛幾乎出現於所有種類的風濕病，並貫穿於風濕病的發生、發展、轉歸、預後的始終。

現代醫學所提的風濕病其名稱實際上來源於中醫，這是因為中西醫在風濕病的發病原因和臨床症狀的觀察總結，疾病的轉歸預後認識上，非常相似，因此，由對現代醫學中有關風濕病的臨床研究結果也可以探究中醫的認識。廣東省中醫院對確診為類風濕關節炎的 82 例患者的調查研究發現，在發病期間全部表現有關節疼痛。對 2063 名成人進行膝骨關節炎的流行病學調查，也是以關節疼痛優於 X 線膝相的調查標準進行臨床膝骨關節炎的病例遴選。而現代《風濕病學》專著也將疼痛作為風濕病的主要症狀。大學規劃教材《內科學》直接指出，風濕在醫學上是指關節及其周圍軟組織不明原因的慢性疼痛。

同樣，中醫也是如此認識風濕病臨床症狀的，如《玉機微義・痹證門》說：「痹，為病多重痛。」對於臨床症狀中疼痛特別突出的關節炎，中醫甚至於將疼痛作為病名，對這類風濕性關節炎進行命名，即痛痹。

為掌握第一手有關風濕病的發病時間節律，我們根據風濕病發作時的主要症狀疼痛作為觀察內容，對 1607 例風濕病患者疼痛發作的時間節律進行了調研，其中男性 635 例，女性 972 例；年齡最小的為 7 歲，最大的為 82 歲；病程最短的為 25 天，最長的為 47 年。調研結果為：

一、風濕病疼痛的年節律

分為起病年節律與發作年節律。

（1）起病年節律

對 1607 例風濕病疼痛首次發作（即起病）月份及各月份所屬季節起病率的依次統計結果為，春季 3 月份起病達到峰值，秋季 9 月份為谷值。峰谷值起病率相差 10.27%。經檢驗，3～5 月份與 7～9 月份的起病數相比有非常顯著性差異（P＜0.001）。四季起病情況為春（3～5 月份）＞冬（12～2 月份）（P＜0.01）＞夏（6～8 月份）、秋（9～11 月份），夏秋起病無明顯差異（P＞0.05）。起病年節律的峰值相位顯示了其基本模式為，首次發作以 3 月份為峰值，緩慢降低至 6 月份後，下降速度加快，直至 9 月份達到谷值，然後又轉為快速上升，保持上升趨勢至來年 3 月份再次達到峰值。

根據中醫對風濕病辨證分類的起病年節律情況是，痛痹與行痹均為春＞冬＞秋＞夏，著痹則為夏、春、冬＞秋，熱痹則為夏＞春、冬、秋。進一步對四類痹證起病率逐季組間比較。結果：春季起病，依序為痛痹、行痹、熱痹＞著痹；冬季起病，痛痹＞著痹、行痹＞熱痹；秋季起病，行痹、著痹、痛痹＞熱痹。

以性別論，按首發月份所屬季節，男性組冬春兩季起病顯著高於夏秋；女性組春季起病顯著高於冬季，冬季起病顯著高於夏秋。男女組之間逐季比較，春季（3～5月份）起病率男性組明顯低於女性組（P＜0.01），夏季（6～8月份）起病率男性組明顯高於女性組（P＜0.05），秋冬兩季起病率兩組無差異（P＞0.5）。

（2）發作年節律

在我們調查的1607例患者中，風濕病起病一年及一年以上者共有1428例，這些病程一年及一年以上的患者都有明顯的季節性疼痛好發或加重的特點，其中又以單季好發或加重為主。根據對1607例、4331人次風濕病疼痛好發或加重的月發作人次數的統計，可以進一步闡明風濕病疼痛發作年節律的變動特點。風濕病疼痛好發的逐季比較為冬（12～2月份）＞春（3～5月份）＞秋（9～11月份）＞夏（6～8月份），均具有統計學意義。這種年節律發作中在冬季達到峰值，其中尤其以12月份為最高峰，夏季為谷值，其中尤其以7、8月份為最低值。

對不同種類風濕病的發作年節律調研結果是，痛痹組、行痹組好發是冬＞春＞秋＞夏，著痹組好發是冬＞春＞夏、秋，而夏、秋無明顯差異，熱痹組為夏、冬、春＞秋，而夏、冬、春三季無明顯差異。四組按發作月份所屬季節比較檢驗，結果冬季發作率：痛痹組＞行痹組、著痹組＞熱痹組；夏季發作率：熱痹組＞著痹組＞行痹組、痛痹組；秋季發作率：行痹組＞著痹組、痛痹組＞熱痹組；春季四組發作率均無顯著性差異。

從上可知風濕病不同種類的起病與發作的年節律在模式上有較明顯的差異，具體表現在首次起病以春季（3～5月份）為高峰，其次是6月和冬季（12～2月份）。當病程達到一年或一年以上時，每年疼痛好發或加重的月份則以冬季（12～2月份）為發作高峰，春季（3～5月份）次之。兩種節律也存在以夏秋之間（7～9月份）為起病及發作低谷的共同點。

以性別論，男性組與女性組發作高峰均位於（12～2月份），均以12月為峰月，發作的谷值均位於7～9月份，最低在8月份。男女性別差異對風濕病年發作節律影響不大。

二、風濕病疼痛的晝夜節律

經對1143例風濕病疼痛晝夜發作或加重的調研發現，風濕病疼痛具有明顯的晝夜節律性，主要表現為上午、下午、上半夜、下半夜單一時段發作或加重者占調研病例總數的73.76%。以風濕病疼痛晝夜發作或加重人次的比率而論，風濕病疼痛晝夜節律的變動趨勢及相位特點是，下半夜為峰值時，其次為發作率基本持平的上午和上半夜，下午為谷值時。下半夜與下午的峰－谷值發作率之差為19.34%。經比較下半夜＞上午、上半夜＞下午。

不同種類的風濕病疼痛晝夜節律比較，顯示行痹、痛痹、著痹三組疼痛晝夜節律的峰值均出現在下半夜。其中行痹、痛痹組的谷值且均出現於下午，兩組節律趨勢大致同步，不同點只是在於峰－谷時發作率之差以及次峰的出現位置（行痹組在上午，痛痹組為上半夜）略異。著痹組的谷值則出現在上半夜。熱痹組存在較強的特異性，以上午為峰值相位，下午與上半夜均為谷值時。

各個種類的風濕病節律趨勢相比較，行痹組晝夜發作率依次為：下半夜、上午、上半夜>下午；痛痹組是下半夜>上半夜、上午、下午；著痹組是，下半夜>上午、下午、上半夜；以上各組間差異均具有統計學意義。熱痹組則因樣本量的限制，晝夜四時段均無顯著性差異。峰谷值發作率之差的四組數據也說明了痛痹組節律振幅最強，著痹組次之，再次是行痹組，熱痹組節律變動的振幅最弱，當然樣本的大小不同也是差異的來源之一。

不同性別的風濕病疼痛晝夜節律的比較，男女不同性別的晝夜風濕病疼痛發作節律基本同步，說明不同性別對風濕病疼痛晝夜節律的相位影響較小。

在被調研觀察的風濕病疼痛患者中有部分患者還具有疼痛在晝夜期間定時發作和／或定時緩解的特點，亦即疼痛經常於某一特定時辰開始發作或緩解，並形成節律，提示風濕病疼痛存在著某種自律性。具備這種現象的病例數共計 129 例，占被調查數的 11.29%。其中定時發作者 122 例，定時緩解者 80 例；男性 57 例，女性 72 例；行痹 23 例，痛痹 61 例，著痹 37 例，熱痹 8 例；病程不到 1 年者 14 例，病程 1～5 年者 59 例，病程 6～15 年者 39 例，病程 16 年以上者 17 例。疼痛定時發作規律為，夜晝之交 5～6 時為定時發作的最高峰時間，其次為下半夜的 2～4 時及清晨 7 時；午間前後的 10～13 時定時發作數僅 1 例，為谷值，17 時前後達到相對高峰，然後緩慢下降至 21 時後，再度上升，保持上升趨勢直至凌晨達最高。定時緩解規律為，上午 10 時為定時緩解的最高值，然後逐漸成下降趨勢，唯夜間 22 時略有波動。比較疼痛定時發作與緩解兩種節律，可見定時發作的谷值位置大致對應於定時緩解的峰值位置，二種節律基本呈負相關關係。

三、女性風濕病患者疼痛發作或加重與月經週期的關係

有資料表明，我國婦女平均停經年齡為 49.5 歲，因此，我們對調研對象中女性年齡在 50 歲以下者還進行了風濕病疼痛節律與月經週期之間關係的研究。

觀察對象共計 385 人，結果是，風濕病疼痛在經前、經期、經後發作或加重的共 198 例，占行經女性風濕病患者 51.43%，提示月經的週期性變化是誘發或加重女性風濕病疼痛的可能因素之一，行經期女性風濕病患者的一半存在著疼痛發作近似月經週期節律。以發作人次計，經前疼痛發作或加重者最多，其次為經期，而經後最少。對 198 例具有與月經週期有關的風濕病疼痛發作或加重的患者病種類別分別統計的人數為，行痹 49 例，痛痹 12 例，著痹 62 例，熱痹 5 例，對前三類風濕病在經前、經期、經後的發作率依次進行統計學檢驗，結果是經前＞經期＞經後，均具有非常顯著性差異。

四、類風濕關節炎疼痛的年節律與晝夜節律

為了進一步瞭解現代疾病中類風濕關節炎的疼痛發作或加重的節律，我們對 620 例類風濕關節炎患者疼痛發作或加重節律進行調研。其中男性 181 例，女性 439 例。

在620例類風濕性關節炎患者中，具有關節及其附屬結構組織疼痛表現者共計615例，占調查總數的99.19%。調研統計結果顯示，類風濕性關節炎疼痛存在起病年節律、發作年節律、晝夜節律等。

（1）類風濕關節炎疼痛的起病年節律

春季（3～5月份）為起病高峰，其中3月份達到峰值，而夏秋之間的7～9月份為起病的谷值，其中9月份為最低。經統計學分析，冬與夏起病率有非常顯著性差異。夏與秋沒有明顯差別。

（2）類風濕關節炎疼痛的發作年節律

在被調查的對象中單季好發或加重者占63.82%，雙季好發或加重占31.57%。單雙季好發共占95.39%，表明類風濕關節炎的疼痛的年週期變化中具有顯著的季節性相位特徵。以月份計，冬季（12～2月份）為發作高峰時，其中12月份為最高，發作的低谷在夏秋之間的7～9月份，7月份達到谷值。

（3）類風濕關節炎疼痛的晝夜節律

經調研發現類風濕關節炎患者疼痛發作的比率夜間比白晝高25.22%，其中下半夜疼痛發作或加重的比率最高，下午疼痛發作或加重的比率最低。研究的數據顯示，類風濕關節炎疼痛的晝夜變動節律是，上午疼痛發作率較高，下午降至低谷，入夜疼痛發作率逐步增多，下半夜達到晝夜的峰值。

（4）類風濕關節炎疼痛與睡眠－睡醒節律的關係

為探討睡眠因素對類風濕性關節炎疼痛的影響，我們對341例類風濕性關節炎與睡眠－睡醒的關係進行了調研。根據有關資料及我們臨床體會，將夜間睡眠分為三段，入眠時、夜醒時、晨醒時。入眠時、晨醒時一般為必然現象，夜醒時則為或然現象，而無夜醒現象者，對疼痛刺激的感覺為睡眠所抑制，則亦屬於疼痛不在夜醒時發作或加重之列，因此，對夜間睡眠初步劃分為三個特定時具有普遍性和對照意義。經調研並經統計學檢驗，類風濕關節炎疼痛在夜間睡眠階段的發作情況是，晨醒時＞入眠時＞夜醒時，差異均非常顯著。但是午睡時、午醒時類風濕炎關節炎疼痛的發作率無明顯差異。

（5）類風濕關節炎疼痛程度與晨僵持續時間的關係

晨僵與疼痛均為類風濕性關節炎患者最常見的臨床表現，為探討二者之間的關係，我們對 341 例類風濕關節炎患者疼痛程度與晨僵持續時間的所有數據進行統計，結果發現隨著疼痛程度的逐級增強，晨僵持續時間也依次遞增，二者存在顯著的正相關性。原因可能是疼痛與晨僵均為反映類風濕性關節炎同一病理本質的體徵，並均與關節炎的程度成正比例關係。

五、風濕病疼痛節律的研究結果與風濕病防治

我們的研究較為系統地發現了風濕病疼痛的多種時間節律及有關時間現象，可以說，在理論上對風濕病及其疼痛的防治上有所提示，主要是：

（1）春季爲預防風濕病起病的最佳季節

風濕病疼痛起病年節律表明，各類風濕病均以春季（3～5 月份）、初夏（6 月份）為起病高峰，因此 3～6 月份是預防風濕病，降低發病率的最佳季節。考慮到部分隱

性起病者，其關節疼痛等臨床表現可能存在一定的滯後性，故冬季就應提前加強預防。具體措施為對有風濕病傾向的患者，如野外作業者、水下作業者、月經期或更年期婦女、有風濕病家族史者等，在易受風寒濕侵襲的關節等部位設置相應的保護裝置（已病者日常活動時宜用護膝、護肘、夾板或支具等保護炎症關節），服用抵禦風寒、溫腎壯陽之品，以保持局部關節的溫度，提高機體腎的「主骨」功能。

（2）夏季爲體質糾偏、治病求本的最佳季節

風濕病疼痛起病、發作的低谷均為夏秋的7～9月份。此時自然界陽氣升旺，人體陽氣有隨之欲升欲旺之勢，氣血趨向於體表，體內凝寒之氣趨向易解之態。此時要注意一方面防止避熱趨涼過甚，同時也要防止暑濕鬱結體內，傷津耗氣，尤其長夏之季，濕氣與熱氣交結。對已病者主要可用三伏灸貼法，改善風濕病患者的病理體質。

（3）冬季爲治療風濕病擇時施治的季節

由於風濕病疼痛的發作以冬季為主，因此對其進行已病的治療主要在冬季。根據風濕病疼痛晝夜節律所示下半夜及上午發作較多、下午疼痛減輕的相位特點與其節律形成機制，對風濕病的擇時治療主要是三點。

①清晨前後服用補陽、祛除風濕的藥物，夜間前後服用化瘀祛痰、補陰為主的藥物。這是因為補陽藥白天服用療效優於夜間，並適於扶助機體順應白天陽氣激發的功能活動；祛風濕藥則在衛氣行陽之際易於直達病所，又可借衛氣行陽分，以增強氣化，通暢氣血，緩解疼痛，故清晨服用補陽、祛風濕藥可更好地發揮藥物性能。夜間陰血用

事，疼痛加重，故入夜應重用祛瘀活血之品。

② 是風濕病疼痛多數於夜間發作，尤其是下半夜，因此臨睡前服用一次治療藥物，並注意夜間護理。

③ 疼痛定時發作者，可在定時發作前用藥，以迎而奪之，制止病作。具體服藥時間，可以按藥效起效時間與疼痛發作時間相應的思路進行選擇。

國外在這方面所做的一些嘗試可以借鑒。國外一些學者對關節炎進行了時間治療學研究，實驗藥物主要是糖皮質激素、非甾體類抗炎藥等。對風濕性關節炎患者以低劑量潑尼松龍分別於 8 時、13 時、23 時給藥，無論上午或晚上僅用藥一次，療效與傳統的每日四次給藥相同。對 17 例風濕性關節炎患者採用雙盲法比較了氟聯苯丙酸 200mg/d，分 2 次用藥與分 4 次用藥的療效差異，結果表明每日劑量分 2 次給藥療效較分 4 次給藥要高得多，且將兩次劑量之一於夜間給藥，可以更有效地控制患者清晨僵直及疼痛。對骨關節炎患者 517 例以 75mg 消炎痛緩釋劑進行治療，每位患者均為自身前後對照，用藥共 3 週，第 1 週 8 時服藥，第 2 週 12 時服藥，第 3 週 20 時服藥，結果早上用藥時副作用發生率為 32%，而夜間用藥為 7%，療效（以疼痛完全消除為指標）也有明顯的用藥時間依賴性，8 時及 12 時用藥均為 28%，夜間用藥為 35%。

六、風濕病的起伏式用藥法

所謂起伏式用藥法，是指一日幾次的用藥，除了遵循擇時治療的原則外，同時還可以根據時間也不同，用藥劑量也不同。因為風濕病疼痛的週期性動態變化反映了風濕病存在著因時輕重的節律特徵，對此在治療時可以考慮藥物配伍組成上的適當變化與增減。尤其是對長期服用的同一藥物，如皮質激素類藥物，其劑量則應基於病變的固有節律，融入相應的動態因素。國外對過敏性哮喘採用不等量二次用藥，也就是每日兩次用藥劑量不等，結果發現無論從藥物效果，還是副作用等方面，此種用藥法都優於傳統用藥法。風濕病患者在採用激素類藥物治療時，也可以採用擇時加這種不等量的起伏式用藥。在採用中藥治療時，主要是服用湯藥時，如何應用起伏式用藥法，是個新課題。目前可以試用湯藥與成藥結合的方法，在服用湯藥加用成藥時，可利用成藥劑量的可變性，湯藥劑量不變，成藥劑量擇時變化，治療風濕病患者。一般講治療風濕病的藥物都具有對胃刺激的不良反應，即便中藥湯藥和成藥也是如此。對中成藥實行起伏式給藥法，不僅可節省患者的醫療費用，同時也可減少藥物對消化道的不良作用。

在本節結束之前，我們想強調的是在本次調研結果中，我們曾提及類風濕關節炎與睡醒節律的關係，但在具有午睡習慣的一部分患者中，其入眠時、睡醒時關節部位疼痛發作或加重者僅占總調查人次的6.79%，且午睡入眠時、午睡醒來時發作率幾無差異（$P>0.05$）。目前缺乏午睡階段有無節律及午睡、夜睡性質異同的相關研究。我們設想，雖同是睡眠與睡醒，但午睡與夜睡在機體功能、生理節律、病邪變動、光照明暗、環境氣溫、藥物作用諸環節上均有明顯的晝夜差異，且午睡週期遠較夜睡週期為短，這種客觀上的區別，可能導致了午睡與夜睡對類風濕關節炎患者疼痛發作與加重晝夜節律變化的影響。

第九章
疾病變化的時間預測

第一節　六經病欲解時的預測

六經病指太陽、陽明、少陽、太陰、少陰、厥陰等六經的病變，是用以說明外感病變的六個變化時期。張仲景在《傷寒論》中不僅提出了六經病的證候提綱、辨治方法及方藥，還總結歸納出六經病在晝夜之中趨於緩解、痊癒的時間範圍：太陽病欲解時，從巳至未上；陽明病欲解時，從申至戌上；少陽病欲解時，從寅至辰上；太陰病欲解時，從亥至丑上；少陰病欲解時，從子至寅上；厥陰病欲解時，從丑至卯上。現將六經病欲解時有關內容列為表9-1。

表 9-1　六經病欲解時

<table>
<tr><th>六經病</th><th>欲解時辰</th><th>時間</th><th colspan="2">陰陽消長</th></tr>
<tr><td>太陽病</td><td>巳午未</td><td>9～15</td><td>陽盛陰衰</td><td rowspan="3">晝</td></tr>
<tr><td>陽明病</td><td>申酉戌</td><td>15～21</td><td>陽漸衰陰漸盛</td></tr>
<tr><td>少陽病</td><td>寅卯辰</td><td>5～11</td><td>陽漸生而旺</td></tr>
<tr><td>太陰病</td><td>亥子丑</td><td>21～3</td><td>陰盛陽衰</td><td rowspan="3">夜</td></tr>
<tr><td>少陰病</td><td>子丑寅</td><td>23～5</td><td>陰由盛而漸衰陽漸生</td></tr>
<tr><td>厥陰病</td><td>丑寅卯</td><td>1～7</td><td>陰漸衰陽漸生</td></tr>
</table>

從上表可知，每經病欲解時各占 3 個時辰即 6 個小時，每經病欲解時又都有 1 個主要時辰，包括子午卯酉這 4 個晝夜陰陽持平轉化時辰，以及丑寅 2 個陰氣漸衰、陽氣初生漸盛時辰，並有三陽經病多在白晝欲解，三陰經病多在黑夜欲解的規律。

關於六經病欲解時的機制，江西中醫學院萬友生教授曾概言曰：「六經病欲解時間問題是根據天人相應的理論而立說的。天之陽氣旺於晝，人之陽氣應之。天之陰氣旺於夜，人之陰氣應之，而分主其十二時辰，因此，六經病可借助於所主的時辰上的天之陽氣或陰氣之旺盛，使正勝邪退頂病解」。萬友生教授的論述闡明了三陽經病欲解時多在白晝，三陰經病欲解時在黑夜的機制。但三陽經病實際上是在白晝的不同階段、三陰經病是在黑夜的不同階段欲解的。為什麼會出現這種情況呢？其理如下：

一日之中有晝夜陰陽的變化，而晝日不同階段又有各自的陰陽變化的不同，如平旦陽氣升，日中陽氣隆，日西陽氣衰。根據陰陽相對規律論，平旦則陰氣收，日中陰氣最衰，日西陰氣漸生。同樣夜晚也有入夜陰氣生，夜半陰氣隆，夜半後陰氣漸衰，而陽氣相對則有入夜陽氣入裏，夜半陽氣最衰，夜半後陽氣漸生等變化（參閱圖 5-1）。三陰、三陽經各經陰陽盛衰多少各有不同，如太陽經為陽中之陽經，太陰經為陰中之陰經，亦就是太陽經陽氣相對多，太陰經則陰氣相對多。少陽經雖陰陽相對持平，但發展趨勢為陽欲盛而陰欲衰；陽明經也是陰陽相對持平，但發展趨勢則為陽欲衰而陰欲盛，少陰、厥陰二經均是陰多於陽，但程度有不同，前者陰氣更盛而陽少，發展趨勢均是陰氣欲衰而陽氣欲盛。

上述分析可見晝夜各階段陰陽多少及變化趨勢各有特點，而六經陰陽之氣多少及發展趨勢也各有不同。這就成為六經病在晝夜不同階段欲解趨勢的基礎。

傷寒病的特點主要是寒邪傷陽，包括兩個方面：陽氣受遏和陽氣虧損。通常三陽經病機主要是寒邪阻遏陽氣，三陰經病機則主要是寒邪日久或凝重致陽氣虧損，故臨床施治對陽經病總是以宣、和、清等法除邪復陽、祛邪扶正，對三陰經病則常以溫裏、補中等法補其虧損之陽而扶正祛邪。可見六經病與陽氣關係密切，陽氣的消長盛衰往往是六經病勢進退的主要影響因素，陽氣在晝夜之中的變化不同致使六經病變化相應改變。六經病欲解時間不同正是基於以上三點。

具體論之則為：凡生理陽氣越旺、陰氣越少的經脈，其病變則須晝夜時期中陽氣最隆盛時，得天陽及人體陽氣活動節律高峰時的資助而欲解；反之，若陰氣越盛、陽氣較少的經脈，則夜半後陽氣稍有變化即可促動而病解。當然，尚需注意陰氣變化多少，否則就難以理解三陰經病何以不在陽氣旺盛之晝而在陰氣隆盛之夜欲解的機制了。瞭解了以上內容，六經病欲解時的機制也就不難弄懂了。下面分述之。

一、太陽經病欲解時的預測

太陽經病欲解時在白晝巳午未時，乃因太陽經為陽多陰少經，巳午未時正是一日之中陽氣最隆盛時，故太陽經被寒邪鬱遏之陽氣，可得到天陽之助而宣伸，其病欲解。

亦可趁其勢而用藥，因勢利導，祛邪外出。

岳美中釋曰：「巳午為陽中之陽，故太陽主之，至未上者，陽過其度也。人身陰陽，合於大自然的氣候，至太陽之時，人身太陽之病，得藉其主氣而解。六經病亦多隨其主氣而解。」

病案1 張××，女，31歲。

自述晨起即發寒顫，頭痛，頸項強，全身關節亦痛。寒顫甚時，頭額出冷汗，口乾欲飲熱水，大便稀，小便清長，口唇發紺，舌苔微黃，脈浮弦。此太陽病桂枝湯證也，即主以桂枝湯，囑其第一次藥在上午9時服，第2次11時服，第三次午後13時服。結果，第一次服藥後，約11時，寒顫解除，頭痛項強均減。第二次藥後，身痛漸輕，第三次藥後，諸證消除。到傍晚時出現口乾，大便結，小便不利。遂進竹葉石膏湯3服，病癒。

本案以欲解時作為服藥時間，以乘欲解之勢而癒病，結果獲效。桂枝湯分3次半日內服完，乃遵桂枝湯方後之服法，「半日許，令3服盡」之意。

病案2 王××，男，32歲，1968年12月5日初診。

畏寒發燒，頭痛6日，現症見汗出惡風，鼻塞乾嘔，苔白不渴，脈浮緩，體溫39℃，證屬太陽中風症。投桂枝湯，服已須臾，飲熱粥一小碗，以助藥力，溫服後一小時。患者8時30分服藥，9時蓋被褥，11時開始出汗，體溫38.2℃，13時體溫37.5℃，15時體溫37℃，此後體溫未見回升，次日諸恙均除。退熱正是巳午之際。

本案由藥後每2小時測溫1次，觀察體溫復常的變化動態，證實了太陽病於巳至未上欲解的認識。

二、陽明經病欲解時的預測

陽明經病欲解時在白晝申酉戌時，亦即酉時左右，此時陽由盛而衰，陰由衰而漸盛，陰陽遂趨持平。陽明經屬陰陽持平經，陽趨衰入裏，陰漸生而盛。而陽明經病變時其生理節律紊亂，陽氣不衰減，不入內，陰氣難生難盛，而有陽熱過亢之臨床表觀。

但逢酉時陽漸衰而陰漸盛的晝夜陰陽變化，與陽明經陰陽變化節律相似時，陽明經陰陽變化節律得以誘導而有恢復之希望，故酉時陽明病欲解。

病案　高××，男，12 歲。1972 年 4 月 18 日診。

其母代訴：本月 10 日開始畏寒發熱，12 日就醫，藥後大汗，不畏寒但惡熱，熱更甚，口渴，煩躁。近 2 天發熱夜甚，甚則譫語。診見體溫 38.8℃，口渴，濈然汗出，煩躁譫語，腹痛拒按，大便 7 日未解，小便短赤，苔黃燥，脈沉實有力，症屬陽明腑證，投大承氣湯。上午 10 時服藥，12 時腹痛加甚，15 時得燥屎五六枚，後得極其腥臭黃水，體溫 38.8℃。17 時體溫 37.5℃，19 時 37℃，23 時入睡，體溫正常。第二日晨起覺腹中饑，諸症除。此例陽明病熱降之時，恰好是申酉戌時。

三、少陽經病欲解時的預測

少陽經病欲解時在白晝寅卯辰時。此時陽氣初生漸盛，陰氣漸降而衰，少陽經如春生之氣，雖然也是陰陽持平時期，但陽氣變化趨向旺盛，與此期自然界陰陽變化同性同向，少陽經病變故易在卯時左右得時之助而欲解。

病案 徐××，男，42歲。1973年9月16日診。

寒熱往來約22天，覺寒時體溫37.8℃，覺熱時體溫39.5℃，食慾不振，兩脇脹痛。診體溫39℃，口苦咽乾，目眩，胸脇脹痛，默默不欲食，舌紅少苔，脈弦。此為少陽證，投小柴胡湯。第一日於14時用藥，18時體溫38℃，22時38℃，一直到次日均為38℃。

17日復診，仍服用小柴胡湯。12時服藥，16時體溫38.5℃，20時38℃，24時38℃，次日4時37.5℃，8時37℃。9月18日體溫仍保持在37℃，未見復升。臨床症狀均消除，其熱降復常之時正是寅卯辰時。

四、太陰經病欲解時的預測

太陰經病欲解時在夜晚亥子丑時，該時期為陰最盛，陽最衰時，太陰經為陰中之陰經，陽氣雖少，但其易損而影響大。故當寒邪侵犯時，陽氣損傷而主要呈陰氣盛的虛寒象。夜晚子時一陽生，陰氣最盛，其陰陽變化與太陰經陰陽變化相似，故太陰經陰陽變化特點常在此期不斷加強，也由此期不斷修正調整，維持其陰陽變化基本特徵。太陰經病變時，改變了其陰陽變化之常，故在子時易得到調整復常，病變因而欲解。

病案1 武××，男，幹部。

患者每晨打噴嚏，流清涕，鼻塞，頭痛憎寒，怕風乾嘔，已歷3個月，施治不效。細詢之，尚有少食，腹脹滿，大便溏等症，綜合舌、脈分析，證屬太陰病。其所以有外感之象，乃陽虛之兆也。主以附子理中湯。囑其白天不服藥，到晚上21時開始服，在半夜1時之前服完3次藥，結果6劑後病癒。

本案抓住太陰病欲解時在晚上21時至1時，適時而治，使3個月纏綿之疾得瘥。不乘欲解之勢，其效何以為此。

病案2 曹××，女，32歲，1978年3月4日診。

患者腹痛、腹瀉，不思食月餘。證見形羸，腹脹痛，喜溫喜按，不思食，腹瀉一日4～6次，瀉下清稀或完穀不化，舌淡苔白，脈緩弱。證屬太陰脾土虛寒，當溫之，投理中丸。日3夜2，每次2丸，4天後瀉止。3月7日夜2時，知饑能食，病情至此轉機。「至夜能食者，得脾陰之旺氣故也。」此例病情轉癒亦與太陰病欲解相符。

五、少陰經病欲解時的預測

少陰病欲解時在夜晚子丑寅時，此時陰氣雖盛，而陽氣亦生，少陰經本屬陰盛陽少之性，其病變的發生也取決於陰陽之間的這種盛衰相對穩定是否失調，當陰氣未動而陽氣虛損時，則可出現「脈微細，但欲寐」的少陰心腎陽虛、陰氣更加偏勝的證象。子丑寅時陰氣隆盛，符合少陰陰氣盛旺，少陰陰氣不亂，而其時陽氣漸生，符合少陰經陽氣雖少漸生的特性，故少陰陽虛患者病情此時易於緩解。

病案 王××，男，42歲，1979年5月19日診。

一日之中，吐瀉數十次，遂致惡寒身踡，手足厥冷，舌蹇言微，陰莖亦縮，脈微，急投四逆湯加朝鮮參，配合輸液。14時開始服用中藥並輸液。20時泄止。次晨1時30分手腳溫，4時自煩，欲去衣被，脈陽微陰浮，5時舌蹇、陰縮除。後調理2日而癒。1～5時，屬子丑寅時，本例垂危患者轉危為安正在其時，與少陰病欲解時相符。

六、厥陰經病欲解時的預測

厥陰經病欲解時在半夜至凌晨的丑寅卯時，此時陰氣欲退未退，陽氣初生未盛，雖有陽氣之溫，亦有陰氣之寒，所謂乍暖還寒。但陽氣處在升發之時，陰氣處於沉收之際，故而總的出現陽氣佔據主導作用的趨勢。厥陰經為陰盛陽少之經，總的發展趨勢是陽進陰退。若厥陰經失其常態，則臨床可見厥熱勝復，寒熱錯雜現象。到了丑寅卯時，在自然界陰陽之氣的變化影響下，失態的厥陰經陰陽變化即有復常的趨象，其時亦為厥陰病欲解時。

對 100 例蛔厥腹痛患者，用烏梅湯 2～3 日，結果有 89 例患者在丑寅之際緩解，11 例在其他時間緩解。蛔厥症屬厥陰經病，100 例蛔厥症緩解時與厥陰病欲解時符合率達 89%。

上述理論與實踐充分顯示，六經病欲解時是古人在長期臨床觀察中總結出的寶貴經驗，六經病的不同欲解時間，說明某個時辰自然界及人體陰陽的升降盛衰變化，有利於扶正或驅邪，病有欲解趨勢與可能，臨床可利用這種變化節律，預測疾病變化，掌握服藥機宜，促使病變加速向癒。

第二節　病死時間預測

精氣神是人體生命活動產生和變化的根據，而精氣神的活動與五臟活動、氣血津液的充盛流注、陰陽和調等密切相關。當五臟衰竭，或氣血津液枯竭，導致「陰陽離決，精氣乃絕」，生命便停止。為了防止或延緩危重患者死亡，正確地預測疾病可能死亡的時間趨向，及時採取有效措施，有可能拯救患者於危亡邊緣，順利度過危險時日，贏得更多時間搶救治療。預測病死時間已成為歷代中醫學家探討的課題。

在正常情況下，人體正氣的盛衰對疾病的發生、發展、變化、預後等起主導作用。「正氣存內，邪不可干」。正氣虛弱則是發生疾病的根本原因。正勝邪退，疾病就好轉痊癒；正不勝邪，疾病就惡化，甚至死亡。因此，認識正氣盛衰存亡的變化，就成為預測疾病死期的基礎。誠如前面章節提到的，人體臟腑氣血活動有節律性，這種節律性又常受自然外界環境同步因子的不斷影響和加強。在病理狀況下，環境的變化不僅影響人體正氣，同時也影響病邪。危重患者在天地間變化不利於正氣的作用發揮時，人體生理節律活動處於低潮，倘若自然外界變化反利於病邪，使邪氣作用增強時，患者就可能發生死亡。如人體病至陰陽極度失調時，若處於外界一年中春分、秋分、夏至、冬至和一日中的日中、夜半、平旦、黃昏之陰陽變動明顯之時，外界的陰陽變化就有可能加速人體陰陽的離決，從而導致死亡。

關於死期預測方法，主要採用測天計時的方法推測人體生理病理變化，進而推測病死時日。具體方法有：

（1）陰陽盛衰推測法

自然界與人體陰陽盛衰有時，據其盛衰之時，可預測疾病死亡之期。一日十二時辰之子午卯酉，一年二十四節氣之二分二至，常是自然界陰陽之交的關鍵時刻，也是人體陰陽之氣盛衰交替之時，如自然界一日之中子時和一年節氣中的冬至都是由陰盛轉陽之際，午時和夏至是陽盛轉陰之際，所謂「子時一刻一陽生，午時一刻一陰生，冬至一陽生，夏至一陰生」，即是指此而言，而卯時與春分是陽升而盛與陰持平時，酉時與秋分是陰長而盛與陽持平時，人體陰陽與此相應。當機體發生病變時，疾病的陰陽屬性受其影響，容易惡化，甚至死亡。

依此可推測死亡的時間。如陰病（陰氣盛而陽氣少）在冬至或夜半陰盛陽衰之際，陰邪得陰助，陽氣更衰，可因有陰無陽，陰陽離決而亡。陽病（陽氣盛而陰氣衰）在夏至或日中陽盛陰衰之際，陽邪得陽助，使陽更盛，而陰益衰，陽無所倚而散亡，亦可死亡。

《素問・三部九候論》歸納說：「（陰病）主冬，故以夜半死」，「（陽病）主夏，故以日中死。」《素問・陰陽應象大論》說：「陽勝則身熱，腠理閉，喘粗為之俯仰，汗不出而熱，齒乾以煩冤，腹滿死，能冬不能夏。陰勝則身寒汗出，身常清，數栗而寒，寒則厥，厥則腹滿死，能夏不能冬。此陰陽更勝之變，病之形能也。」說明陰陽亢盛之疾患，在正常陰陽旺盛之時，使已盛之病患更盛，結果病重而亡。而陰陽虛衰之疾患，在外界正常陰陽虛衰之時，「以身之虛而逢天之虛，兩虛相感」（《靈樞・八正神明論》），使已虛之疾病更虛，導致病甚而死。張景岳在注解心病死在「冬夜半，或在夏日中」時所謂：「冬月夜半，水王之極也；夏月日中，火王之極也。心火畏水，故冬則死於夜半；陽邪亢極，故夏則死於日中。蓋衰極亦死，盛極亦死，有所偏盛，則有所偏絕也。」可謂總結之語。

（2）五行生剋推測法

人體臟腑有五行屬性，各臟腑功能變化有時間性，相互之間頗多影響，根據五行生剋之理，可預測臟腑病變死亡之期。前已述及，人體五腑的精氣活動不僅因一日四時和一年四季的變化而有相應的盛衰之時，五臟之間的盛衰活動的互相影響，也是導致這種盛衰變化因素之一，就是說五臟精氣活動節律的產生，有自然外界同步因子的作用，也有人體五臟間相互資助或制控的作用。

中醫將人體五臟與時間分別歸屬有五行屬性，再運用五行生剋的關係，執簡馭繁，高度概括其間的複雜性，掌握其規律。一般某臟發生病變時，當其精氣活動最衰時和他臟對其制控作用最強時，再加自然環境變化不利於某臟活動時，某臟病變可加重而死亡。

預測時，將時間的五行屬性與患病臟腑的五行屬性按五行剋之理推算，便可測知病死時刻。如《素問・刺熱篇》認為：肝熱病者，氣逆則庚辛死。心熱病者，氣逆則壬癸死。脾熱病者，氣逆則甲乙死。肺熱病者，氣逆則丙丁死。腎熱病者，氣逆則戊已死。庚辛時日屬金，壬癸時日屬水，甲乙時日屬木，丙丁時日屬火，戊已時日屬土。肝屬木，其病在庚辛時日，嚴重時則易於死亡，是時日五行屬性克制肝木五行屬性的結果，這種時日的克制包括了該日自然環境變化不利於肝病，及制約肝臟的肺臟在該時日功能正處於旺盛時。依據臟腑之間影響關係，肺臟對肝臟病變也有不利影響，以致肝病嚴重時在該時日易於惡化而死亡。餘臟類推。

（3）子午流注推測法

氣血在經脈臟腑流行灌注有一定的時間性，當氣血灌注某臟時，該臟氣血流注增多，功能旺盛。對氣血的因時流注，經脈臟腑也有因時承受的變化，古人謂之「開」、「閉」，氣血流注與臟腑開閉有節律同步性，即當氣血流注時臟腑開啟而承受，氣血流注過後，臟腑關閉，血流減少。氣血似如海潮漲落，定時流注臟腑的節律一旦紊亂，或臟腑當開不開，不能接受氣血液注灌養則可發生病變。對已病者則因臟腑組織灌流不足而惡化。故據子午流注所論臟腑氣血流注旺盛時，可測知疾病死亡時間。

以上幾種預測疾病死亡的方法，已被運用於臨床得以驗證。如嚴清等將 501 例病死安的主要死因分為陰陽兩大類，其中陽證 125 例，陰證 376 例。125 例陽證類患者死亡率以正午最高，占這一時期總死亡數的 38.4%，次為平旦，占 23.6%，第三為暮晚，占 22.3%，最低為夜半，僅占 19.3%，是正午的一半。陽證類疾病的病死率在一日內的高低次序為：正午＞平旦＞暮晚＞夜半。x^2 測驗提示：這一分佈情況具有非常顯著的統計學差異（P＜0.01）。而陰證類疾病的死亡分佈情況恰恰相反，其高低次序為：夜半＞暮晚＞平旦＞正午。正午僅占 16.2%。x^2 測驗提示：差異有非常顯著的統計學意義（P＜0.001）。（表 9-2）

馬永泉等也將 110 例死亡案予以陰陽證類分，發現陽證多死亡於陽時，陰證多死於陰時的規律，符合率達 84.55%。岳美中根據陰陽盛衰推測法成功地預測了 3 例青壯年癆瘵患者死亡時間。

吳姓青年，癆瘵證（肺結核）多年。農曆歲末診屬陰

表 9-2　旦暮晝夜死亡例數

時期	平旦	正午	暮晚	夜半	合計	P值
總死亡例	123	99	139	140	501	
（占%）	(24.5%)	(19.76%)	(27.74%)	(27.95%)	(100%)	
陽證死亡例　數	29	38	31	27	125	P<0.01
陰證死亡例　數	94	61	108	113	376	P<0.01

陽俱虛，陽虛尤甚，治以氣津雙補。延至次年農曆 2 月，其脈數疾明顯而紊亂，且手未捫及脈，指端就有似火焰上燎感覺。病屬危候，難以挽救，告其親友，預測將在春分日卯時逝去。因二時均為陽與陰持平之時，患者陽虛尤甚，無力與陰持平，陰陽離絕而易亡此時。結果該青年病人確在春分日卯時去世。

李姓工人，約 30 歲，在唐山工作，患癆瘵證。經視舌按脈問診，斷為偏陰虛的肺癆病，初治有小效。至距秋分日 10 天左右，患者尚可起床活動，飲食尚好。但經細診患者症情，恐難度秋分日酉時，家人似信非信，後來，該患者於秋分日酉時死去，時日分毫不爽。秋分酉時均係陰與陽平之日，陰虛至極患者至其時無法與陽平，以致陰陽難以平衡，離決而亡。

岳老還預測一例中年婦女虛勞證當死於春分日亦驗。

岳老以其行醫五十載體會，青壯年癆瘵病多因機體陰陽不足，尤以陰或陽虛衰明顯時，到一年之中春分，秋分日之卯時、酉時，陰陽不能按生理節律定時平衡，易致陰陽離絕，精氣衰亡。岳老還認為老人危亡多在冬至、夏至交替之時，此因老人體內陰陽本已虛衰，難以與自然外界陰陽轉換之時同步，結果人與自然不能相應而危亡。岳老經驗可見，陰陽盛衰推測法值得在臨床進一步驗證。

關於五行生剋推測法也得到臨床證實，人們發現，肺病多死於日中，因日中為心火旺時，肺屬金，火剋金。心病多死於夜半，因夜半屬腎水旺時，心屬火，水剋火。

對五臟病變死亡與四季關係的探討，也發現有一定的規律性。春季因肝經病而死亡的病例高於其他各季，夏季因心經病而死亡的病例在四季中最多，肺經病則在秋季死亡最高。惟腎經病有出入，冬季死亡數不是最多，原因如何，有待探討。有關肝、心、肺、腎各經病變死亡與四季的關係見表 9-3。

從目前發表的有關死亡與節氣、季節、時辰的關係調查報告中，已發現節氣日死亡數高於非節氣死亡數。如黃慕君等調查了上海、南京的 4 所醫院 21 年中死亡患者

表 9-3　肝、心、肺、腎各經病死數與四季的關係

季節	肝			心					肺					腎
	重症肝炎	肝癌	合計	心肌炎	風心	冠心	肺心	合計	肺炎	肺結核	肺癌	白喉	合計	腎炎
春	26	11	37	2	6	1	10	19	65	6	1	1	73	12
夏	19	7	26	1	15	0	7	23	43	5	3	1	52	12
秋	10	2	12	3	5	5	6	19	37	4	7	7	55	9
冬	18	8	26	1	10	2	4	17	36	4	2	5	47	10
共計			101					78					227	43

4435例，發現節氣日死亡數顯著高於非節氣日死亡數（P＜0.001）。楊漢輝等人探討了2892例病死與節氣關係，結果節氣日平均死亡0.32人，非節氣日平均死亡0.24人，節氣日平均死亡數高於非節氣日，二者有非常顯著差異（P＜0.01）。嚴清等對501例病死時間分析，發現若將一日分為平旦，正午、暮晚、夜半四期，則半夜死亡數最高，正午最低，四期死亡數的高低次序為夜半＞暮晚＞平旦＞正午，說明晝夜分期中白晝死亡數相對少於夜間。德國學者Spann對慕尼克市死亡患者的調查也肯定了夜間死亡人數高於白晝。陳俊鴻等對1294例病死者的調查結果是夜間死亡數多於白晝，晝夜死亡之比近似3：4。

關於季節與死亡的關係。黃慕君等調查認為以冬季死亡總數明顯高於其他三季。夏廉博對上海居民死亡的研究發現以冬季為高，尤其是處於冬末的2月份死亡人數最多，並觀察到2月份是70歲以上老人死亡高峰月（圖9-1）。

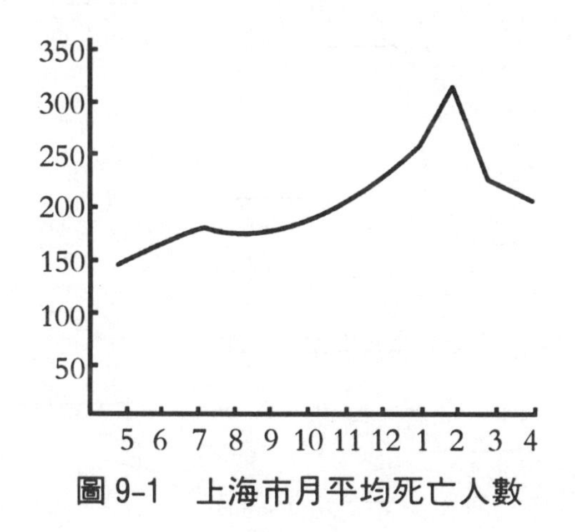

圖9-1 上海市月平均死亡人數

德國的 Spann 以及美國一些研究者也都認為死亡率冬季最高，尤以最冷的月份為多。然而，也有調查未發現死亡冬季為高的現象。有人對 1000 多例病死者分析發現夏季死亡數最高，其中又以 6 月份死亡數最多，超過調查統計的月平均死亡數 1.42 倍，對不同病變的死亡人數的月分佈最高死亡數的研究證明，不同病變的死亡數最高的月份不同，現綜合國內資料列成表 9-4 供參閱。

表 9-4　疾病死亡高峰月份

病　　名	春			夏			秋			冬			
	3	4	5	6	7	8	9	10	11	12	1	2	(月份)
腦溢血										—	—	—	
胃穿孔	—	—											
菌　痢			—	—	—								
腸　炎				—	—								
慢性腎炎										—	—	—	
腫　瘤				—	—								
肺結核		—											
肝硬化	—	—											
冠心病						—	—						
各型肺炎	—	—	—										
重症肝炎	—	—	—										
風心病				—	—	—							
慢性支氣管炎										—	—	—	
血液病	—	—	—										
膽囊病				—	—	—							
中毒性消化不良				—	—								

不同性別的死亡時間也存在著差異。以晝夜論，男性死亡高峰在寅時（3～5 時）和申時（15～17 時），最低在午時（11～13 時）；女性死亡高峰在辰時（7～9 時）和戌時（19～21 時），最低在巳時（9～11 時）。女性死亡高峰比男性晚 2 個時辰。但無論男女均為夜間（戌至卯時）死亡數高於白天（辰至酉時），白天則下午略高於上午。夜間，男性後半夜高於前半夜，女性則前半夜高於後半夜（圖 9-2）。

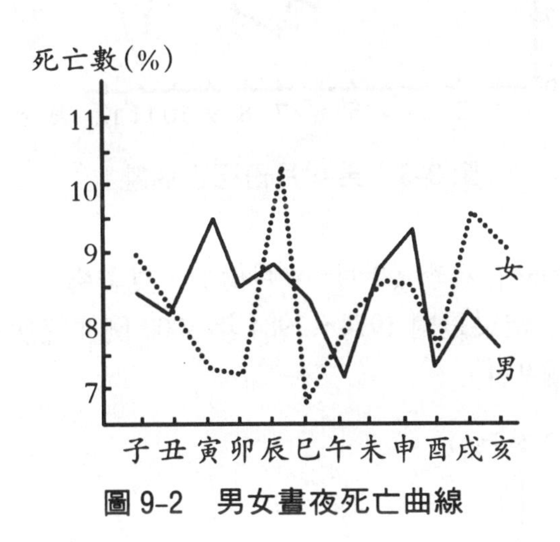

圖 9-2　男女晝夜死亡曲線

以月論，男性死亡數在 3 月份最高，1 月份次之，最低是 6 月份。女性死亡數以 1 月份最高。3 月份次之，最低在 7 月份。但男女死亡數在 3 月份以後死亡總數均下降，6、7 月份最少，後漸上升，到 11、12 月達最高峰（圖 9-3）。

以季節論，男性死亡高峰在冬季（11 月～1 月份），

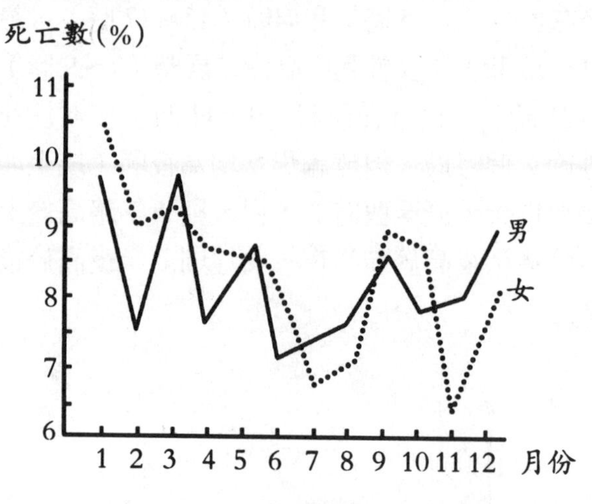

圖 9-3　男女月份死亡曲線

女性死亡高峰在春季（2 月～4 月份），夏季男女死亡數均下降。以上結果是對 1974～1984 年 3000 例住院病死患者的調查（圖 9-4）。

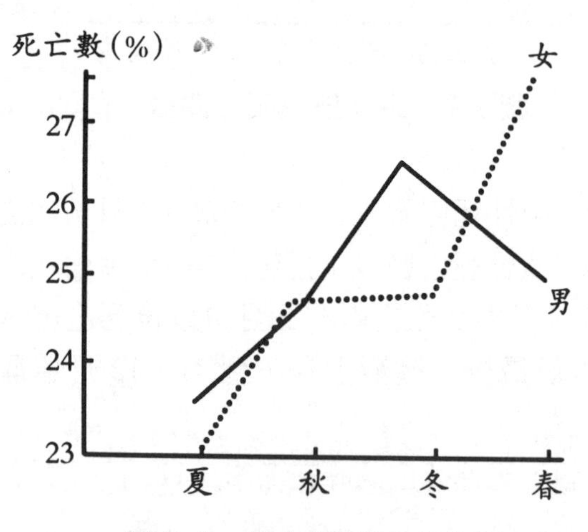

圖 9-4　男女季節死亡曲線

第十章
臨床時間針灸法

第一節　根據季節變化施用針灸的思想

機體在一年四季中有不同的變化，這些變化對針刺療法有影響，為了更好地發揮針刺的療效，減少對人體的損傷，古代醫家提出了根據季節變化，因時施針的思想。主要內容是：冬季閉塞，少用針石；春夏刺淺，秋冬刺探。

一、冬季閉塞，少用針石

中醫古代醫家認為冬季不宜選用針刺療法。如《素問・通評虛實論》說：「冬則閉塞，閉塞者，用藥而少針石也。」所謂冬時閉塞者，是指人體之氣冬季閉藏於內，體表組織活動相對衰減，此乃人體受冬季寒冷氣候變化影響的結果。如《靈樞・刺節真邪篇》，《素問・離合真邪論》等謂：「天寒地凍則經水凝泣」，「人氣在中」，氣血趨向於裏，人體體表「皮膚致，腠理閉，汗不出，血氣強，肉堅澀。」而針石治其外，針刺及砭石是作用於人體體表，或由人體體表組織的刺激達到調整機體陰陽的目的。人體體表組織受冬季氣候的影響，對外界反應遲鈍，針刺時則針感弱，療效差，「善用針者，亦不能取四厥。」即使是有造詣的針灸家，在冬季寒冷刺激下，人體四肢表面溫度下降，療效也欠佳。在此情況下，若非用針刺療法不可，則需先用熱熨法使厥冷的四肢回溫後，再施以針刺方可。誠如《靈樞・刺節真邪篇》謂，「先熨調和其經，掌與腋，肘與腳，項與脊以調之，火氣已通，血脈乃行，然後視其病」而刺之。古人將此方法稱為「解結」法。亦即在冬時用針，先以熱解其肢體體表血脈相對運行不暢，似有滯流停結之趨向，然後施針方效。當然，上述乃冬季用針不得已之法，臨床在冬時最好採用口服藥物治療方法，因「毒藥治其內」，冬季寒冷時，人氣在中，氣血趨向於裏，有利於藥物的吸收，經人體內臟發揮作用。

二、春夏刺淺，秋冬刺深

針刺的深淺，四時應有不同。如《靈樞・寒熱病篇》說：「春取絡脈，夏取分腠，秋取氣口，冬取經輸。凡此四時，各以時為齊。」《靈樞・終始篇》說。春氣在毛，夏氣在皮膚，秋氣在分肉，冬氣在筋骨，刺此病者，各以其時為齊。」以上經文明確提出了春夏針刺宜淺，秋冬針刺宜深，以時為齊的基本思想。《靈樞・終始篇》經文：故刺肥人者，以秋冬之齊；刺瘦人者，以春夏之齊對此論述最明確。因肥人體表脂肪肌肉深厚，一般針刺均較深；瘦人體表脂肪肌肉薄少，一般針刺均較淺。所謂「刺肥人者，以秋冬之齊，刺瘦人者，以春夏之齊」，它說明了秋冬宜深刺，春夏宜淺刺的要求。

為什麼針刺深淺，要以時為據，或深或淺呢？根據我國現存最早的經典著作《黃帝內經》記載，其理由由有二：

首先，自然界四季的不同變化，會導致生活於其中的人體經氣所在體表位置不同。如《素問· 四時刺逆從論》說：「春氣在經脈，夏氣在孫絡，長夏氣在肌肉，秋氣在皮膚，冬氣在骨髓中。」並從天人相應角度進一步闡述其機制：「春者，天氣始開，地氣始泄，凍解冰釋，水行經通，人氣在脈。夏者，經滿氣溢，入孫絡受病，皮膚充實。長夏者，經絡皆盛，內溢肌中。秋者，天氣始收，腠理閉塞，皮膚引急。冬者，蓋藏血氣在中，內著骨髓，通於五臟。」故針刺宜考慮四季影響下人體經氣活動變化，「春夏秋冬，各有所刺，法其所在。」《難經・七十難》對此闡解甚明：「經言春夏刺淺，秋冬刺深者，何謂也？然，春夏者，陽氣在上，人氣亦在上，故當淺取之；秋冬者，陽氣在下，人氣亦在下，故當深取之。」這種以人體深淺各層次生理活動變化不同為立足點，即是春夏刺淺秋冬刺深的理論依據之一。

其次邪氣侵犯人體，常受到人體的抗禦，因此，當人體某層次、部位抗病力強時，邪氣常因受到阻礙，而滯留於該層次組織。如《素問・四時刺逆從論》曰；「是故邪氣者，常隨四時之氣血而入客也，至其變化不可為度。」春夏人氣在淺表，秋冬人氣在深裏，故春夏秋冬四時邪客深淺有不同，治療故也需有所不同。「必從其經氣，辟除其邪。」葉霖在注《難經・七十難》有關針刺深淺時即曰：「陽氣者，謂天地之氣也。人氣者，謂營衛之氣也。

上言皮肉之上，下言筋骨之中，淺取深取，必中其病也。」此因四季病邪侵犯人體組織層次不同，針刺也應有深淺不同，可謂理由之二。

關於針刺深淺，因季而宜，有人在針刺坐骨神經痛選用環跳、秩邊等穴時，發現這些穴位，尤其是環跳穴，秋冬可深刺2.5～3.5寸，甚至4寸，春夏則刺達1.5～2寸，療效較好。如若秋冬淺刺，則療效差；春夏深刺，則常有肌肉發緊與酸脹無力的現象發生。一般講，春夏皮膚肌肉病變較多，秋冬筋骨關節病變加重。對皮膚病變，臨床常採用皮下透刺，或是病灶周圍淺層點刺方法，而對筋骨關節病變則常深刺至骨關節，甚而在骨間透刺。此亦是春夏淺刺、秋冬深刺的臨床應用現象。

目前，現代醫學研究發現，人體皮膚對痛覺敏感性存在季節差異，人體神經系統功能，體表血管組織的張縮及血流阻力，均因各種季節的氣溫、氣壓變化不同而不同，這些變化以及由此而產生的其他改變對針刺深淺的療效可能有不同的影響，合之四季體表發病的特性，初步提示，針刺深淺「以時為齊」的思想有臨床基礎和科學依據。

第二節　根據月亮盈虧施用針灸的思想

月亮對人體經絡臟腑氣血活動有影響，人體的某些生理病理活動會隨著月亮盈虧的週期變化而改變。古代中醫學家除了對婦女月經週期與月亮週期變化的相關性做過觀察與議論，還對人體其他病理生理活動與月亮盈虧週期變化的相關性做了探討，此在《內經》中有豐富的記載，如

「月滿則人血氣積，肌肉充，皮膚縱，腠理開，毛髮淺……」。人體的氣血、抗病力及體表組織層次，均受月亮盈虧的變化影響而有相應變化。在此基礎上，古代中醫學家產生了根據月亮盈虧變化施用針灸的思想，其內容主要是：

一、月空絡虛，不宜針刺

在月亮虧空時，不宜採用針刺方法。如《素問・八正神明論》指出「月廓空無治」。為什麼？該篇認為「月廓空則肌肉減，經絡虛，衛氣去，形獨居」，故「無治」。誠如前述，針刺療法主要是對人體體表組織的刺激，達到調整臟腑氣血功能的目的。月亮虧空時，人體經絡也隨之有空虛的趨向，體表氣血相對減少，針感信息傳遞差，人體對針刺感應小，療效相對欠佳，甚至可發生如該篇所述的「陰陽相錯，真邪不別，沉以留止，外虛內亂，淫邪乃起」的「亂經」現象，給人體帶來不利的影響。

二、月生無瀉，月滿無補

月虧空時不宜針刺，月生、月滿時則針刺，但用針補瀉時間有別。一般在月初生時期，針刺應避免瀉法，在月滿盈時，針刺應避免用補法。如《素問・八正神明論》曰：「是以因天時而調血氣也……月生無瀉，月滿無補，月廓空無治，是謂得時而調之也。」為什麼說月生無瀉，月滿無補是得時而調血氣呢？古代醫家認為「月始生，則血氣始精，衛氣始行；月廓滿則血氣實，肌肉堅。」（《八正神明論》）月生期間，是人體氣血漸生而旺之時，月滿之時，則係人體處於氣血最為旺盛之期。月生時用針少瀉多補，可順應人體氣血逐漸生旺的生理活動而助之使長；月滿時用針多瀉少補，係順應人體氣血充溢的生理變化，不使氣血充溢過度。反之若「月生而瀉是謂臟虛」，人體內臟氣血功能有被削弱的可能，「月滿而補，血氣充溢，絡有留血」導致實者更實，遺患無窮。

三、視月死生，以為痏數

「痏」原指針刺創痕，此處之以代針刺次數。所謂視月死生，以為痏數，意指根據月亮生盈虧空的週期變化，決定針刺穴位的多寡和針刺的次數。故《素問・繆刺論》說：「以月死生為數，用針者，隨氣盛衰，以為痏數……月生一日一痏，二日二痏，十五日十五痏，十六日十四痏。」在月虧至月滿時，針刺次數與穴位可漸遞增，自月滿至月虧時，則逐步遞減。當然臨床不可株守月生一日一痏，二日二痏之數，要領會在月亮運動的不同週期中，用穴、用針的多少應有相應變化的基本含意。古代醫家認為針刺若能「以月死生為數，發針立已」，收到較好的效果。若不以月死生為數，則「針過其日則脫氣，不及日數則氣不瀉」，於病無益，反而有害。

以上所述，根據月亮盈虧制定的施治法則，惜未引起臨床上足夠的重視，故研究者不多，其臨床指導意義如何，尚難肯定。不過，古代中醫因月施針的思想是以人體生理、病理活動同月亮盈虧變動相應的認識為基礎提出來的，現代時間生物醫學關於月亮盈虧與人體生命活動關係的研究，肯定並深化了中醫的認識。

據現代研究初步揭示，針療機制與人體磁生物效應有關，而月亮盈虧變化對地球磁場有影響，月亮盈虧與針刺療法的相關關係有可能由磁生物效應發生。現代有關研究觀察結果，也揭示了月亮確可對人體產生一定的影響作用。

國外對 10000 多名婦女月經週期的調查，發現月經來潮恰在月圓時則經量顯增。

對 1000 例出血患者的觀察，結果 82%的出血危機發生在月亮 1/4 上弦和 1/4 下弦之間的日子，而圓月時最危險。此外，裘月娟分析了產後大出血 1774 例，消化道出血 275 例，結果發現月圓時出血例數於月偏時，經統計學處理 $P<0.01$，提出應加強圓月時的產後、術後和消化道出血患者的巡視。

肺結核引起的大出血多在圓月前 7 天內。

這些均可與中醫「月廓滿則血氣實」的論述大致相符，也可用為針刺「月滿無補」，補則人體「血氣充溢，絡有留血」的依據。

小孩子有一種生在面部和耳部的瘡，月晦則瘡衰，月初則瘡盛，故又稱「月蝕瘡」。

月球運動對人體神經系統、情緒、孕胎率、血 pH 等均有影響。

人體垂體促性腺激素的分泌，腎素—血管緊張素—醛固酮系統活性。尿 17– 羥類固醇的排泄量，鬍鬚生長，痛閾和體重都有月週期（約 30 天）變化規律，其與月亮盈虧可能有關。

月亮對治療的影響，人們已初步發現新月的第二週咽喉部充血嚴重，此期不宜手術，並已有滿月時手術易出血的經驗。

滿月時，精神患者易出現病情反覆和加重。故國外自古希臘時期起至今對精神病叫 Lunatics（路那替克），意即受月亮光影響的病。

上海中藥大學何裕民等人實驗觀察月亮盈虧對小白鼠血常規、體溫等的影響，結果表明小鼠肛溫、氧耗量、周圍血液中的紅細胞及白細胞計數等重要的生理參數，與同一時間、相近地點的海潮潮位波動有著顯著的相關性，這意味著上述生理參數及其所反映的動物功能狀態可能與海水一樣，受著月光的影響而表現出月節律。

月亮對人體及治療怎樣影響，發生作用呢？經探討有直接與間接兩種作用途徑。直接作用是月球上一切液體的引力作用。古人已認識到這種作用對海水的影響。《靈樞·歲露篇》曰：「月滿則海水西盛，月廓空則海水東盛。」月亮運動引起了海水潮汐變化，如前所述，人體內固體與液體的比例與地球一致，因此，月球對人體體液也具有引力作用，使人體產生生物潮汐變化，人體不同部位的水分，有的增加，有的降低。加之人體體液成分及 pH 發生改變，從而影響人體生理、病理，產生與月同步的變動現象。如關於肺結核易在月圓時出血，有人就發現其與人體血液 pH 的變動有關。

月亮對人體影響的間接途徑包括兩方面：一是月球運動可引起氣候變化，而氣候變化對人體有明顯的影響，如情緒因氣候變化不同，可有不同的波動。一是如前述月球運動對地球磁場有影響。磁場是一切生物生存中始終起作用的一種物理刺激。人類是生活在一個充滿各種均勻與非均勻的磁場環境之中，磁場的改變必然對機體發生作用。科學研究已發現針刺療法與人體神經—體液因素及磁生物效應有關。以後者言，針刺不僅要選擇一定的穴位，而且對穴位要有一定量的刺激，才能發生磁場效應。古代醫學根據月亮盈虧選擇針刺時機，補瀉手法，針刺次數，很有可能與月球變化所導致的人體神經—體液因素、磁生物效應等變動有關，值得進一步深入探討。

第三節　晝夜按時取穴針刺法

按時取穴針刺法共有五種，包括子午流注針法三種（納甲法、納子法、養子時刻注穴法，以及靈龜八法、飛騰八法。這五種取穴法均基於人體氣血在經絡臟腑中流行灌注因時衰旺的特點，認識到當經脈臟腑氣血流注旺盛時，該經脈臟腑即處於功能活動的「旺時」，所屬經脈上的穴位就有一二個處於「開時」；當經脈臟腑氣血流注衰減時，該經脈臟腑就處於功能活動的「衰時」，所屬穴位則處於「閉時」。

古人經臨床證實，針刺旺時經脈之開穴，可提高療效，從而逐漸總結形成上述五種按時取穴針刺法。

一、源　流

按時取穴針刺法的思想最早可追溯到《內經》時代。該書約成於戰國—西漢時期，分《素問》《靈樞》兩部分。《靈樞・九針十二原》中記載有針刺應掌握適當時機的內容「知機之道者，不可掛以發，不知機道，叩之不發，知其往來，要與之期」。所謂「機」「期」均是指的針刺時機，全文意即針灸家必須瞭解經脈氣血盛衰時機，然後適時刺之。《靈樞・逆順篇》中也有較具體的內容，「氣之逆順者，所以應天地、陰陽、四時、五行也；脈之盛衰者，所以候血之虛實，有餘不足；刺之大約者，必明知病之可刺與其未可刺，與其已不可刺也」。我們在前面有關章節中已談到古代中醫學家關於人體生理病理與日月四時變化的關係的認識。《素問・八正神明論》則根據這種關係進一步指出其對臨床治療的指導作用，尤其針刺療法，「凡刺之法，必候日月星辰，四時八正之氣，氣至乃刺之。是故天溫日明，則人血淖液而衛氣浮，故血易瀉，氣易行；天寒日陰，則人血凝泣而衛氣沉……是以因天時而調血氣也。是以天寒無刺，天溫無疑……」可見，《內經》中按時針灸的思想已很明顯。《素問・針解篇》還指出「補瀉之時者，與氣開合相合也。」最早提出了氣血開穴的概念。唐代王冰注曰：氣當時刻謂之開，已過未至謂之合。」《內經》又稱氣血「開合」為「來去」，氣血來則開，去則合。亦即氣血流注於經脈之時，經脈臟腑亦開啟容納；氣血流注過後，經脈臟腑也相應閉合不啟。氣血來去與經脈臟腑開啟閉合相應而同步。

針刺有補瀉作用，或補或瀉，如迎隨補瀉法，呼吸補瀉法等，除了在手法上有區別，還與經脈臟腑開合、氣血流注來去的時機有關。對虛證補之，應在氣血剛剛流過經脈臟腑，隨著氣血流注方向（實際上是順著經絡走行方向）刺之，並用補法。所謂「刺虛者，刺其去也」。對實證瀉之，應在氣血正好流注經脈臟腑時，迎著氣血流注方向（實際上是逆著經脈走行方向）刺之，並採用瀉法，所謂「刺實者，刺其來也」。此因氣血流注衰減後，經脈空虛，虛宜補，虛而受補。其機制可能在於延遲了將合未合的經脈閉合，以利氣血繼續流注其中。氣血正好流注時，經脈充實，實宜瀉，實而受瀉，其機制可能在於加速開啟的經脈臟腑的氣血的流注，防止經脈過早閉合，使氣血瀦留，淤滯為病。

在按時取穴上，《內經》關於五輸穴的四季選用的論述，實際上也成為後世子午流注取穴的開源。《內經》認為「井滎俞經合」五輸穴的經氣活動有出，溜、注，行。入等輸布體表的特點，具有木火土金水五行屬性，並與四季變化相應。針刺應當「春取滎穴，夏取俞穴，長夏取經穴，秋取合穴，冬取井穴」。隨「四時之氣。各有所在」而選穴刺之。《難經》則進一步對《內經》學說做了修正與解釋。《七十四難》曰：「經言春刺井，夏刺滎，季夏刺俞，秋刺經，冬刺合者，何謂也？然，春刺井者，邪在肝；夏刺滎者，邪在心；季夏刺俞者，邪在脾，秋刺經者，邪在肺；冬刺合者，邪在腎。」將五輸穴與五臟聯繫起來，強調了五輸穴與季節有關，與五臟也有關，而三者之間的關聯是由它們的五行屬性相同，變化時間一致而發生的。基本確立了針刺治療不同臟腑病變，要選取相應穴位，還要因時而為的思想。子午流注等按時取穴針刺學說正是在此思想基礎上，加以整理、深化而發展起來的，形成了以因時取用五輸穴的具體選穴方法。

到了隋唐，此取穴方法又與干支計時相配，推動了按時取穴針刺的加速發展，終於在宋金元時期，產生了按時取穴針刺的具體內容與方法，並出現了我國現存最早的子午流注專著：《子午流注針法》。我們現今學習繼承與在臨床經常採用的子午流注針法，靈龜八法，飛騰八法等相繼在此時期創立與完善。金代的竇漢卿所著《針經指南》《子午流注》，元代王國瑞的《扁鵲神應玉龍經》等有關專著的問世，使越來越多的古代針灸家投身於按時取穴針刺法的研究中去，不僅有很多醫著留下醫家有關論述，而且不少針灸專著轉引注釋了何若愚、閻明廣，竇漢卿、王國瑞等人專著中的內容，並有所補充與發展。如明初朱肅等編輯的《普濟方》，徐鳳的《針灸大成》，高武的《針灸聚英》，徐春甫的《古今醫統》，楊繼洲的《針灸大成》，宋代丁德用關於《難經》的注釋語，李梴的《醫學入門》，清代吳謙等編著的《醫宗金鑒》，汪機的《針灸問對》等。使按時取穴針刺說流傳廣泛，也為我們今天研究這一古老的傳統針法保留了珍貴的資料。

二、子午流注針法

「子午流注」名稱首見於金代何若愚的《子午流注針經》，其「子午」與「流注」可能分別來源於《靈樞・衛氣行篇》和《靈樞・九針十二原篇》。前者言「子午」以示日之十二辰，說明衛氣行於人身陰陽內外的晝夜變化，「日有十二辰，子午為經，卯酉為緯……陽主晝，陰主夜。故衛氣之行，一日一夜五十週於身，晝日行於陽二十五週，夜行於陰二十五週，周於五臟」。後者言「流注」以示氣血運動，說明經脈氣血在人身流行不止，並不斷匯注五輸，內入五臟，以營養四肢百骸，五臟六腑。「凡二十七氣上下行，所出為井，所流為滎，所注為俞，所行為經，所入為合，二十七氣所行，皆在五輸也，節之交，三百六十五會」。於此可知，「子午流注」全意是人體經脈臟腑氣血因時流行灌注。從何若愚《子午流注針經》內容看，其意亦在此。因此，子午流注針法是根據人體經脈臟腑氣血因時流行灌注的活動制訂的按時取穴針刺法。

子午流注針法共有三種：納甲法、納子法、養子時刻注穴法。

要掌握子午流注針法，必須要瞭解五輸穴與五行十干之間的配合。納甲法、養子時刻注穴法還須瞭解五行十干與臟腑的配合。現列表如下供參閱。

從表 10-1～表 10-2 可知，屬腑的陽經與屬臟的陰經有兩點不同：一是五輸穴中陽經有原穴，陰經缺如，故陰經有時以俞穴代原穴。二是陰陽經的五輸穴與五行配屬不

表 10-1　五輸穴與五行十干配合表（陰經五輸）

經　別	穴名				
	井（乙木）	滎（丁火）	俞（己土）	經（辛金）	合（癸水）
肝（乙木）	大敦	行間	太衝	中封	曲泉
心（丁火）	少衝	少府	神門	靈道	少海
脾（己土）	陷白	大都	太白	商丘	陰陵泉
肺（辛金）	少商	魚際	太淵	經渠	尺澤
腎（癸水）	湧泉	然谷	太谿	復溜	陰谷
心包（丁君火）	中衝	勞宮	大陵	間使	曲澤

表 10-2　五輸穴與五行十干配合表（陽經六輸）

經　　別	穴	名				
	井 (庚金)	滎 (壬水)	俞 (甲木)	原 (甲木)	經 (丙火)	合 (戊土)
膽(甲木)	竅陰	俠谿	臨泣	丘墟	陽輔	陽陵泉
小腸(丙火)	少澤	前谷	後谿	腕骨	陽谷	小海
胃(戊土)	厲兌	內庭	陷谷	衝陽	解谿	足三里
大腸(庚金)	商陽	二間	三間	合谷	陽谿	曲池
膀胱(壬水)	至陰	通谷	束骨	京骨	崑崙	委中
三焦(丙相火)	關中	液門	中渚	陽池	支溝	天井

同；陽經是井金、滎水、俞木、經火、合土。陰經是井木、滎火、俞土、經金、合水。

十天干與經脈臟腑配屬見表 10-3。明代張景岳將其歸納為歌訣：

甲膽乙肝丙小腸，丁心戊胃已脾鄉，
庚屬大腸辛屬肺，壬屬膀胱癸腎藏，
三焦陽府須歸丙，包絡從陰丁火旁，
陽干宜納陽之腑，臟配陰干理自當。

臟腑經脈五輸穴歌訣（《醫經小學》）

少商魚際與太淵，經渠尺澤肺相連。
商陽二三間合谷，陽谿曲池大腸牽。
厲兌內庭陷谷胃，衝陽解谿三里隨。
隱白太都太白脾，商丘陰陵泉可知。
少衝少府屬於心，神門靈道少海尋。
少澤前谷後谿腕，陽谷小海小腸經。

表 10-3　五行十干與臟腑配屬表

臟腑	膽	肝	小腸	心	胃	脾	大腸	肺	膀胱	腎	三焦	心包
五行	木		火		土		金		水		相火	君火
十干	甲	乙	丙	丁	戊	己	庚	辛	壬	癸	丙	丁

至陰通谷東京骨，崑崙委中膀胱知。
湧泉然谷與太谿，復溜陰谷腎所宜。
中衝勞宮心包絡，大陵間使傳曲池。
關衝液門中渚焦，陽池支溝天井合。
竅陰俠谿臨泣膽，丘墟陽輔陽陵泉。
大敦行間太衝看，中封曲泉屬於肝。

（1）納甲法：納甲法首見於何若愚的《子午流注針經》。該法以人體經脈臟腑氣血的因時環流為基礎，以日時天干，五行生剋為推取方法，計算五輸穴的開穴、取穴及針刺的時間。

納甲法關於五輸穴的開穴規律是：

其一：以干定經，確立值日經。如甲干與膽經相配，則日干中為甲之日，該日值日經為膽經。

其二：每日首開值日經井穴，再依經穴相生關係開各經滎俞經合穴。如甲日值膽經，則首開膽經井穴竅陰穴。膽屬木，小腸屬火，木生火，故次開小腸經穴，此屬經生經。膽經井穴竅陰為金，小腸經滎穴前谷屬水，金生水，前谷繼竅陰穴後開，此屬穴生穴。餘可類推，或參閱後面的各經主氣日開穴表。

其三：每日開井穴時辰為該日第一個時干中與該日干

相同的時辰，滎俞經合穴隨井穴開時而變動。如甲日有甲戌、甲申兩個時辰的時干與日干甲相同，其前一個含甲的時辰甲戌時即為該日井穴開時。乙日有乙酉、乙未兩個時辰的時干同於日干乙，則前一個含乙的時辰乙酉時為該日井穴開時，該日滎俞經合開穴則依序繼井穴開啟。

其四：經穴開穴有日，時辰間隔，亦即陽日陽時開陽穴，陰日陰時開陰穴。凡日、時的干支在干支序數中為單數（奇數），則該日、時為陽日陽時；凡日、時的干支在干支序數中為雙數（偶數），則該日、時為陰日陰時。凡陽經上穴位為陽穴，陰經上穴位為陰穴。如甲子日，甲子在干支序數中為開首，序數為 1，甲子日為陽日。甲子日的甲戌時，甲戌在干支序數中分別為 1 和 11，故甲戌時為陰時，餘類推。陽穴如足少陽膽經等手足三陽經上穴位，陰穴如足少陰腎經等手足三陰經上穴位。而陽日的陰時，如甲子日乙丑時，無開穴。陰日的陽時，如丁卯日丙寅時，無開穴。因為陽日不開陰經穴，故陰時無開穴，陰日不開陽經穴，故陽時無開穴。結果就產生了每條經脈上的穴位隔日一開穴，每日隔一時辰始有一穴為開。但是陽經（或陰經）的五輸穴開完後，轉開陰經（或陽經）的五輸穴時中間無時辰間隔，直接從上一個時辰轉入下一個時辰。如由甲日膽經開穴轉為乙日肝經開穴，則直接由甲日最後一個開穴時辰甲申時，轉入乙日第一個開穴時辰乙酉時。乙日肝經轉丙日小腸經則直接由乙日最後一個開穴時辰乙未時轉入丙日第一個開穴時辰丙申時。然而在壬日膀胱經轉入癸日腎經時，中間則間隔有十個時辰無開穴，此乃子午流注納甲法天然缺陷。

其五：陽日陽經五輸穴開後則接開三焦經穴，陰日陰經五輸穴開後則接開心包經穴。所謂「氣納三焦，血歸包絡」。取三焦經五輸穴方法是按「他生我」規律（「他」指三焦經五輸穴，「我」指值日的陽經，「生」是按經穴的五行屬性相生）。如甲日膽經等五輸穴開後，則開三焦經滎穴液門。因膽屬木，液門為滎水穴，水生木，符合「他生我」之意。心包絡五輸穴取穴方法是按「我生他」規律（「我」指值日的陰經，「他」指包絡的五輸穴）。如乙日肝經等五輸穴開後，則開心包絡經滎穴勞宮，因肝屬木，勞宮為滎火穴，木生火，符合我生他之意。

其六：俞原同取，在五輸穴與五行十干配屬表中，我們已看到陽經除五輸穴外還有原穴。按子午流注規定，主經的原穴一律都在俞穴開穴時同時開穴，所謂「返本還原」。陰經無原穴，則以俞穴代原穴。如膽經日在戊寅時開俞穴陷谷時，同時要開膽經原穴丘墟。又如肝經日在己丑時開俞穴太白時，要同開太衝穴，因太衝為肝經俞穴可代原穴，而太白穴係脾經俞穴，開在肝經值日時，故須同開肝經俞穴太衝。此外，壬日丙午時和癸日丁卯時又有特殊開穴規律。壬日丙午時，既要開取小腸經俞穴後谿和主經膀胱經原穴京骨，又因三焦經歸屬於丙，屬相火，而需再開三焦經原穴陽池。癸日丁卯時，既要開心經俞穴神門和值日經腎經俞穴太谿，又因心包歸屬於丁，屬君火，而需再開包絡經俞穴大陵。

其七：合日互用，前已述及由於陽日陽時開陽穴，陰日陰時開陰穴，故陽日陰時和陰日陽時無開穴，此時可據合日互用規律開取與該日值日經相合的經脈穴位。如當甲日膽經於乙亥時（陰時）無穴開，可開取己日脾經乙亥時的穴位中封穴，反之，己日脾經丙子時（陽時）無穴開，可開取甲日丙子時前谷穴。經脈相合規律是：甲與己合，乙與庚合，丙與辛合，丁與壬合，戊與癸合。如合日在某一時辰均無開穴，可考慮應用納子法（下節介紹）方法取開穴針刺。

納甲法開穴針刺的特點如下：

根據經穴生剋規律選擇補瀉手法，納甲法每日所開五輸穴與其所屬經脈有五行生剋關係。如膽屬木，膽經穴竅陰為井穴屬金，二者有金剋木，也就是穴剋經關係；又如小腸屬火，其井穴少澤屬金，二者有火剋金，也就是經剋穴關係。又如胃屬土，其井穴厲兌屬金，二者有土生金，也就是經生穴關係。而肝屬木，其井穴大敦亦屬木，二者五行屬性相同，無生剋關係。經穴之間這種生剋關係，古人歸納為歌訣：

甲己穴剋經，乙庚經穴同，丙辛經剋穴，

丁壬穴立經，戊癸經生穴，補瀉細推尋。

可根據十干與經脈臟腑配屬關係去掌握。某日所開的五輸穴與該日開穴所在經脈的五行生剋關係均一致，合日互用穴也如此，只要記住上述歌訣，就掌握了經穴生剋規律。

經穴生剋關係是決定針刺開穴用補還是用瀉的手法的根據。如「甲己穴剋經」，甲日取穴針刺時，若治療實證，需瀉經之實，則應用補的針刺手法，以加強穴剋經的作用；若治療虛證，需補經之虛，則應用瀉的針刺手法，以減輕穴剋經作用。

此外，定時取穴針刺，為了針對病情選用適宜的穴位，可確定某穴在其開穴時定時針刺。這種方法可充分利用穴位主治效用，提高療效。

在選取開穴施治時，應當少量配以主治效用與病情符符的穴位。

為了便利臨床醫家運用，現將各經主氣日開穴及其時辰列表如下供參用。（表 10-4～表 10-13）按本書前面介紹的方法計算出日干後，無需計算時干即可據本表在臨床應用。

表 10-4　甲膽主氣日開穴

時辰	甲戌	丙子	戊寅	庚辰	壬午	甲申
時間	19～21	23～1	3～5	7～9	11～13	15～17
經脈	膽	小腸	胃	大腸	膀胱	三焦
五輸	井	滎	俞	經	合	滎
穴位	竅陰	前谷	陷谷	陽谿	委中	液門
五行	金	水	木	火	土	水
			同開丘墟			

表 10-5　乙肝主氣日開穴

時辰	乙酉	丁亥	己丑	辛卯	癸巳	乙未
時間	17～19	21～33	1～3	5～7	9～11	13～15
經脈	肝	心	脾	肺	腎	心包
五輸	井	滎	俞	經	合	滎
穴位	大敦	少府	太白	經渠	陰谷	勞宮
五行	木	火	土	金	水	火
			同開太衝			

表 10-6　丙小腸主氣日開穴

時辰	丙申	戊戌	庚子	壬寅	甲辰	丙午
時間	15～17	19～21	23～1	3～5	7～9	11～13
經脈	小腸	胃	大腸	膀胱	膽	三焦
五輸	井	滎	俞	經	合	俞
穴位	少澤	內庭	三間	崑崙	陽陵泉	中渚
五行	金	水	木	火	土	木
同開腕骨						

表 10-7　丁心主氣日開穴

時辰	丁未	己酉	辛亥	癸丑	乙卯	丁巳
時間	13～15	17～19	21～23	1～3	5～7	9～11
經脈	心	脾	肺	腎	肝	包絡
五輸	井	滎	俞	經	合	俞
穴位	少衝	大都	太淵	復溜	曲泉	大陵
五行	木	火	土	金	木	土
同開神門						

表 10-8　戊胃主氣日開穴

時辰	戊午	庚申	壬戌	甲子	丙寅	戊辰
時間	11～13	15～17	19～21	23～1	3～5	7～9
經脈	胃	大腸	膀胱	膽	小腸	三焦
五輸	井	滎	俞	經	合	經
穴位	厲兌	二間	束骨	陽輔	小海	支溝
五行	金	水	木	火	土	火
同開衝陽						

表 10-9　己脾主氣日開穴

時辰	己巳	辛未	癸酉	乙亥	丁丑	己卯
時間	9～11	13～15	17～19	21～23	1～3	5～7
經脈	脾	脾	腎	肝	心	包絡
五輸	井	滎	俞	經	合	經
穴位	隱白	魚際	太谿	中封	少海	間使
五行	木	火	土	金	水	金
同開太白						

表 10-10　庚大腸主氣日開穴

時辰	庚辰	壬午	甲申	丙戌	戊子	庚寅
時間	7～9	11～13	15～17	19～21	23～1	3～5
經脈	大腸	膀胱	膽	小腸	胃	三焦
五輸	井	滎	俞	經	合	合
穴位	商陽	通谷	臨泣	陽谷	足三里	天井
五行	金	水	木	火	土	土
同開合谷						

表 10-11　辛肺主氣日開穴

時辰	辛卯	癸巳	乙未	丁酉	己亥	辛丑
時間	5～7	9～11	13～15	17～19	21～33	1～3
經脈	肺	腎	肝	心	脾	包絡
五輸	井	滎	俞	經	合	合
穴位	少商	然谷	太衝	靈道	陰陵泉	曲澤
五行	木	火	土	金	水	水
同開太淵						

表 10-12 壬膀胱主氣日開穴

時辰	壬寅	甲辰	丙午	戊申	庚戌	壬子
時間	3～5	7～9	11～13	15～17	19～21	23～1
經脈	膀胱	膽	小腸	胃	大腸	三焦
五輸	井	滎	俞	經	合	井
穴位	至陰	俠谿	後谿	解谿	曲池	關衝
五行	金	水	木	火	土	金
同開京骨、陽池						

表 10-13 癸腎主氣日開穴

時辰	癸亥	乙丑	丁卯	己巳	辛未	癸酉
時間	21～23	1～3	5～7	9～11	13～15	17～19
經脈	腎	肝	心	脾	肺	包絡
五輸	井	滎	俞	經	合	井
穴位	湧泉	行間	神門	商丘	尺澤	中衝
五行	木	火	土	金	水	木
同開太谿、大陵						

應用上述各經主氣日開穴表要瞭解日干。日干的計算方法，除了本書前面第四章介紹的張國瑞等設計的日、時干支快速推算表的查閱計算外，尚有查閱中國科學院紫金山天文臺編撰的《新編萬年曆》法。該書包括了 1840～2050 年各日的干支，瞭解日干支簡便迅速。劉冠軍教授在《新中醫》1982 年第二期上介紹的年、月、日、時等干支的推算法，亦可採用。

納甲法臨床應用舉例：

病案1　張×，女，24歲，工人。

患者反覆頭痛3個月。發病時曾有畏寒發熱，頭痛，以後頭部為甚。經過治療頭痛未除，餘症消失。又經藥物及非按時取穴針刺未效。近日頭痛加劇，經常規取穴針刺治療5次未效。第六次按納甲法取開穴針刺。就診日為1982年12月24日下午2點，屬壬戌年壬子月辛巳日乙未時，為肺經主氣日肝經俞穴太衝開穴，刺之得氣後，疼痛即刻漸漸緩解，留針30分鐘，並加取天柱、崑崙、太陽。以上各穴用圓利針點刺，均用瀉法。針後頭痛明顯減輕，後未復診，1983年3月4日追訪，病者訴自那次針後，頭痛未再復發。

（王俐羚.福建中醫藥，1987，3：55.）

病案2　朱×，男，30歲，工人。

患者胃痛反覆發作1年餘，加重20餘天。患者於1年前開始發生胃脘疼痛，夜間痛甚，食後緩解，喜按，遇冷則發，得熱則舒，並伴有泛酸、納呆，解柏油狀大便等症，經中西藥治療不佳。入院前作鋇餐檢查示：十二指腸球部處見一龕影。纖維胃鏡示：十二指腸球部大彎側見一黃豆大小之潰瘍，診斷為十二指腸球部潰瘍（活動期）。1983年9月1日收入院治療。入院後單純用子午流注納甲法取穴，每日針刺1次，每次留針20分鐘，5天後胃痛明顯減輕，繼而疼痛消除，諸證均除。治療2個月後纖維胃鏡復查示：十二指腸球部大彎後前壁處有一腫脹橋形皺壁，診斷為十二指腸球部潰瘍（瘢痕期）

（羅惠平等.湖北中醫，1985，6：39.）

病案3 韓××，男，56歲，部隊幹部，1983年5月26日初診。

患者左側口眼喎斜3月餘。經針灸、穴位注射、中藥等施治無效。左側額紋淺，左眼閉合不全，眼裂約0.3公分，流淚，左鼻唇溝淺，示齒差，口角下垂，流涎與食物貯留，偶有左眼瞼抽動，苔白薄，脈沉弦。診斷為風中於絡，口眼喎斜。應用子午流注納甲法取穴針刺，隔日1次，每次留針20～30分鐘，經3次治療，左側額紋基本恢復，左眼已能閉合，左鼻唇溝正常，口角正，無流涎，咀嚼正常，基本治癒。停針2週後復查，症情未見反覆。

（閻潤茗.南京天人相應會議，1982.）

人們還透過嚴密的科研設計，設立對照組，以統計學方法處理結果來觀察納甲法的臨床療效，一般確高於非納甲法取穴組。劉豫淑等人以納甲法治療外周性面神經麻痹22例，同時設立了電腦取穴組，經驗取穴組各22例進行組間對照。納甲法組取穴針刺時間全部按患者就診時間，每日針1次，每次20分鐘。電腦取穴組全部採用基本穴位加辨證取穴的方法施治，刺法同納甲法組。經驗組按傳統取穴經驗取穴，每日或隔日1次，部分患者配合拔罐、艾灸等治療方法。治療後，三組66例病人痊癒49例，平均痊癒率為74.2%，其中開穴組痊癒20例，占90.9%；電腦開穴組18例，占81.8%；經驗取穴組11例，占50%，各組治癒率以開穴組最高。再以治癒天數比較，20天以內病癒者，納甲組為18例，占81.8%；電腦開穴組15例，占68.1%；經驗取穴組則無1例在20天內痊癒。

梁氏等人以納甲法按時選經取穴治療546例癱瘓病，

每日上午於 7～9 時或 9～11 時取穴針刺，進針得氣後留針 10～20 分鐘，加電針。隔日針刺 1 次，10 次為一療程。結果 315 例腦血栓形成後遺症治療有效率為 95.87%；腦炎恢復期後遺症癱瘓 52 例，有效率為 92.3%；腦栓塞後遺症 36 例，有效率 89.8%，腦溢血恢復期後遺症 126 例，有效率 83.33%。其他如急性感染性多發性神經炎、癔病性癱瘓、週期性麻痹，脊髓炎（截癱）共 17 例，有效率 100%。各類病基本治癒 116 例，占 21.2%，顯效 187 例，占 34.2%，好轉 201 例，占 36.8%，總有效率為 92.2%，無效 34 例，占 6.2%，惡化 7 例，死亡 1 例，占 1.6%。

羅惠平等人以納甲法針刺治療胃十二指腸潰瘍 8 例，每日針刺 1 次，留針 20 分鐘。若胃脘部痛甚且反覆發作者，則加刺 1 次。應用本法期間，其他療法停用。針刺只取開穴，不配他穴，2 個月為一療程。為使療效判斷客觀化，作者對被治療者治療前行胃鏡檢查，明確診斷，治療 2 個月後，胃鏡復查，特殊情況者則以 X 線鋇餐復查。治前胃鏡檢示，一般均有大小不等的潰瘍面，伴有明顯充血、水腫，症狀體徵明顯。治療結果：痊癒 6 例（臨床症狀、體徵消失，X 線鋇餐檢示龕影消失，或纖維胃鏡示潰瘍面瘢痕化），好轉 2 例（臨床症狀、體徵基本消失、X 線鋇餐透視示龕影變淺，或胃鏡示潰瘍面縮小）。一般針後一週左右症情減輕，尤其是疼痛基本消失。羅氏等人認為納甲用法對病程短的單純性潰瘍患者療效較佳。

此外，有人以納甲法取穴針刺治療急慢性病 20 種共 222 例，並設對照組，針刺手法一致，結果納甲組總有效率為 97.7%，治癒率 20.7%，對照組總有效率為 90%，治癒率為 10.8%，兩組有效率及治癒率差異有非常顯著性統計學意義（P＜0.01）。

（2）納子法：納子法可能創始於宋代，而明代高武的《針灸聚英》則明確闡發之。初稱為「十二經病井滎俞經合補虛瀉實」法，因該法主要以十二地支所代表的十二時辰分別取用各經五輸穴，故又稱為子午流注納支（子）法。

納子法以《內經》「經脈篇」關於十二經脈貫通聯繫結構為基礎，認為人體氣血循著經脈貫通結構，依次流注十二經脈，每日從寅時手太陰肺經始，至丑時足厥陰肝經止，日復一日，週而復始，循環流注不息（表 10-14）。氣血流注至何經，何經則因氣血生旺而有「開穴」，而氣血剛流注過後的經脈則有穴位稱「合穴」，這二種穴位均可擇時針刺，增強其主治效用，只不過二者作用相反，開穴可瀉實症，合穴可補虛證。

關於納子法開合穴規律及針刺特點：

納子法開合穴，亦即「時穴」係各經五輸穴，但每經開五輸穴的那一穴，則據五行相生關係來決定。在氣血生

表 10-14　地支時辰與十二經脈配屬表

地支	時間	經別	地支	時間	經別
子	23～1	膽	午	11～13	心
丑	1～3	肝	未	13～15	小腸
寅	3～5	肺	申	15～17	膀胱
卯	5～7	大腸	酉	17～19	腎
辰	7～9	胃	戌	19～21	心包
巳	9～11	脾	亥	21～23	三焦

旺時，經脈所生養的輸穴，也就是屬經脈子穴為開穴。如寅時肺金旺，金生水，故肺經合水穴尺澤為開穴。在氣血生旺後緊接的時辰，可生養經脈的輸穴，也就是屬經脈母穴為合穴。如寅時肺經旺後之卯時，肺經俞土穴太淵為合穴，因土可生金。納子法這種開合穴規律與納甲法、養子時刻注穴法是不同的，從而也就決定了納子法針刺穴位的特點。凡遇及經脈病變實證時，則在氣血正旺時，取其子穴針之，手法用瀉法。此乃遵循「實則瀉其子」原則瀉其實，加之氣血正旺時，經脈充實，而宜於瀉之。當經脈病變為虛證時，則在氣血剛剛旺盛後緊接之時辰，取其母穴針之，手法用補法，此乃遵循「虛則補其母」原則，補其虛，加之氣血流注後，經脈空虛，而宜於補之。如肺經實證宜在寅時針瀉尺澤，肺經虛證宜在卯時針補太淵。

納子法補瀉母子穴方法不僅表現在本經穴上，還可由異經補母瀉子法達到施治目的。如肺經虛證可取脾經穴，因脾土、肺金，土可生金。取脾經何穴？補脾經母穴滎火穴大都，時間：在脾經經氣流注剛過的午時。本經補母瀉子法和異經補母瀉子法可配合應用，以增強補瀉作用。

當流注時辰未到，或已過了開穴時辰，而疾病較急需即刻施針者。或遇病變虛或實證候尚不明顯時，則可在病經上取與該經五行屬性相同的本穴或原穴針刺，陰經仍以俞代原。如脾屬土，脾經的太白穴亦屬土，太白穴即其本穴。脾經無原穴，以俞代原，則仍乙太白穴為原穴。

臨床運用時，因考慮到其補瀉作用依靠不同穴位，在不同時間針刺。故一般應循經取穴，定時針刺。如肝經有病在丑時取肝經適當穴位進行治療。本法較為簡單。現將

表 10-15　納子法本經補母瀉子取穴表

經別	流注時辰(24時)	補法		瀉法		本穴	原穴
		補母穴	用穴時	瀉子穴	用穴時		
肺	寅(3～5時)	太淵	卯時	尺澤	寅時	經渠	太淵
大腸	卯(5～7時)	曲池	辰時	二間	卯時	商陽	合谷
胃	辰(7～9時)	解谿	巳時	厲兌	辰時	三里	衝陽
脾	巳(9～11時)	大都	午時	商丘	巳時	太白	太白
心	午(11～13時)	少衝	未時	神門	午時	少府	神門
小腸	未(15～17時)	後谿	申時	小海	未時	陽谷	腕骨
膀胱	申(15～17時)	至陰	酉時	束骨	申時	通谷	京骨
腎	酉(17～19時)	復溜	戌時	湧泉	酉時	陰谷	太谿
包絡	戌(19～21時)	中衝	亥時	大陵	戌時	勞宮	大陵
三焦	亥(21～23時)	中渚	子時	天井	亥時	支溝	陽池
膽	子(23～1時)	俠谿	丑時	陽輔	子時	臨泣	丘墟
肝	丑(1～3時)	曲泉	寅時	行間	丑時	大敦	太衝

納子法本經補母瀉子穴法列表如上（表 10-15）。

納子法應用舉例：

李氏等人按納子法開穴針刺法，治療了腦血栓形成患者 30 例，結果顯效 25 例，有效 3 例，無效 2 例。其方法於每日凌晨 3～5 時之寅時，在患者睡醒時，取刺肺經尺澤穴，用快速進針法強刺激後，留針 10～20 分鐘，中間捻轉 1～2 次，進針深度為 1～1.5 寸，10 天為一療程。李氏等還發現寅時患者尚睡未醒，針刺前叫醒後，立即行針者，療效尤其理想，較之寅時或寅時未到，患者即自己醒來躺在床上等待針刺的效果為佳。他們還對 10 例患者行非寅時針尺澤穴觀察比較，結果療效不佳，說明納子法有臨床運用價值。

病例　高××，男，59歲，1976年5月13日入院。

患者突然眩暈、噁心，言語蹇澀，右側肢體不遂，已經3天。5月11日上午8時，患者騎自行車趕集，途中突覺眩暈，視力模糊，噁心心煩，繼則舌強語言欠利，右側手足重滯，半身不遂，血壓130/90 mmHg。舌質淡，苔薄白，脈沉微弦。診為腦血栓形成，中醫辨證屬風中經絡。

5月14日凌晨開始定時針刺尺澤穴，當天上午8時，患肢腕關節能抬高13公分，下午4時10分，能抬高15公分。5月15日前臂能抬高25公分。以上兩天，上肢和腕關節的活動在平臥時兩臂均能同時抬高。5月16日上午8時開始，肘及肩關節前後左右活動，並能坐立抬高。從5月17日下午15時開始，平臥和坐立時手能抬高到頭枕部。5月18日上午8時以後，手抬高於頭枕部5公分，手指的中指、無名指、小指均能輕度活動。5月19日，手抬高能超過頭頂10公分，同時，手指開始有輕度握力。

針刺一個療程，上肢抬舉達90度，活動靈活，手指併攏伸展自如。生活自理，症情消失。

（李淑華.新中醫，1982，9：38.）

黃氏對14例婦女月經過多，採用子午流注納子法灸療，療效較佳，14例均癒。其中經1次灸後，出血量減半者5例，2次灸後出血停止者5例，3次灸後出血停止者8例，4次灸後出血停止者1例。灸治時間最少2次，最多4次。

方法是選用隱白穴，灸治時間定在每日辰巳2個時辰（7～11時）。施灸前，先以常規消毒穴位後，塗上少許硼酸軟膏，然後放置米粒大的艾柱，連續點燃5壯為一次量，每日施灸1次，3次為一療程。

辰為胃經主時，巳乃脾經主時，隱白為脾經井穴。黃氏認為所治14例患者均係病久纏綿，久病多虛，陽氣式微，元氣不足，致陰血妄行，更因氣為血帥，脾氣虛而不統血，血不歸經則為外溢。胃經多血多氣，脾為統血之臟，在辰巳脾胃經脈旺盛時，加以溫灸，可增強灸法，振奮脾氣，已統其血。值得重視的是黃氏取用的隱白穴，本非納子法脾經所用穴，黃氏根據納子法經脈開旺時辰大膽取用該穴灸治，並獲療效，是對「時穴」的補充，應當引起重視。現舉驗案一例，供參閱。

病例 卓××，女，37歲，營業員，1983年3月16日就診。

患者月經過多已歷10餘年，每次經行量1000ml左右，需用4～5疊衛生紙，連綿10日以上，經色黯黑成塊，頭暈目眩，行動不支，身體搖晃，心慌神亂。診見：面色蒼白而虛浮，唇紫暗，舌淡潤胖大，邊有齒印。脈象沉澀，重按若無。此係淤血留經，經血妄行。治宜溫灸以化淤，助脾氣以統血。取穴：隱白灸治。次日復診，出血量減半。第二次灸隱白穴後，出血即止。此後月經正常，隨訪一年，未見復發。

（黃建章.中醫雜誌，1985，3：21.）

（3）養子時刻注穴法：養子時刻注穴法屬子午流注針法之一，近人多注重研究納甲法、納支法，對本法則較為生疏。該法首見於金代何若愚撰的《子午流注針經》。所謂「養子」指的是五輸穴以其五行屬性的相生關係為序。

「時刻」指一日十二時辰和百刻，「注穴」指氣血流注穴位。養子時刻注穴，意即氣血在一日十二時辰和百刻中，按照穴位之間五行屬性相生關係因時依序流注五輸各穴。據此，在針刺氣血流注旺盛的穴位即所謂「開穴」時，療效可增加的思想指導下，按照上述氣血因序流注五輸穴的時間特點，提出了本法。

此法與納甲法有相通之處，都據天干開取穴位，也注重穴位五行之間的關係，流注納穴的理論原則大致相同。但納甲法以日干為主，養子時刻注穴法則以時干為主，納甲法一時辰僅有一穴為開穴，而養子時刻注穴法則一時辰開五穴，依次為井滎輸經合穴，每穴約 1.67 刻，相當於現在 24 分鐘，每日十二時辰計漏水百刻，共開六十穴，（加陽經俞原同開之六原穴為六十六穴）（表 10–16）。

養子時刻注穴法關於五輸穴開穴規律是：

其一，各經值日時所開取的五輸穴與納甲法各經值日所開取的五輸穴一致。亦可看其為將納甲法一日開穴縮合在一時辰開完。納甲法每日三焦或包絡穴則除外。

其二，時干與經脈關係仍是甲膽、乙肝、丙小腸……。一般先開本時辰之時干相應經脈的井穴，也就是說，井穴均在各時辰開始的 24 分鐘開穴，繼後則為滎俞經合穴，穴間無間隔停頓。除納穴外，時干相同則所開穴位一致。

其三，每日有天干，每時辰有天干，前為日干，後為時干。凡遇某日時干與該日上一日日干相同時，即稱天干重見（若遇某日有二時干與其上一日日干相同，則以前一個為準）。天干重見時辰，開穴另有規定，即重見時干屬陽者，該時辰則開三焦經的五輸穴，重見時干屬陰者，該

表 10-16　養子時刻注穴法甲日與乙日開穴表

時辰	小時	井	滎	俞	原	經	合	備注
		1-24分	24-48分	48-72分	48-72分	72-96分	96-120分	
甲子	23-1	竅陰	前谷	陷谷	丘墟	陽谿	委中	
乙丑	1-3	大敦	少府	太白	太白(代)	經渠	陰谷	
丙寅	3-5	少澤	內庭	三間	腕骨	崑崙	陽陵泉	
丁卯	5-7	少衝	大都	太淵	太淵(代)	復溜	曲泉	
戊辰	7-9	厲兌	三間	束骨	衝陽	陽輔	小海	
戊辰	7-9	關衝	液門	中渚	陽池	支溝	天井	己日納三焦穴
己巳	9-11	隱白	魚際	太谿	太谿(代)	中封	少海	
庚午	11-13	商陽	通谷	臨泣	合谷	陽谷	足三里	
辛未	13-15	少商	然谷	太衝	太衝(代)	靈道	陰陵泉	
壬申	15-17	至陰	俠谿	後谿	京骨	解谿	曲池	
癸申	17-19	湧泉	行間	神門	神門(代)	商丘	尺澤	
癸酉	17-19	中衝	勞宮	大陵	大陵(代)	間使	曲澤	甲日納包絡穴
甲戌	19-21	竅陰	前谷	隱谷	丘墟	陽谿	委中	重複甲子時開穴
乙亥	21-23	大敦	少府	太白	太白(代)	經渠	陰谷	重複乙丑時開穴

時辰則開心包絡穴，此稱納穴。其他經脈無論與該時干同否，一律不開。如乙日上一日天干為甲，乙日甲申時就需納穴，因甲干為陽，當納三焦經，應依序開其五輸穴：關衝、液門、中渚（陽池）、支溝、天井。又如壬日上一日日干為辛，而壬日有兩個辛時干即辛丑，辛亥時，辛丑在前其為納穴時辰，辛屬陰乾，故納心包絡，應依序開其五輸穴：中衝、勞宮、大陵、間使、曲澤。

要強調的是：本法雖與納甲法開穴相類似，但納甲法所開各穴在時辰上相對固定，如膽經井穴竅陰只在甲日甲戌時開，腎經井穴湧泉只在癸日癸亥時開等，本法則不然，因時干與時支相配的不同，開穴受時干影響，同一穴位可在不同時辰開穴。如竅陰穴可在甲子時開，也可在甲戌時開，也可在甲午時開等，臨床應用應加注意。

其餘日時開穴據表 10–16 下推，只要記住甲日癸酉時納包絡，乙日甲申時納三焦，丙日乙未時納包絡，丁日丙午時納三焦，戊日丁巳時納包絡，己日戊辰時納三焦，庚日已卯時納包絡，辛日庚寅時納三焦，壬日辛丑時納包絡，癸日壬子時納三焦等，即不會有誤。

養子時刻注穴法取穴計算方法：

瞭解日時干支方法與納甲法相同，知道了施針日時干支，就可根據天干與經脈的配屬關係，按照五行相生規律，開取各經五輸穴。可按時取穴針刺，也可取穴定時針刺。

魏祥武、曹一鳴對 54 例原發性高血壓患者隨機分為養子時刻注穴針刺治療組與按傳統辨證取穴針刺治療組，每組 27 人。養子時刻注穴法組所用穴位有：太衝、行間、太谿、然谷、復溜、俠谿、曲泉、陰陵泉、足三里、曲池，太白、陽陵泉、內庭、間使等，根據氣血流注及辨證情況適當選用。辨證組除選用上述穴位外，尚有風池、太陽、豐隆、內關、水溝等穴。兩組各以 10 次為一療程，隔日 1 次，治療期間停用降壓藥物，每次針刺前後測血壓。

兩組均經 2 個療程治療後療效比較（表 10–17）。經統計學處理兩組收縮壓差異顯著（P＜0.05），舒張壓差別非常顯著（P＜0.01）。自覺症狀，顯效者消失或明顯減輕；有效者消失或好轉，個別患者血壓下降而症狀暫時略

表 10-17　養子時刻注穴法組與辨證組療效比較

組別	顯效		有效		無效		總有效		血壓平均下降（mmHg）		兩組相差（mmHg）	
	例	%	例	%	例	%	例	%	舒張壓	收縮壓	舒張壓	收縮壓
注穴組	16	50.3	10	37	1	3.7	26	96.3	20.56	33.96	7.97	8.77
辨證組	9	33.3	14	51.9	4	14.8	23	85.2	12.59	25.19		

有加重；有的患者自覺症狀明顯好轉而血壓無明顯改變。

魏氏等人的研究表明本法對原發性高血壓有治療作用，且療效較辨證組高。

三、靈龜八法

靈龜八法可能產生於元末明初。內容始見於竇漢卿的《針經指南》，名稱則首見於徐鳳的《針灸大全》。

靈龜八法以奇經八脈與十二正經交會的八穴為「時穴」，按日按時，加以運用，以治療疾病。八脈交會穴如表 10-18 所示。

靈龜八法按時取穴針刺，不僅與日時干支有關，而且與古代八卦學說有關，該法把八穴納於八卦，根據八卦中陰陽消長的道理按時取穴，所以又叫「奇經納卦針法」，而用「靈龜」者，意即該方法有靈應的龜兆，說明本法開穴有如八卦之間的聯繫變化。

靈龜八法是根據八卦學說與中醫理論結合而制定的一種按時取穴針刺法，故學習靈龜八法，應學習八卦學說。八卦學說來自《周易》，故也應學習《周易》。鑒於靈龜八法的開穴推算與臨床運用，經用日時干支計算即可按時取穴進行，此處故僅介紹其開穴規律及計算運用，有關八

表 10-18　八脈交會穴

正　經	交會穴	奇　經
手太陽小腸經	後谿	督脈
手太陰肺經	列缺	任脈
足太陰脾經	公孫	沖脈
足少陽膽經	臨泣	帶脈
足少陰腎經	照海	陰蹺
足太陽膀胱經	申脈	陽蹺
手厥陰心包經	內關	陰維
手少陽三焦經	外關	陽維

卦及《周易》內容則略去不論。

靈龜八法開穴規律：

（1）每時辰開 1 穴，因一日十二時辰，靈龜八法僅用 8 穴，故每日有的穴位開 1 次，有的穴位開 2 次，甚至 3 次。

（2）各穴與日時干支無固定搭配，每穴在各日時干支均有開穴的機會。

（3）開穴與陰陽干支時日無對應關係，取用的穴位僅受限於奇經與正經交通關係；除後谿、臨泣二穴屬五輸穴，餘皆不是五輸穴，故不受五行生剋關係影響。

（4）八穴開穴順序無固定模式，故各穴開穴時辰也無一定的順序。

以上開穴特點，可以下列靈龜八法在代表六十甲子一循環的 60 日中，各開穴的次數不一致加以表明。如每日十二時辰，60 日中共有 720 時辰。每時辰開 1 穴，故有 720

穴次為開穴，各開穴依次為照海共開穴 220 次，外關 107 次，足臨泣 106 次，申脈 98 次，公孫 96 次，內關 32 次，列缺 31 次，後谿 30 次。開穴次數最多為照海，最少為後谿，二者相差 190 次。這種開穴次數上的不均勻，及相差數無固定倍數，使得靈龜八法才具有上述四點開穴特點。

要推算靈龜八法開穴，必須掌握下述數字：

八穴代數：八穴代數是八穴與八卦在九宮圖上的配屬對應關係中產生的，前已述及，本法以八卦納八穴，八卦與八穴之間有固定搭配。八卦在九宮圖中因所在位置不同，根據九宮圖中數字分配，各卦與不同數字有關，這樣與八卦相配的八穴也就與九宮圖中不同數字發生聯繫，計算取穴時，可根據日時干支代數計算結果，再與八穴代數對照，數字相符的穴位即為開穴。

關於八穴與八卦及其代數的關係歸納為表 10–19。

日時干支代數：靈龜八法計算開穴與日時干文有關，關於日時干支的推算可參閱納甲法或干支推算法，為了便於計算並對照八穴代數擇取開穴，靈龜八法對日時干支還分別配有代表數字，現分別列表如下。（表 10–20、21）

計算開穴方法：

首先推算出就診日時干支，查出就診日時干支的四個代數，並計算出其加數和，再除以 9 或 6（從日干分陰日

表 10–19　八穴與八卦及其代數表

八穴	申脈	照海	外關	足臨泣	公孫	後谿	內關	列缺
八卦	坎	坤	震	巽	乾	兌	艮	離
代數	1	2.5	3	4	6	7	8	9

表 10-20　靈龜八法日干支代數表

天干	甲己	乙庚	丁壬	戊癸丙辛
地支	辰戌丑未	申酉	寅卯	巳午亥子
代數	10	9	8	7

表 10-21　靈龜八法時干支代數表

天干	甲己	乙庚	丙辛	丁壬	戊癸	
地支	子午	丑未	寅申	卯酉	辰戌	巳亥
代數	9	8	7	6	5	4

陽日，遇陽日除 9，遇陰日除 6），以相除後的「餘數」對照八穴代數取穴。如果恰好除盡，無餘數，則陽日取九數，開列缺穴，陰日取六數，開公孫穴。

舉例：計算 1979 年 7 月 4 日 7 時 10 分開穴。

該日干支為壬申，時干支為甲辰。據干支代數表，壬 8 申 9，甲 9 辰 5，日數加數和是：

8+9+9+5＝31

壬申日為陽日以 9 除之：

32÷9＝3……餘 4

據八穴代數，足臨泣為 4 與此相符，故開穴為足臨泣。

為便於臨床應用，現將靈龜八法一週期六十日各時辰開穴列表如下（表 10-22），臨床可據日干支與時干支查閱取穴應用。

靈龜八法取穴針刺主治病變特點：

（1）運用靈龜八法取穴針刺時，不僅按時取開穴針刺，同時還因奇經八脈之間的結構聯繫而配用八穴的其他

表 10-22 靈龜八法逐日按時開穴代數表

日＼數＼時	子	丑	寅	卯	辰	巳	午	未	申	酉	戌	亥
甲子	8	6	4	2	9	3	7	5	3	1	4	2
乙丑	5	3	1	4	2	6	4	2	5	3	1	5
丙寅	2	5	3	1	8	6	6	4	2	9	7	1
丁卯	3	1	5	3	6	4	2	6	4	1	5	3
戊辰	5	3	6	4	2	9	4	7	5	3	1	8
己巳	5	3	1	5	3	6	4	2	6	4	1	5
庚午	5	3	1	4	2	9	4	2	5	3	1	8
辛未	1	4	2	6	4	2	5	3	1	5	3	6
壬申	7	5	3	1	4	2	0	4	2	5	3	1
癸酉	1	5	2	6	4	2	6	3	1	5	3	1
甲戌	2	9	7	5	3	6	1	8	6	4	7	5
乙亥	2	6	4	1	5	3	1	5	2	6	4	2
丙子	1	4	2	9	7	5	5	3	1	8	6	9
丁丑	5	3	1	5	2	6	4	2	6	3	1	5
戊寅	3	1	4	2	9	7	2	5	3	1	8	6
己卯	6	4	2	6	4	1	5	3	1	5	2	6
庚辰	8	6	4	7	5	3	7	5	8	6	4	2
辛巳	4	1	5	3	1	5	2	6	4	2	6	3
壬午	5	3	1	8	2	9	4	2	9	3	1	8
癸未	2	6	3	1	5	3	1	4	2	6	4	2
甲申	1	8	6	4	2	5	9	7	5	3	6	4
乙酉	4	2	6	3	1	5	3	1	4	2	6	4
丙戌	4	7	5	3	1	8	8	6	4	2	9	3
丁亥	2	6	4	2	5	3	1	5	3	6	4	2
戊子	2	9	3	1	8	6	1	4	2	9	7	5
己丑	2	6	4	2	6	3	1	5	3	1	4	2
庚寅	6	4	2	5	3	1	5	3	6	4	2	9

續表

時 數 日	子	丑	寅	卯	辰	巳	午	未	申	酉	戌	亥
辛卯	5	2	6	4	2	6	3	1	5	3	1	4
壬辰	8	6	4	2	5	3	7	5	3	6	4	4
癸巳	5	3	6	4	2	6	4	1	5	3	1	2
甲午	8	6	4	2	9	3	7	5	3	1	4	5
乙未	5	3	1	4	2	6	4	2	5	3	1	2
丙申	3	6	4	2	9	7	7	5	3	1	8	5
丁酉	4	2	6	4	1	5	3	1	5	2	6	4
戊戌	5	3	6	4	2	9	4	7	5	3	1	8
己亥	5	3	1	5	3	6	4	2	6	4	1	5
庚子	5	3	1	4	2	9	4	2	5	3	1	8
辛丑	1	4	2	6	4	2	5	3	1	5	3	6
壬寅	6	4	2	9	3	1	5	3	1	4	2	9
癸卯	6	4	1	5	3	1	5	2	6	4	2	6
甲辰	2	9	7	5	3	6	1	8	6	4	7	5
乙巳	2	6	4	1	5	3	1	5	2	6	4	2
丙午	1	4	2	9	7	5	5	3	1	8	6	9
丁未	5	3	1	5	2	6	4	2	6	3	1	5
戊申	4	2	5	3	1	8	3	6	4	2	9	7
己酉	1	5	3	1	5	2	6	4	2	6	3	1
庚戌	8	6	4	7	5	3	7	5	8	6	4	2
辛亥	4	1	5	3	1	5	2	6	4	2	6	3
壬子	5	3	1	8	2	9	4	2	9	3	1	8
癸丑	2	6	3	1	5	3	1	4	2	6	4	2
甲寅	9	7	5	3	1	4	8	6	4	2	5	3
乙卯	3	1	5	2	6	4	2	6	3	1	5	3
丙辰	4	7	5	3	1	8	8	6	4	6	9	3
丁巳	2	6	4	2	5	3	1	5	3	2	6	2

續表

日＼數＼時	子	丑	寅	卯	辰	巳	午	未	申	酉	戌	亥
戊午	2	8	3	1	8	6	1	4	2	9	7	5
己未	2	6	4	2	6	3	1	5	3	1	4	2
庚申	7	5	3	6	4	2	6	4	7	5	3	1
辛酉	6	3	1	5	3	1	4	2	6	4	2	5
壬戌	8	6	4	2	5	3	7	5	3	6	4	2
癸亥	5	3	2	4	2	6	4	1	5	3	1	5

非其時開穴，如公孫與內關各通於沖脈與陰維脈，沖脈與陰維脈在心、胸、胃等部位相合，故公孫、內關二穴也存在某種聯繫，臨床運用中可在內關開穴時配用公孫，公孫開穴時配用內關，其他六穴相配關係是：後谿與申脈，足臨泣與外關，列缺與照海。這樣八脈八穴分成了四組，各組均有其主治範圍，開穴與配穴合用可使療效進一步提高。

（2）奇經與正經均與八穴相通，因此該八穴不僅用於奇經病變的治療，也可用於正經病變的施治。

（3）用本法治病可按時取穴針刺，也可因病取穴定時針刺，一般治療諸痛證常按時取穴針刺，療效較好，如竇漢卿說本法可「除痛於目前」，現代臨床報導證實了本法效用。

（4）據《針灸大成》載，本法可治療 244 種病證。《針灸聚英》認為八穴相配可治 211 種病症，但應注意配穴和手法。本法穴位補瀉作用與納甲法等相似，以補瀉手法不同，發揮不同作用。

靈龜八法應用舉例：

病案1　姚××，女，53歲，1980年7月12日16時30分就診。

患者腰扭傷疼痛，活動受限，行走俯僂。查體，見右側腰部肌肉緊張，壓痛明顯，掣痛牽引髂骨前嵴處。診為急性腰扭傷，病在帶脈，按靈龜八法計算其時開穴為足臨泣。遂針刺該穴，針入痛上，腰能直伸，行走如常人。

該案主治者曾試驗對腰痛與帶脈有關患者，專取足臨泣，但在該穴非開時針刺，卻發現療效不如足臨泣穴開時針刺效果好。

（高章營.中醫雜誌，1983，12：52.）

病案2　胡××，女，45歲，中學教員，1982年7月15日20時30分就診。

素患右腎結核，左輸尿管下段結石。昨日清晨大便後，突發左小腹絞痛，大汗淋漓，面色蒼白，經急診治療後症情緩解，今日門診以淋證收治入院。以其尿少色黃，左少腹拘急，除服用清熱利尿，化石通淋中藥，尚加服罌栗殼膠囊0.8g，琥珀膠囊1.5g。晚間小便滯澀難出，左少腹拘急絞痛，用本法開穴針刺。經計算該時開穴為申脈，患者疼痛時，術者有意不取開穴治療，先針刺列缺、陰陵泉、三陰交等穴，左少腹絞痛未除，隨後取開穴申脈刺之，疼痛立減，留針10分鐘後，疼痛緩解，排尿正常，安然入睡。

（高章營.中醫雜誌，1983，12：52.）

病案3　李××，男，39歲，1976年4月9日15時40分就診。

宿有疝氣疼痛，反覆發作，服藥後疼痛可解。當日清晨挖地用力，遂致疼痛劇烈，輾轉呼號，不能站立，服藥不能緩解。診見左側腹股溝至陰囊有一梨形腫物，下端粗大部分墮入囊中，疼痛拒按，噁心嘔吐，脈大急沉，診為疝氣（嵌頓性疝）。按靈龜八法計算該時開穴為足臨泣，遂針之，針入其痛頓減，留針 5 分鐘後，疼痛消失，並用手將疝塊向腹腔輕揉，推壓，予以回納，只聽到「咕嚕咕嚕」聲響後，疝塊消失。10 分鐘後出針，患者站立，疝塊不再出現，如常人而去。後經手術治療而癒。

（*袁博淵.河南中醫*，1985，2：8.）

運用本法治療軟組織損傷 27 例的療效觀察，說明本法有臨床運用價值。27 例中，痊癒 20 例，顯效 5 例，有效 2 例。針刺次數最少者 1 次，最多者 6 次，平均 2.4 次。軟組織損傷部位包括手指、手腕，肩肘、胸脇、腰背、膝踝等。一般採用強刺激，每 5 分鐘行針 1 次，留針 15～30 分鐘，每日 1 次，3 次一療程。

有人還以本法結合子午流注納甲法，輔以中藥內服治療 35 例小兒痿證，治療方法是先針當日當時納甲法、靈龜八法開穴，再選刺患肢的足三里、髀關、伏兔、梁丘、陽陵泉、環跳、絕骨、丘墟、崑崙、太谿、曲泉等穴。每日針 1 次，每次選穴 3～5 個，每穴盡可避免連續用 2 天，手法強刺激而短速。內服中藥用淫羊藿、川木瓜加養胃湯或益胃湯化裁。35 例患兒病程最長的 4 個月，最短的半天，均呈弛張性癱瘓，肌脹力低下，腱反射消失，有痛覺反應，有的患肢明顯萎縮。治療結果總有效率 94.3%，其中 15 位（占 42.8%）患兒已恢復 5 級肌力，能獨立行走，為基本治癒。肌力較治前提高2級以上者10人，為顯效。肌力提高1級者8人，為好轉，肌力無明顯改變者2人，為無效。劉氏治療157例血管性頭痛時，分為循經取穴組、逢時開穴組、辨證逢時開穴組分別針刺治療。其開穴採用靈龜八法結合納甲法，結果發現辨證逢時開穴組療效最好，有效率為100%，治癒率為92.5%，進一步說明本法若結合辨證和納甲法，療效更優。

麻氏則以靈龜八法、飛騰八法、納甲法開穴聯合運用作為主穴，以納子法開穴為輔穴，阿是穴與病穴（辨證用穴或循經取穴，即與病相宜的穴）為備用穴，治療277例急慢性疾病（包括男性不孕、斑禿、偏癱、面肌痙攣、外感咳嗽、呃逆、遺尿等共39種病變）。肌肉豐厚部位的穴位加拔火罐，肌肉淺薄部位加灸，每療程5次，不間斷，取效為度。277例中有265例為曾用他法久治不效者。結果療效為：痊癒209例，有效65例，無效3例，痊癒率達69.9%，總有效率達97.5%。麻氏取穴方法綜合了按時取穴各法及非按時取穴進行治療，很有新意，療效也較理想，尤其是所治277例患者中有96%是他法治之不效者，用本法施治後絕大多數取得令人滿意的療效，更增加了本法可提高療效的可信性。

四、飛騰八法

飛騰八法首見於元代王國瑞的《扁鵲神應玉龍經》（1329）。但飛騰八法的基礎實際上由竇漢卿奠定，後由其弟子王開，傳於其後代王國瑞。明高武《針灸聚英》收有「八法飛騰定十干八卦法」。徐鳳《針灸大全》書中亦

表 10-23　飛騰八法與八卦、十干配屬表

八卦	坤	兌	震	坎	乾	巽	艮	離
八穴	申脈	照海	外關	足臨泣	公孫	後谿	內關	列缺
十干	乙癸	丁	庚	戊	甲壬	辛	丙	己

稱「靈龜取法飛騰針圖」等內容。飛騰、靈龜二法實際上是八脈交會穴開穴的兩種方法。飛騰八法在元代著述中出現，靈龜八法則在明代《針灸大全》中出現，可見飛騰八法的創立要早於靈龜八法。

飛騰八法同靈龜八法一樣，都以八脈交會穴為時穴，但飛騰八法所論八穴與八卦的配合和靈龜八法相異。飛騰八穴還與時干相配（表 10-23）

飛騰八法開穴規律：

（1）開穴與時干固定相配，如中脈與乙、癸二時干相配，而時干按十天順序週而復始出現，與時干相應的八穴也呈現一定的順序，某穴總是繼某穴後開穴。如內關穴在時干為丙時開，其後時干為丁，丁干時開照海，故內關開穴後總是按開照海穴。

（2）八穴與時干的配屬無陽干配陽穴（陽經穴位），陰乾配陰穴（陰經穴位）的規律，與五行生剋不發生聯繫。

（3）飛騰八穴在各時辰均有開穴機會，此因飛騰八穴受時干影響，而海一時干均有與各時支相配的機會所致。

飛騰八法取穴計算法與針刺：

首先按前述方法瞭解針刺時間的時干，再據時干與八穴的配屬關係尋出開穴。如 1983 年 7 月 8 日為丁酉日，該日 9～11 時為乙巳時，時干為乙，乙干與申脈相配，故該

日 9～11 時應針開穴申脈。

飛騰八法針刺也有按時取穴針刺與因病取穴定時針刺的不同，臨床可配伍其他對症穴位施治，或結合子午流注法、靈龜八法等按時取穴法針刺。

第四節　按時取穴針刺的臨床與實驗研究概況和進展

一、臨床研究概況與進展

在前面有關章節中，對按時取穴針刺的臨床研究概況已部分介紹過，此節重點談談目前臨床研究的幾個特點和進展。

日前關於按時取穴針刺的臨床研究，主要集中在以下幾個方面。

（1）關於提高療效的驗證：已經有大量臨床實踐觀察證實，按時取穴針刺確有提高療效的作用。有人採用組間對照法，將 14 例中風後遺症患者分為兩組，一組因時針刺，一組辨證取穴，結果因時組得氣效應強者占 58%，肌力平均 4.6 天增長一級。辨證取穴組得氣效應強者占 28.6%，肌力平均 10.5 天增長一級。按時組肌力增長較辨證組快 5.9 天，兩組療效有顯著差異（$P<0.05$）。高章營應用自身前後對照法對淋證患者開始不按時取穴針刺，使用常規辨證取穴針刺，療效欠佳。後按時取穴針刺，立見效果。對足臨泣比較開時與閉時針刺治療腰痛的療效，結果同穴位在一不同時間針刺，療效有明顯差異，因時開穴

時針刺療效顯然優於閉穴時針刺。以上由採用組間對照，自身前後對照，同穴不同時針刺對照等方法驗證因時取穴針刺的療效，肯定了其在臨床應用的價值。

（2）合用二種以上因時取穴針刺法的研究：以納甲法與靈龜八法合用治療小兒痿證、血管性頭痛等，療效理想，其中小兒痿證總有效率為94.3%，基本治癒15例，占42.8%等。此多法合用的研究，對完善按時取穴針刺法及創立新法具有不可低估的意義。

（3）因時取穴與辨證取穴二法合用的研究：對157例血管性頭痛病人進行組間對照觀察以比較療效，將患者分為循經取穴組、因時開穴組、辨證取穴與因時開穴合用組，治療結果是：辨證取穴與因時開穴合用組療效最好，有效率為100%，治癒率為92.5%。循經取穴組治癒率則為65.4%，因時開穴組為67.3%。司徒鈴在治療多種痛證應用針法時，亦得出因時取穴合用辨證取穴的療效優於單純因時開穴組和單純辨證取穴組的結論。

（4）增加開穴的研究：除了對納甲法癸日有10個時辰無穴可開等缺漏不足進行研究補充外，人們還對許多不屬古代醫家所論的開穴穴位進行因時開穴針刺研究，以擴充時穴內容，如在納子法一節中介紹的因時灸隱白穴治療月經過多症。隱白穴以納子法論不屬開穴，但辰巳時灸隱白穴收效較好，隱白穴可謂納子法辰巳時新的開穴。臨床發現在壬辰、壬午、壬申等按納甲法所論，凡屬膀胱經開旺的時辰，加刺背部膀胱經夾脊兩邊側線部位，對改善胸部病變有比較明顯的療效，說明夾脊兩側線部位的穴位均可謂納甲法膀胱經新增的開穴。

（5）關於按時取穴針刺各法主治的研究：按時取穴針刺法目前已知有五種，各法內容不同，經臨床研究觀察，它們對不同的疾病有不同的療效。傳統認為靈龜八法可治療 244 種病證，除之而外的病療效如何，未予肯定。現在發現，納甲法對多種痛證療效較好，對頭目昏暈亦有療效。靈龜八法對痛證療效較納甲法更優，甚至腫瘤術後惡變的劇痛，也有針入痛止的效果，對泌尿系結石有一定效果，對關節扭挫傷療效顯著。納子法對內臟病變的治療有較好的效果，對婦科病的施治也令人滿意。目前又初步發現納甲法對肢體癱瘓、胃潰瘍也有療效。

二、實驗研究概況與進展

為了尋求因時針灸的科學機制，人們在大量的臨床驗證療效的基礎上，開展了實驗室研究。目前實驗觀察指標主要是人體生物電變化，血流、皮膚溫度、臟器功能以及血液有形成份的改變等。

（1）測定穴位局部物理改變與因時針灸的關係。對穴位局部因時變化的觀察指標主要是穴位皮膚溫度和電阻等。閻氏等人對 50 人為期 1 週的開閉穴實驗觀察發現，閉穴的皮溫與電流量均高於開穴（$P<0.01$）。我們對開閉穴的皮膚溫度與電阻測試發現開穴與閉穴確有差異。提示穴位開閉變化可能與局部組織血流量、溫度等變化有關，可作為穴位開閉的客觀指標之一。

（2）按時與非按時取穴針刺對人體心電、肌電及血流變化影響的比較研究。有單位應用同經同穴，自身前後針刺對照法對冠心患者採用同一穴位，分別在其開時與閉時，各針刺 2 次，觀察對心電圖變化的影響。發現雖係同一穴位，手法亦同，但開時與閉時針刺時間不同，對心電圖變化影響不同。開穴針刺心電圖改善率為 87.5%，閉穴則為 54.1%，經統計學處理有非常顯著差異，表明穴位針刺因時不同，對心電有不同的影響。仍以上法對冠心患者採用同穴分別在開時與閉時針刺，觀察針刺「得氣」效應電信號出現的變化情況，由肌電圖發現針刺開穴出現電信號人次占 75%，閉穴則為 45.8%，二者有顯著差異（P<0.05）。對 27 例腰腿痛患者的肌電圖針刺得氣效應電信號的觀察結果亦證實開穴較閉穴出現率高，差異顯著（P<0.05）。張氏對 100 例早妊婦女（40～70 天身孕）隨機分為子午流注納甲法開穴針刺組和非按時取穴針刺組，每組 50 例，觀察兩組針刺對盆腔阻抗血流圖變化的影響，每組均作針刺前後盆腔阻抗血流圖的描記。結果納甲組針後波幅比針前平均升高 0.028Ω（P<0.001），對照組平均升高 0.007Ω（P<0.05），兩種針法可見均增加盆腔血管充盈度。而兩組波幅增加均值比較，有非常顯著性差異（P<0.01），納甲組血流圖波幅增加較對照組明顯。關於血液灌注流量的變化，納甲組針後較針前平均增大 0.099Ω/s（P<0.001），對照組則無明顯差異。兩組血灌流量增大均值比較。有非常顯著差異（P<0.01）。以上試驗結果表明，按時開穴針刺較非按時取穴針刺對盆腔血流影響大，提高了血管擴張充盈度。該項試驗還發現納甲組針刺後，呈現盆腔血流圖下降時間延長，與對照組比較有明顯差異。53 例受檢者針刺前後肢體血流圖變化觀察結果：子午流注按時開穴組針刺後舒張時間延長者有 45 例，占

85%，平均延長時為10%，心率平均每分鐘減慢4次，週期延長期平均6%。各項結果與對照的同穴不同時組及隨機取穴組相比較，差異有顯著的統計學意義。

（3）對臟器功能變化影響的觀察研究。運用多導生理記錄儀，記錄52例被檢者針刺前後心輸出量和心排血量，每位受檢者均採用自身對照法檢測3次（每次為一組）。第一組為隨意取穴組，第二組為按時開穴組（採用納甲法），第三組為同穴不同時組，即在不開穴的時間刺時穴，觀察三組的不同。初步發現，按時開穴組在針刺後，心輸出量較對照組明顯升高。

針刺後，在部分被檢者心輸出量減少的情況下，開穴組的減少程度小於對照組。開穴時，無論出現交感樣反應，還是副交感樣反應，其心輸出量較對照組增加，其中副交感樣反應者心輸出量增加尤為顯著。

（4）對血液成分變化影響的觀察。以家兔為受試動物，觀察證實家兔白細胞總數在不同時辰有變動，午時偏高，酉時偏低，二者差異有非常顯著性差異（$P<0.01$）。不同時辰針刺的四組家兔白細胞總數上升程度不同，酉時上升最高，維時最長，午時上升最低，維時最短。二者有非常顯著差異（$P<0.01$）。以針刺後白細胞總數的最高值為峰值（時間不定）進行統計學處理，結果酉時與午時的白細胞峰值也有非常顯著差異（$P<0.01$）。

此項試驗結果似乎表明：白細胞總數偏高時，針刺效應弱，維時也短。偏低時，針刺效應強，維時持久，不同時間針刺對結果影響不同，證明了按時針刺法基本思想正確，有物質基礎。以血中含銅的α_2。糖蛋白（銅藍蛋白）

為指標，觀察不同時辰中針大鼠「湧泉」穴，對其血中銅藍蛋白含量的影響，並設對照組比較。結果是，針前大鼠血中銅藍蛋白量卯時（7 時）最低（平均含 530±25 mg/L），酉時（19 時）最高（平均含 678±58 mg/L），二者差異顯著（$P<0.05$），存在晝夜節律變化。於卯時電針湧泉穴，可使含量升高至 719±72 mg/L，與對照組相比較，有顯著差異（$P<0.05$），而在其他時辰針刺該穴，數值上雖略有上升或下降，但與對照組相比，不存在有統計學意義的差異。

（5）對痛閾變化的實驗觀察。針刺了 48 隻純系大鼠的湧泉穴，觀察不同時間針刺對大鼠痛閾的變化影響，並測定大鼠腦內 5- 羥色胺及去甲腎上腺素的含量，探討這些單胺類物質變動與痛閾變化的關係，以瞭解不同時辰針刺對痛閾影響不同的機制。首先肯定了大鼠痛閾存在晝夜節律，午、酉時較高，子、卯時下降。針刺後痛閾仍呈現晝夜節律，但針刺時辰不同，結果各異：卯時增高率大，子時下降最甚。大鼠腦內 5- 羥色胺和去甲腎上腺素存在晝夜節律，光照期升高，黑暗期下降，差別顯著。針刺後，各時辰組 5- 羥色胺均有升高趨勢，以卯時組升高明顯，與針前差異有顯著意義（$P<0.05$）。去甲腎上腺素有類似波動，但針刺組有下降趨勢，尤以子時針刺組明顯。

針刺具有調整機體活動的作用，這種作用以機體的功能狀況為基礎，機體功能狀況存在生物節律變化，針效也隨之有變化。以上試驗充分表明不同時辰針刺，療效不同，其基礎是人體節律變化，說明按時取穴針刺有物質基礎，有客觀指標可觀察，是科學的。

第五節　按時取穴針刺法存在的不足

按時取穴針刺法目前已知有五種：納甲法、納子法、靈龜八法、養子時刻注穴法、飛騰八法。這幾種方法之間存在的互相矛盾、互相否定的現象是最大的不足，我們曾反覆在同日同時辰應用各法同時計算取穴，結果如下：

（1）計算 1983 年 10 月 6 日 14 時 35 分應針穴

納甲法：少衝穴（手少陰心經）。

納子法：小海穴（手太陽小腸經）。

養子法：復溜穴（足少陰腎經）。

靈龜法：公孫穴（足太陰脾經）。

飛騰法；照海穴（足少陰腎經）。

（2）計算 1984 年 1 月 11 日 19 時 15 分應針穴

納甲法：竅陰穴（足少陽膽經）。

納子法：大陵穴（手厥陰心包經）。

養子法：竅陰穴（足少陽膽經）。

靈龜法：後谿穴（手太陽小腸經）。

飛騰法：公孫穴（足太陰脾經）。

這些開穴有時屬四條經脈，有時屬三條或五條經脈，不同時日所屬數條經脈組合也不同，如上舉例。根據各法取穴所依據的一時辰僅有一條經脈開旺，開旺的經脈上始有開穴的共同觀點來分析，以上各法在經脈穴位開旺的具體時間上認識有分歧，並互相矛盾、互相否定，即基於納甲法某經為旺，某穴為開時，納子法、養子時刻注穴法、靈龜八法、飛騰八法等則不以為然，餘可類推。這種互相矛盾、互相否定的現象直接影響著臨床研究成果的可信性，也有礙於子午流注學說的研究發展，以及對人體氣血旺衰活動節律的認識。那麼數法之間互相矛盾，互相否定的現象是如何產生的呢？試析如下：

首先，讓我們從各法對經脈臟腑氣血流注的銜接順序來分析。

納甲法對經脈臟腑氣血流注的銜接順序有兩種認識：

（1）以日計的銜接順序：即每日輪值一經主氣，10日一循環。如甲日值膽經，乙日值肝經，丙日值小腸經……所顯示的銜接順序為：足少陽膽經→足厥陰肝經→手太陽小腸經→手少陰心經→足陽明胃經→足太陰脾經→手陽明大腸經→手太陰肺經→足太陽膀胱經→足少陰腎經→足少陽膽經。這種銜接順序的特徵有：①相表裏的腑臟相銜接，如膽經與肝經相接；②一表裏臟腑之臟與另一表裏臟腑之腑以五行屬性的相生關係順序銜接，如木生火，屬木的肝腑經脈與屬火的小腸腑經脈相聯接；③同名肢表裏陰陽經相交接，如手太陽小腸經與手少陰心經相接；④異名肢五行相生的陰陽經相交接，如手少陰心火與足陽明胃土相接。以上內容可歸納成表10–24。

（2）以時辰計的銜接順序，也以五行相生關係為序，實際上是上述以日計的銜接順序分成臟與臟接，腑與腑接，並且臟腑間隔一日發旺，臟臟間或腑腑間又間隔一時辰發旺，所謂陽日陽時陽經旺，陰日陰時陰經旺。具體銜接順序為陽日陽時：足少陽膽經→手太陽小腸經→足陽明胃經→手陽明大腸經→足太陽膀胱經。陽日陰時：足厥陰肝經→手少陰心經→足太陰脾經→手太陰肺經→足少陰腎

表 10-24　納甲法臟腑經脈日銜接順序

五行	木		火		土		金		水	
天干	甲	乙	丙	丁	戊	己	庚	辛	壬	癸
臟腑	膽	肝	小陽	心	胃	脾	大腸	肺	膀胱	腎
手足	足		手		足		手		足	
陰陽經	少陽	厥陰	太陽	少陰	陽明	太陰	陽明	太陰	太陽	少陰
表裏	表	裏	表	裏	表	裏	表	裏	表	裏

經，而三焦經在陽日與各陽經，心包經在陰日與各陰經均有連接的機會。如陽日膽經主氣日則膀胱經與三焦經相接，小腸經主氣日則膽經與三焦經相連。陰日肝經主氣日則腎經與心包經相接。心經主氣日則肝經與心包經相連，心上內容可歸納為表 10-25、26。

從納甲法關於經脈臟腑銜接順序分析，該法關於人體經脈臟腑氣血流注的運行是臟腑五行相生銜接序列的循環

表 10-25　納甲法陰日陰時臟腑經脈銜接順序

五行	木	火	土	金	水	
天干	乙	丁	己	辛	癸	
臟序	肝	心	脾	肺	腎	心包絡
手足經	足	手	足	手	足	手

表 10-26　納甲法陽日陽時臟腑經脈銜接順序

五行	木	火	土	金	水	
天干	甲	丙	戊	庚	壬	
臟序	膽	小腸	胃	大腸	膀胱	三焦
手足經	足	手	足	手	足	手

流注方式。

納子法對經脈臟腑氣血流注的銜接順序的認識是以時辰計，一時辰一經發旺，一日十二時辰，十二正經各有一時辰為發旺時。其銜接順序的特徵是：① 也存在相表裏的經脈臟腑相交接的關係，與納甲法先表後裏固定不變的交接方式不同的是，表裏經脈臟腑相交次序誰先誰後不固定；② 兩對相表裏的經脈臟腑交接序列是臟與臟接或腑與腑接，如肺、大腸相表裏的臟腑與脾、胃表裏臟腑相接，是大腸與胃腑腑相接，而脾、胃表裏臟腑與心、小腸表裏臟腑，則是脾與心臟臟相接；③ 手足陰陽經交接序列是手之陰接手之陽，手之陽接足之陽，足之陽接足之陰，足之陰接手之陰。納子法關於經脈臟腑銜接及其氣血循行流注關係，可見是以《內經》所論經脈交接貫通的結構為基礎的，不與五行生剋發生關係。以上內容可歸納為表 10–27。

靈龜八法關於經脈臟腑氣血流注的銜接順序的認識，可從其所用八穴因時開閉規律推測。該法所用八穴是奇經八脈與十二正經相交通的穴位，八穴實屬十二正經。一般講，奇經八脈的作用主要在於十二正經氣血流注的調節，當十二正經氣血滿溢時則流注於奇經八脈，蓄以備用，不足時則由奇

表 10–27　納子法經脈臟腑氣血流注順序

五行	金	土	火	水		木
臟腑序	肺　大腸	胃　脾	心　小腸	膀胱　腎	包絡　三焦	膽　肝
手足	手	足	手	足	手	足
陰陽經	太陰　陽明	陽明　太陰	少陰　太陽	太陽　少陰	厥陰　少陽	少陽　厥陰
時辰	寅　卯	辰　巳	午　未	申　酉	戌　亥	子　丑

經八脈給予補充。可見奇經八脈在經絡結構上，氣血流注關係上與十二正經均密切相關。鑒此，十二正經的氣血流注旺衰節律亦應在奇經八脈中有所反映，也就是奇經八脈受十二正經氣血流的影響，也應表現出發旺的有序性，且其發旺的順序和時間與相關的十二正經中的八經應表現出同步性。

但是，經對靈龜八法所用八穴開旺時間的推測，不僅未發現該法認識與納甲法或納子法認識有相同之處，且其發旺次序變動不息。即以奇經八脈本身而論，亦未發現八脈之間較為固定的週期發旺的先後順序。如甲子日，手厥陰經內關穴開（與陰維脈相通），其後為足太陰經公孫穴開（與沖脈通）。但在丙戌日內關穴卻連續二個時辰開旺。又如丙寅日，足少陰經照海穴開（與陰蹺通），其前開穴亦為照海穴，而丁卯日其前開穴則為足太陽膀胱經之申脈（與陽蹺通）。故靈龜八法關於經脈臟腑氣血流注的運行究屬何種方式，尚待研究。

飛騰八法同靈龜八法一樣，取用八脈交會穴，其與靈龜八法不同的是經穴開旺有序，見表 10-28。

表 10-28　飛騰八法開旺次序表

十干	甲	乙	丙	丁	戊	己	庚	辛	壬	癸
八穴	公孫→	申脈	→內關	→照海→	臨泣→	列缺→	外關	→後谿	→公孫→	申脈
正經	脾經→	膀胱經→	心包經→	腎經→	膽經→	肺經→	三焦經→	小腸經→	脾經→	膀胱經
奇經	沖脈→	陽蹺	→陰維	→陰蹺→	帶脈→	任脈→	陽維	→督脈	→沖脈→	陽蹺
陰陽	陰	陽	陰	陰	陽	陰	陽	陽	陰	陽

從上表可知，正經與奇經兩兩相通有陰經與陰經通、陽經與陽經通的規律，但八條正經開旺的銜接次序與納甲

法、納子法所述均不相同。奇經開旺銜接次序從其相交結構與陰陽屬性上，也未發現有何相關。值得提出的是飛騰與靈龜二法同用八脈交會穴，對八脈穴位開旺順序認識竟不一致，究屬何理？有待研究。

養子時刻注穴法：該法與納甲法有相通之處，但養子法對三焦、心包二經穴位不在每時辰最後數刻中開旺，而是另闢時辰開旺等與納甲法不同。

綜上所述，五種按時取穴針刺法對人體經脈臟腑氣血流注銜接順序各有不同的認識。

其次，我們再從各法選穴、用穴內容，論述各法之間的分歧及其共同存在的問題。

關於各法補瀉用穴的特點及分歧：**納甲法補瀉的特點**是：注重經穴生剋關係，其針刺所發揮的補瀉作用不在於選穴，而在於據該穴與經脈五行生剋關係，採用不同的補瀉手法，其補之手法有時可產生瀉實作用，瀉之手法可產生補虛作用。

納子法補瀉用穴的特點是根據五行相生關係，補虛時選用「母穴」用補法，瀉實時選用「子穴」用瀉法，二穴針刺時間也不同。其餘**三手法補瀉用穴的特點**是各取用同一穴位，採用補瀉手法發揮補瀉作用，其選穴與納子法選二穴不同，其手法與納甲法也不同。

由於補瀉用穴上的分歧及其他一些因素，五法按時所取用的穴位，即具有開閉節律的「時穴」也不同。納甲法、養子時刻注穴法取用全部五輸穴，合之陽經六原穴，共用 66 穴；納子法限於母穴、子穴，十二經共用 48 穴，除去心、心包絡子穴神門、大陵，肺經母穴太淵，脾經本穴太白等 4 穴各與其經原穴重複，實際應用 44 穴。靈龜、飛騰二法均僅用八脈交會的 8 穴。

以上各法關於選穴、用穴的不同，對某些穴位是否有開旺節律就產生了分歧；對均認定有開旺節律的時穴，因其補瀉用穴方法不同，同一穴亦存在或在子時，或在卯時，或在午時開旺等歧見。

關於各法取穴計算方法的特點與分歧：各法計算取穴方法雖均與干支紀時有關，但納甲法主要受日干、時干影響，納子法受時支影響，靈龜八法受日時干支影響，養子法、飛騰八法受時干影響為主等。各法取穴計算方法不同，也是產生同日同時辰數經同旺、數穴同開的原因之一。如靈龜八法、飛騰八法，補瀉用穴相同，但因使用干支紀時方法不同，結果靈龜開穴就沒有飛騰開穴有序，對八穴開旺時間也有別。

以上各法關於經脈臟腑氣血流注開旺的銜接順序看法不同，選用「時穴」的種類、數量各異，使用干支紀時方法不一，是各法互相矛盾、互相否定的原因，必須加以解決。

我們曾以穴位皮溫和電阻變化為觀察指標，觀察同日同時辰接納甲、納子、靈龜三法分別計算取出的開穴的變化是否一致，並與各開穴閉時變化進行比較，同時測試未按時取出的穴位的皮膚溫度與電阻，以作對照。

結果發現穴位存在皮溫與電阻的時辰改變，但其變化的具體時間與納甲、納子、靈龜三法所論不完全相等，提示我們的推論有一定道理，按時取穴各法之間存在相互矛盾相互否定的不足。

第六節　關於經穴時辰節律的皮膚溫度與電阻改變的實驗

一、材料與方法

受試者 45 人，其中男性 15 人，女性 30 人，年齡 19～60 歲。根據納甲、納子、靈龜三法，於同日同時辰分別計算取出少衝、小海、照海三穴，在其開穴的未時（13～15 時），閉穴的申時（15～17 時），以上海精藝儀器廠 95 型半導體點溫計及皖南學院與安徽師範大學物理系合製的經絡測定儀，測定穴位皮溫與電阻，同時檢測非按時取穴太淵作對照，均只測右側穴，先測皮溫，後測電阻。測試室溫 19±0.5℃，受試者測前在室內休息約 15 分鐘。所測數據經 APPLE II 微機做統計學分析。

二、結果與討論

（1）穴位皮溫：少衝、照海、太淵四穴在未、申兩時辰變化無顯著差異（P＞0.05）。但少衝、小海、太淵三穴未時均略高於申時，照海穴略低於申時。（表 10–29）

（2）穴位電阻：少衝、照海、太淵三穴在未、申兩時辰變化無顯著差異（P＞0.01），小海穴無顯著差異（P＞0.05），但各穴電流量均值申時大於未時。（表 10–30）

實驗結果顯示，穴位皮溫在小海、少衝穴「開穴」的未時較「閉穴」的申時稍高，似符合開穴時氣血旺盛、皮溫應增高的機制，但無統計學意義，提示按時取穴三法及非按時取穴法所取穴的皮溫在緊鄰的兩個時辰變化不明顯，這可能與用皮溫做為開閉穴變化的指標不夠靈敏有

表 10-29　45 例受試者少衝、小海、照海、太淵四穴未、申時皮膚溫度變化

穴位	少衝（納甲）		小海（納子）		照海（靈龜）		太淵（對照）	
時辰	未	申	未	申	未	申	未	申
溫度值（℃）	28.64	28.39	32.09	31.76	28.89	29.29	29.99	29.83
±S	±3.19	±3.18	±1.07	±1.28	±1.86	±2.08	±1.74	±2.16
P 值	>0.05		>0.05		>0.05		>0.05	

表 10-30　45 例受試者少衝、小海、照海、太淵四穴未、申時皮膚電阻變化

穴位	少衝（納甲）		小海（納子）		照海（靈龜）		太淵（對照）	
時辰	未	申	未	申	未	申	未	申
電流量（μA）	17.78	22.32	27.46	28.13	16.71	22.16	13.76	20.12
±S	±9.62	±8.13	±5.86	±6.57	±10.22	±8.54	±8.55	±8.02
P 值	<0.01		>0.05		<0.01		<0.01	

關。

少衝、照海穴電流量「開穴」的未時低於「閉穴」的申時，電阻則反之，並有統計學意義，說明依照納甲法、靈龜入法按時取出的少衝、照海二穴能基本客觀地反映經穴時辰節律。按納子法取出的小海穴未、申時電流量化微小，且無統計學意義，說明該穴未時未必是「開穴」。非按時取穴太淵，未、申時電流量變化較大，並有統計學意義，結合該穴皮溫變化同於少衝穴，提示太淵穴在未時可能為「開穴」。

本試驗為古人有關經穴存在時辰節律的認識提供了客觀依據，亦指出古人關於經穴開旺的具體時辰的認識並不完全正確，需要深入探討，加以修正完善。

這五種按時取穴針刺法還共同存在以下問題：

（1）忽視經穴功能主治特異性，誇大了經穴因時治療作用。眾所周知，經穴有一定的主治範圍，即便阿是穴，其主治也受病性、病位所限。然而，按時取穴各法認為開穴可包治百病，無視該穴主治作用，結果一種病變針刺時間不同，或多次治療，所用穴位更換頻繁。這種無限擴大「時穴」主治範圍，無視於經脈循行分佈的意義及經脈所主病的特點，也有悖於各法某穴僅針對某經病變虛實補瀉的論述。我們認為，因時取穴針刺的目的在於提高療效，而不在於擴大主治範圍。如現代時辰藥理學研究某藥某時用，可因人體功能節律變化，用最少量的藥物達到最大的效用，或減免藥物的不良反應及毒副作用，絕無擴大該藥主治病證的效果。如早晨 8 點一次給予全天或 2 天劑量的腎上腺皮質激素，適應了人體皮質激素分泌節律，發揮了藥物最大效用，減少了對內源性皮質激素分泌的抑制作用。又如洋地黃於晨 4 時用藥，可使作用提高 40 倍，但晨 8 時用皮質激素，晨 4 時用洋地黃絕無擴大二藥主治病種的作用，因此按時取穴法擴大因時用穴主治功用是難以令人信服的。

（2）夜間開穴實際廢置未用，何以發現？諸法夜間均有開穴，實際夜間針刺實踐機會幾無，夜間開穴實際廢置未用，觀古今文獻，夜間針刺記載亦為少見。鑒此，夜間穴位時辰節律是如何發現的？若僅從白天開穴規律推測產生，那麼現有諸法關於夜間開穴的認識與經穴開旺節律的客觀現象相符合嗎？

（3）開穴局限於肘膝以下係五行思想所推導，此種推導結果可靠嗎？諸法所用時穴均在肘擦以下部位，但氣血周流全身，無所不至，人身處處均有穴，何以僅肘膝以下穴位有開旺節律，其他部位就無開旺節律呢？我們認為除了靈龜、飛騰八法受限於正經與奇經相交通的八脈交會穴外，子午流注的納甲、納子、養子三法時穴均局限於肘膝以下五輸穴，此與五輸穴五行屬性分類有關，其可以五行生剋關係為指導，據經穴生剋規律和補瀉之需選擇用穴。其他穴位因無五行屬性歸納，難以用五行生剋理論指導應用，故未被古人入選「時穴」中。可見，在時穴的形成中摻入了五行思想，並對擇選用穴起重要作用。這種以五行推取的開穴與經穴客觀時辰變化節律相符程度又有多大呢？值得探討。

關於按時取穴針刺法存在的問題還有納甲法癸日到甲日之間有十日無穴可開，形成氣血流注環上的一個缺口，均應引起重視。

第七節　按時取穴針刺法的研究思路與方法

當前世界性針灸熱及現代時間生物醫學的興起使子午流注學說越來越受到國內外有關研究人員的重視，子午流注學說的國際化研究趨勢已越來越明顯，因此，深入研究之就顯得極為迫切與重要。一方面因為該學說思路獨特，用於指導臨床按時取穴針刺已在實踐中證實有提高療效的作用，深入研究可望闡明其機制，完善其內容，進一步提高療效。另一方面因為該學說已引起國外有關專家的重視，被稱為「中國鐘」學說，成為國際上應用與研究針灸的內容之一。抓緊深入研究，是為了使我國關於該學說的研究能處於領先地位。

關於子午流注學說的研究，目前主要從以下四個方面著手：① 臨床驗證按時取穴針刺的療效；② 探討子午流注按時取穴計算方法，求其規律並力圖簡化；③ 應用現代科技方法與手段，實驗研究經脈、穴位時辰變化，力求取得變化的客觀指標，探討按時取穴針刺的科學道理；④對子午流注學說的形成與發展史進行探討，從文獻整理研究古今醫家關於該學說的有關論述及臨床應用的經驗體會。

以上諸研究是必要的，應予重視。關於今後的研究，我們認為重點要放在解決現行幾種按時取穴針刺法之間存在的互相矛盾、互相否定的問題，在此基礎上，運用現代科技方法研討其科學機制，改進計算取穴方法。

關於按時取穴針刺法互相矛盾，互相否定的問題，我們在「按時取穴針刺法存在的不足」一節中已提及並分析了部分形成原因，在此我們繼續深入討論。

（1）各法由於發明者觀察認識的局限，加以其他因素，而以人體不同的生理活動節律為研究對象，從而各法內容有不同之處。如納甲法關於經脈臟腑穴位氣血功能旺衰的節律是近似二日節律，每經隔日開旺一次，開旺時間也逐漸後移，它與人體哪些生理節律有關，值得探討。納子法則係日節律，一時辰經脈開旺一條，一日十二時辰，十二經脈依次開旺殆遍。每日每條經脈開旺時辰固定不變，日日週而復始循環，反映的可能是人體生理活動的晝夜節律。養子時刻注穴法也基本上屬於晝夜節律。靈龜、飛騰二法關於經脈臟腑穴位旺盛，一日之中可達 2 次以上，故反映的可能是人體生理活動的亞日節律。儘管各法反映的是人體不同生理活動節律，但因以同一經脈臟腑穴位氣血開旺的概念和術語來反映不同的內容，結果發生了各法之間互相矛盾、互相否定的現象。

（2）各法可能產生於對不同病類的治療過程中，反映的是各類病變的病理活動節律，故臨床運用中各有其適應病種。如目前研究初步發現納甲法、靈龜八法用於痛證療效明顯、靈龜八法、飛騰八法用於四肢關節肌肉病變效果良好等。由於疾病的病理活動各有其特點，各法注重的不是以用治穴位的局部變化為主，而是對於不同病理節律變化的疾病，何時刺該穴能與所治疾病對針刺該穴產生最佳反應時機相一致。因此，當同用一穴，刺治不同病變之時，取穴刺治時間亦不同。然而，如前所述，各法關於不同病變的病理節律也以同一臟腑經脈穴位氣血旺衰概念與術語來說明，故而出現同日同時辰數經同旺，數穴同開的矛盾現象。

（3）各法發明者因受臨床所限，從不同側面、在不同程度上反映了同一人體生理病理節律現象。各法雖然存在互相矛盾現象，但是也有互為補充的內容，當然，也有認識統一的方面。去除矛盾不足之處，各法以認識統一的內容為基礎，互為補充，或有機地統一，可形成新的內容，成為一種更好的按時取穴針刺法。如臨床有用各法取效的病例，也可有治之無效的結果。其有效與無效之間各法有無相關之處呢？即此情況下用甲法有效、乙法無效，彼情況下乙法有效、甲法無效等，各法相關性如何呢？另外，不能排除數法中可能某法或某幾法從整體上難以反映人體節律，臨床療效相對較低。換句話說，數法中存在一種最佳方法，但由於其他不客觀不可靠的方法混雜其中而造成互相矛盾、互相否定的現象。

以上對幾種按時取穴針刺法之間相互矛盾、相互否定的情況試做了分析，現提出以下幾種臨床與實驗研究方法，以期解決。

第一，選擇同病患者，分為各種按時取穴法取穴針刺組，於同日同時辰分別運用各法取穴針刺，觀察各組療效差異，求出最佳療效穴，進一步以該穴對兩組患者（病種同前）分別按時與非按時針刺，觀察其療效。若按時針刺組療效優於非按時針刺組，則說明該穴獲效與注重針刺時間因素有很大關係，而不是該穴穴位主治特異性所為。再以該穴治療其他病變，若按時組仍優於非按時組，則可進一步肯定某法關於某穴針刺時機的認識是正確的。若針刺另一種病變時，按時組與非按時組均無效，則可能說明某法關於某穴針刺時間的認識是針對第一種病變而言，為各法有其適應病種提供了一個證據。本法主要在於說明穴位確有因時針刺的必要，亦即肯定「時穴」的存在，同時表明數法中可能存在最佳法，或各有針對性病種。

第二，治療一種病變並獲效有時是多次針刺治療的結果，而各法所用的全部穴位可能各有不同的組合，包括穴位種類、用穴數目等不同。臨床可對同病患者分組，分別用各法取穴針刺，經多日治療後比較其療效。再以療效最高的某法取穴組合，對另一種病變再行施治，仍分按時與非按時組，觀察其療效差異。本法可在上法基礎上進一步瞭解各法有無適應病種的問題，以證明各法係產生於對不同病變的病理節律的認識，也可發現數法中可能存在一種最佳法。確切地說，此試驗方法是由前法的單一時穴研究深化為多穴組合的針刺時間研究，對瞭解時穴組合情況有裨益。

第三，上述研究過程中，可能各法每日療效差異變動不一。如1日甲法療效較優，2日乙法效佳，3、4日均係丙法顯效等，儘管總的療法最後以某法最好，但也不能據此認為其他方法全無作用。對此，除了分析各法某日有效與該日用穴之主治特性和病種之間有無關係外，還應對這些方法是否從不同側面、在不同程度上反映了按時取穴法的實質方面去探討。可將各法各日各有效穴及用穴時間綜合為一治療組患者（病種同於原來各法試驗病種）施治，同時將數法中最好的某法用來治療另一組同病患者，比較其療效，以證實各法是否從不同側面、在不同程度上反映了子午流注按時取穴法的實質，並可經多次反覆試驗，綜合各法，形成新的按時取穴針刺法。

以上諸試驗可考慮採用正交設計或拉丁法設計處理，並注意以下幾點。

其一，選擇病變要注意其療效判斷中必須有客觀觀察指標。

其二，最好採用雙盲法，以減少醫生、病員主觀因素的於擾。

其三，針刺刺激以電針為宜，可避免醫生手法運用上的差異。

在進行上述臨床試驗的同時或其後，還可以運用現代科學儀器對經絡穴位作皮溫、皮膚電阻等測試，觀察其時間變化與針刺取效時間的關係，確定穴位因時用針時局部客觀變化依據，並運用現代生物理化知識闡明按時取穴針刺的科學機制，深化對「時穴」的理解，最終修正、補充、完善古人關於「時穴」的認識，據此還能提高對人體經脈臟腑氣血流注旺衰節律的認識。本試驗可採取相關與回歸方法予以分析，方法是對同病患者按上法確認有效的時穴，在其開、閉時各測試觀察皮膚溫度、電阻等變化，並作前後對照，觀察其與取穴針刺獲效時間的相關關係。此試驗樣本不宜過小，以免結果代表性不強。

對時穴研究還可結合現代已發現的人體生理、病理節律予以探討，求其相關性，可為探尋時穴的形成提供依據。

為了使得按時取穴針刺法在臨床普及應用，要研究簡化現行的各法取穴計算程序。為了使之國際化，能夠輸出國外，還應研究用現代術語和計算工具代替我國傳統術語和計算方法，尤其是後者。據我們所知，按時取穴針刺法難以掌握的內容不是穴位、針刺方法，而是針刺取穴時的日干支符號的推算。因為除了納子法外，其餘四法若不明瞭干支符號就無法取穴針刺。這也是為什麼迄今為止，在實驗研究中無論國內國外對納子法研究較多而對他法研究較少的因素之一。因此簡化計算方法，拋開干支符號的計算法應成為今後研究的重要課題之一。

第十一章
臨床時間給藥法

第一節　因季用藥與施治

人體狀態對治療影響很大，因無論採用何種治療方法，包括前文所述的針刺療法，還是本章闡明的藥物治療以及其他一些方法等均需由人體發揮作用。四季變化比較明顯，人體受其影響，發生相應改變，故中醫十分重視根據季節變化施治，以「四時為宜，補瀉勿失，與天地如一」。歸納中國醫學因季施治用藥的原則主要有：

一、用寒遠寒，用熱遠熱

人體體質上有偏寒偏熱的波動，疾病發生時性質上有寒熱偏重等週期特性，該法則依據四季寒熱更替對人的影響制定的。首見於《素問・六元正紀大論》，其基本含義：認為在寒冷季節用大寒藥，炎熱季節用大熱藥必須慎重。因人體生理陰陽趨向是「春夏則陽氣多而陰氣少，秋冬則陰氣盛而陽氣衰」（《素問・厥論》），人體在春夏陽熱之季，則「人氣在外，皮膚緩，腠理開，血氣減，汗大泄，肉淖澤」。病變多為熱病傷陰，機體陰陽失調一般呈現出陰氣虛而陽氣盛；人體在秋冬陰寒之季表現為「人氣在中，皮膚致，腠理閉，汗不出，血氣強，肉堅澀。」病變多為寒邪傷陽，機體陰陽失調一般呈現的是陰氣盛而陽氣衰。而溫熱藥屬動藥，多損陰；主升發開泄，寒涼藥屬靜藥，多傷陽，主沉降收閉。

春夏重用多用大熱藥，秋冬重用多用大寒藥則與時氣及人體生理陰陽活動變化，病理陰陽失調特點相悖，結果非但病不能癒，且可導致不良後果。如《素問・六元正紀大論》曰：「不遠熱則熱至，不遠寒則寒至，寒至則堅痞腹滿，痛急下利之病生矣？熱至則身熱，吐下霍亂，癰疽瘡瘍，瞀鬱注下，瞤瘈腫脹，嘔鼽衄頭痛，骨節變內痛，血溢血泄，淋悶之病生矣。」故施治「時必順之」，「熱無犯熱，寒無犯寒」，只有如此「無失天信，無逆氣宜……是謂至治」，即最優化治療。

「用寒遠寒，用熱遠熱」治則已經歷代醫家在臨床進行了廣泛運用，並總結出許多寶貴經驗。如漢代名醫張仲景在《傷寒論》168 條白虎湯方後注云：「此方立夏後，立秋前乃可服，立秋後不可服」。此因白虎湯屬寒涼之劑，秋後冬寒之際，人體陽氣內收，用之有傷陽氣之虞。李東垣是金元四大醫家之一，他也主張冬不用白虎湯。李東垣還提出「夏不用青龍」，青龍指小青龍湯，屬辛溫祛寒之劑，可治風寒束表胸有寒飲內停的內外寒邪。但於夏季炎熱之時用之，則可能有助陽發越，有損陰液。明朝萬密齋也闡述了與李東垣相近的觀點，並應用「用寒遠寒，用熱遠熱」治則指導臨床應用。如一小兒六月病瀉，醫不知用熱遠熱之戒，用理中湯丸，治之不效，反加大熱大渴。萬氏接診後，應用寒水石、滑石、甘草製成的玉露散，以解時令之熱，冷水調服，一劑而安。本案顯示了前醫因不知用熱遠熱，多服理中湯致火熱加重，而萬氏則因季採用玉器散清熱解之而病癒。羅天益對玉露散治小兒吐瀉曾倡言：「立夏以後，立秋以前宜用，餘月不可用。」可見萬氏治驗決非偶然。關於「用寒遠寒，用熱遠熱」治則的臨床意義，當今也有人證實確屬不可忽視。

一風疹患者，秋季病作時，醫用玉屏風散加附子、赤白芍、陳皮、甘草等藥服之而癒。後來再次犯病恰逢盛夏，病家沿用秋季所用原方原量治之，結果藥用一劑即病證加劇，並增腹滿，心熱、口乾、頭昏等證。經將附子、白芍減量而獲效。本案提示有時因病之需在春夏溫熱時用熱藥，秋冬寒涼時用寒藥，在劑量與藥物配伍上要適當控制，以免違逆四時，影響治療效果。

二、春宜吐，春夏宜汗，秋宜下

汗、吐、下是三種重要的治療方法，其作用的發揮也受季節變化的影響，張仲景首先提出「春宜吐，春夏宜汗，秋宜下」等因季立法治療觀點，其主要根據是人體陽氣因春季而生長升發，有助於吐法作用的發揮，且吐法春季應用也無干擾人體正常生理活動之弊。春夏用汗法，因汗法是由發汗經體表達到祛邪癒病的目的。春夏陽氣升發向外，有助於汗法作用發揮，同時出汗是春夏常見生理現象，春夏用汗法亦有助於生理作用不因藥物而削弱。秋季用下法乃因秋令主收主降，用下法可借秋季人體沉降之氣發揮作用。李東垣對此進行了闡解，他說：「時者，必本四時升降之理，汗、吐、下、利之宜。大法春宜吐，像萬物之發生，耕、耨、科、斫，使陽氣之鬱者易達也。夏宜汗，像萬物之浮而有餘也。秋宜下，像萬物之收成，推陳致新，而使陽氣易收也。冬周密，像萬物之閉藏，使陽氣不動也。」在此李東垣對張仲景所論又有發展，提出了「冬閉藏」的治法。

羅天益進一步指出了春天服瀉下藥的錯誤和嚴重後果，他說：「當少陽（春季）用時，萬物向榮生發之時，惟當先養脾胃之氣，助陽退陰，應乎天道以使之平，今反以北方寒水所化，氣味俱厚，苦寒之劑投之，是行肅殺之令於奉生之月，當升反降，伐脾胃而走津液，使營運之氣減削，其不能轉精皮毛經絡必矣，奉長之氣從何而生？」他在所著的《衛生寶鑒》中就記載了9例「違時」施治而致誤的病案。其中，冬季誤汗1例，誤下1例；春季誤汗2例，誤清1例；夏季誤下3例，秋季誤汗1例。說明了根據季節確定治法具有重要的臨床實踐意義。對於因季立法，明朝萬密齋體會也頗深，他不僅對張仲景、李東垣的認識認真研討分析，還在實踐中加以驗證，其順天時而調氣血以施治在其醫案中隨處可見。

上述兩種因季施治立法原則，更多地體現在古代醫家臨床選方用藥的過程中，並總結出初步的規律性。如李時珍提倡「順時氣而養天和」之說，在《本草綱目》中專列《四時用藥例》篇，總結歸納前人因季加減用藥的經驗：「升降浮沉則順之，寒熱溫涼則逆之，故春月宜加辛溫之藥，薄荷、荊芥之類，以順春升之氣；夏月宜加辛熱之藥，香薷、生薑之類，以順夏浮之氣；長夏宜加甘苦辛溫之藥，人參、白朮、蒼朮、黃柏之類，以順化成之氣；秋月宜加酸溫之藥，芍藥、烏梅之類，以順秋降之氣；冬月宜加苦寒之藥，黃芩、知母之類，以順冬沉之氣。所謂順時氣而養天和也。」

與李時珍「四時用藥例」類似因季加減藥物，李東垣據患病季節不同，對同一疾病的藥物加減做了描述：

表虛自汗，春夏加黃芪，秋冬加桂枝。

腹痛，夏月加黃芩，秋冬去芍藥，加半夏、生薑或益智仁、草蔻類。腹滿閉塞，膈咽不通，冬月加吳茱萸，夏月加酒洗黃柏，六七月間加五味子、麥冬。

噎塞，冬月加吳茱萸，夏日加青皮、陳皮、益智仁、黃柏，或以消痞丸合滋腎丸。

氣澀滯、食不下，三春之月，多用陳皮，少用青皮，更加風藥。

痰嗽，春夏大溫，加佛耳草三分、款冬花一分，夏月加五味子三十二枚、麥冬二分或三分，冬月加去節麻黃五分等。

初春猶寒，少加辛熱之益智仁、草豆蔻；秋月加檳榔、草蔻仁、砂仁或白蔻仁。

有的則對同一方劑，因四時不同，加減藥物不同，如李東垣在《醫學發明》一書中提到羌活癒風湯的四時加減用藥：望春、大寒之後，加半夏二兩、柴胡二兩、人參二兩；望夏之月半，加石膏二兩、黃芩二兩、知母二兩；季夏之月，加防己二兩、白朮二兩、茯苓二兩；初秋、大暑之後，加厚朴二兩、藿香二兩、桂枝一兩；霜降之後望冬，加附子一兩，官桂一兩、當歸二兩等。羅天益在《衛生寶鑑》中錄載了李東垣所論，並加以解釋，使該方四季加減用藥流傳甚廣。

對同一病證在不同季節罹患，用方有不同。如羅天益認為：溲而便膿血者，小腸泄也，立秋至春分宜服香連丸，春分至立秋宜服芍藥柏皮丸。太陰下利於春夏時，用桂枝湯以升陽止瀉；於秋冬時，則用理中湯等，溫守中陽。

此外，李東垣還據四季變化不同及好發病制定了四季時方，即：春季時方——補中益氣湯，長夏時方——清暑益氣湯，秋季時方——升陽益胃湯，冬季時方——神聖復氣湯。葉天士在臨床上常遵循因季用藥的原則，此在《臨證指南醫案》中有豐富的案例記載。歸納之可有以下基本觀點：①冬為陰，苦寒之劑勿過度；夏屬陽，辛熱藥物莫過量。②夏三月必佐脾胃藥。

葉氏認為長夏脾胃當令，崇其生氣，體旺病可全好。即使是陰精虧損之人，每當夏令，陽氣易於發洩，此時仍應在養陰的前提下，兼益胃氣。如葉氏治療董氏吐血案（《臨證指南醫案》吐血門董案），對董氏夏三月血吐後肌肉麻木，應當益氣（健脾），大忌肺藥清潤寒涼。筆者在臨床也有因季用藥體會，每屆八、九月時，患者每見舌質嫩紅，舌苔白厚膩等濕象，處方中往往需要加用苡仁、蔻仁、砂仁、蒼朮、白朮、陳皮等藥，療效較好，患者每有體困乏力減輕，食慾增加，精神好轉等現象。

根據春夏宜汗的原則及機制，我們設想對於皮膚疾患、肌肉，骨關節以及毛髮病變等應乘春夏人氣向外，藥物宜於宣洩體表的時候進行施治。

張氏對125例石淋證患者治療結果經回顧性研究發現，夏季（6～8月份）排石效果最好，春季（3～5月份），秋季（9～11月份）次之，冬季（12～2月份）最差，並經統計學處理P＜0.01，說明排石效果因季節不同而有差別，以夏季排石效果最好。其機制是，夏季機體內代謝，水平處於相對高漲開泄狀態，加之喜用清淡之食，飲水較多，水液代謝較快，腎功能加強，夏季排石外適天氣，內適人體，加以通泄之藥力，故結石較易排出而療效佳。

三、春夏養陽，秋冬養陰

如果說上述因季制宜施治原則主要在於被動地順應季節變化治療，那麼春夏養陽，秋冬養陰則是主動利用季節變化特點，對某些病變擇季施治。早在《內經》時代人們已對此進行了積極探索，《素問・四氣調神大論》首先提出了春夏養陽、秋冬養陰這一擇季施治原則。該原則主要內涵有二，一方面要求人們順應四時陰陽變化在春夏注意養護人體陽氣，在秋冬養護人體陰氣；一方面要求醫家借助自然界春夏陽旺陽升，人體陽氣有隨之欲升欲旺的趨勢，對陽虛者用助陽藥，秋冬陰盛陰降（收），人體陰氣有順之欲盛欲降（收）的趨勢，對陰虛者用滋陰藥，以求更好地達到扶陽助陰的目的。現分述之：

1. 春夏養陽

該法則經臨床應用有較高的價值，尤其對陽虛不足、陰寒內凝等證效果理想，諸如老年慢性支氣管炎、支氣管哮喘、慢性結腸炎、類風濕及風濕性關節炎等有一定的療效。本法已被總結為「冬病夏治法」（參閱「冬病夏治法」等章節）而廣泛應用於臨床。

席漢綜合徵常以陽虛證為主，臨床施治多以溫補腎陽藥物為主。筆者曾對100例該病患者癒病時間做過統計，發現其病癒多在春夏之時，這很可能與春夏陽氣生旺之勢，有利於溫補腎陽藥物作用發揮有關，說明利用春夏陽旺之勢而補助陽虛患者的方法不失為臨床上有效法則之一。

2. 秋冬養陰

秋季氣候肅殺，天高物燥。如果人體津液耗散太過，或素有陰津虧乏之患，則易感燥而生「燥病」。若燥邪傷及肺陰，則可出現口鼻、咽喉、皮膚乾燥、乾咳無痰或少痰，其他如燥傷胃腸，燥傷肝腎等內燥證。一句話，所謂燥證，多為陰虛所傷，不離於陰。

治療上，《素問‧至真要大論》曰：「燥者濡之」，治燥總不離滋潤一法，而滋潤實質是養陰，因養陰藥諸如生地、沙參、麥冬、天冬、石斛、桑椹子、旱蓮草、太子參等均具有滋潤作用，故無論涼燥者，治當辛潤；溫燥者，治以甘寒滋潤；內燥者，辨其臟腑精血之燥，而濡養之等，均需選用養陰藥以滋陰潤燥。秋季易患燥證，常用清燥救肺湯、桑杏湯、麥門冬湯、增液湯等，此即秋冬養陰法則體現之一。

至於冬季養陰法則，似乎難以理解。冬季嚴寒，寒則傷陽，何以養陰？然從生理角度上論，秋冬是陽氣內藏、陰氣滋生之時，防治疾病，不僅要針對病性、病邪施以相應治法，也需注意不擾亂而順從人體生理活動之勢扶正祛邪。冬季養陰既可寓從陰中補陽，溫陽方藥中增入滋陰藥，以治療寒邪傷陽之意，還可為春夏陽氣生旺之時，蓄備物質基礎，使人體在春夏之際生長順利。倘若只知冬寒傷陽而「勿擾乎陽」，卻不懂陰盛而有陽生之理。秋冬一味專投溫燥之輩，就會有「攻寒日深，而熱病更起」之弊。至春亦因陰氣不足，陽氣更動而有血出、低熱、氣虛之證。鑒此，我們認為秋冬之時應注意服用一些滋陰膏劑以符「秋冬養陰」之旨。

第二節　冬病夏治法

「冬病」指某些好發於冬季，或在冬季加重的病變，如支氣管炎、支氣管哮喘，風濕與類風濕性關節炎、慢性結腸炎、老年畏寒證，以及屬於中醫脾胃虛寒類疾病。「夏治法」指在夏季擇時施治。冬病夏治法即冬天好發病，其治在夏季，這是中醫重要的擇時施治法則之一，屬於「緩則治其本」的治療原則。

冬病夏治法源於《素問・四氣調神大論》中提出的「春夏養陽」治療法則。根據中醫陰陽四時消長變化論，人體陽氣春夏多生發而旺盛，秋冬多收斂而衰弱。這是人與自然相應的結果，是受自然界春夏陽熱影響而產生的。即使人體處於病理狀態之下，亦時時受到自然界變化的影響，以及人體活動處於長期與自然相應而形成的陽氣變化年節律的調控中，故陽虛者，儘管四季均為不足，但因受夏季自然界陽氣隆盛的影響與促動，和人體陽氣在夏季處於年節律變化的峰值，虛陽有欲動而趨於好轉之態勢，體內凝寒之氣也因此有易除易解之可能，乘其勢而治之，往往可收事半功倍之佳效。反之，在自然界陽氣失旺，人體亦處於陽氣年節律變化的谷值，虛陽失卻變化之動力的冬季，即使補之，療效亦難盡如人意。體內凝寒之氣，在自然界冬季嚴寒之氣的作用下，及體內虛陽不足的狀態下卻之亦難。

從上可見，冬病夏治法基本思想是：一方面借助自然界夏季陽旺陽升、人體陽氣有隨之欲升欲旺之趨勢，體內凝寒之氣易解的狀態，對陽虛者用補虛助陽藥，或內寒凝重者用溫裏祛寒藥，以求更好地發揮扶陽祛寒的治療目的。一方面為秋冬儲備陽氣，陽氣充足則冬季不易被嚴寒所傷。

古代醫家雖未正式提出冬病夏治法名稱，臨床中卻已經在實施應用。清代醫家張璐所著《張氏醫通》中即已提到夏季採用敷貼法治療哮喘病的記載「冷哮灸肺俞、膏肓、天突，有應有不應，夏月三伏日用白芥子塗法，往往獲效」。

目前，冬病夏治法臨床主要用於老年性慢性支氣管炎、支氣管哮喘、喘息性支氣管炎等，有的採用夏季服用桂附八味丸，補骨脂、紫河車等方藥的內治法。中國醫學科學院陝西分院中醫研究所則在夏季伏天，用中藥、針灸、貼膏藥等綜合療法，防治痰飲咳喘，共治療235例，療效令人滿意。更多的人則根據張璐的方法，參考《醫學入門》「凡藥之不及，針之不到，必須灸之」，《金匱要略》「病痰飲者溫藥和之」等經驗，以及人體夏季腠理疏鬆，氣血暢通的特點，使用辛溫藥，製成各種敷貼膏在夏季貼於人體有關穴位防治痰飲咳喘。中醫研究院 20 多年來的實踐證明，採用本法治療喘息性支氣管炎和支氣管哮喘，療效明顯而持久。

福建中醫學院等單位曾對三伏天灸貼治療哮喘 608 例作了療效分析，結果有效率為 454 例（占 74.67%）。其方法是：以細辛 19%，甘遂 9.5%，白芥子 38.1%，延胡索 14.3%，法半夏 9.5%，沉香 4.8%，桂心 4.8%等藥物及藥量比例，混研成末，加入少許麝香。

敷貼穴位分二組：大椎、肺俞（雙）為首選組，風門（雙）、膏肓（雙）為備用組。分別於炎夏的初伏、中伏、末伏 3 日，取第一組穴位，置以厚約 0.2 公分的薑片，在薑片上用底面直徑 1 公分的圓錐形艾炷，限薑灸 3 壯。以局部皮膚紅潤為度，後去薑片，將上藥末用鮮薑汁調成糊狀，分別貼敷原穴位上，蓋上消毒紗布，膠布固定。成人貼敷 20～24 小時，兒童貼敷 10～12 小時後棄去，下一伏再重複以上治療。每位患者，每伏 1 次，共計 3 次。若第一組穴位的局部皮膚到次伏因潰爛未癒者，可改用備用組穴灸治。灸治療程期間忌食生冷及刺激性食物，貼藥過程中忌沖涼水。本法對 60 歲以上患者療效較差。

劉氏亦於三伏日灸貼治療哮喘病 340 例。治療時間在每年夏季的初、中、末三伏，治療次數 1～3 年，一般連續 3 年。貼藥穴位是大椎、風門（雙）、肺俞（雙）、膏肓（雙），貼藥前先以鮮老薑一片貼在上述穴位上，每穴用如黑豆大圓錐體的艾柱，灸 3～7 壯，灸至皮膚燙紅為度，再將由麝香 0.21 g（或不用）、白芥子 21 g、細辛 2 g、延胡 12 g、甘遂 12 g 組合研成的粉末，加少許麵粉用生薑汁調煮成膏，分別攤在 7 張 5cm^2 的油光紙上（有的則在藥膏上撒上麝香 0.03 g），用膠布固定在穴位上，2～4 小時後取下，貼後皮膚起泡。結果痊癒 87 人，顯效 106 人，有效 118 人，無效 29 人，總有效率為 91%。劉氏還觀察了本法療效與療程的關係，結果是 10 年以上病程者共 157 例，總有效率為 88.5%，10 年以內病程者共 183 例，總有效率為 94%。表明病程短者，療效較高。

汪明旺則在夏季以小青龍湯加減：炙麻黃、薑半夏、桔梗、炒白芍、乾薑、細辛、五味子、桂枝各 10 g，炒白芥子 20 g，研末貼敷穴位治寒性哮喘。以麻杏石甘湯加味：炙麻黃、乾薑、細辛、五味子、薑半夏、生甘草各 5 g、炒杏仁、桔梗各 10 g，生石膏 30 g，炒白芥子 20 g，研末貼敷穴位治熱性咳哮喘。治療慢性支氣管炎、支氣管哮喘，貼肺俞、膏肓俞、脾俞三對穴；肺氣腫，貼肺俞、心俞、脾俞三對穴。方法是用薑汁調中藥末，攤在直徑 5 公分的塑膠薄膜上或麝香虎骨膏的中心，用膠布固定在背俞穴。男性貼 6 小時，女性貼 4 小時。貼藥期間忌食魚蝦海味、辛辣食物。汪氏共治療 4672 人次，經抽樣信訪遠期療效，獲總有效率 86.6%。

上述臨床應用提示，貼敷穴位多用背俞穴，尤其是大椎、肺俞、膏肓、風門四穴更為常用。此因大椎穴係督脈所屬，督脈為陽，貼敷大椎可溫煦諸陽，增加抗病能力；風門、肺俞可宣通肺氣，使邪從表解；膏肓可溫調肺氣。所用藥物多為辛溫藥，溫經通絡，行氣活血，祛風逐寒。合之夏季貼藥，利用人體陽氣升旺及自然界陽氣隆盛之勢故可發揮較好療效。對灸貼治療哮喘病的現代研究證明可增強機體非特異性免疫力，降低機體過敏狀態。

病案1　陳××，女，33歲，農民。

患者咳喘10餘年，每年發作一兩次。發病時晝夜不能平臥，胸悶，呼吸困難。經多種平喘藥治療1週後症狀才能改善。今年來幾乎每日咳嗽氣喘，四肢無力，疲倦，動則呼吸困難加重，舌苔白，脈細弱。接受三伏灸貼麝香哮喘膏治療後，哮喘發作停止，能參加體力勞動。經16年隨訪，病癒未發。

病案2　劉××，男，38歲，工人。

患者幼年開始咳喘，症狀逐年加重，發作嚴重時晝夜不能平臥，胸悶氣促，呼吸困難，口唇發紺，痰稀量少，喜熱飲，舌苔白滑，脈沉細。經連續3年貼敷麝香哮喘膏，第一年即顯效，第二年哮喘發作停止，第三年鞏固治療，後隨訪病癒8年。

用夏季貼敷膏藥法治療冬季好發病，如支氣管炎等已如上述，獲得了一定療效。夏季中藥口服也取得了對慢性支氣管炎滿意的遠期療效。宋氏等採用夏至前後服加味右歸丸：人參、鹿茸、熟地、附片、山藥，杜仲、棗皮、淫羊藿、北五味、炙甘草、補骨脂、枸杞、巴戟各30 g，黃芪50 g、肉桂20 g、乾胎盤一具，上藥共研細末，蜜和為丸，每丸重9g，日服3次，每次服1丸，開水送服。10月初前後服用薑棗糖合劑1個月，生薑1500 g，大棗1500 g（去核），冰糖1500 g，先將生薑搗碎，水煮去渣取汁適量，後將大棗、冰糖入薑汁中煮至大棗爛熟為度（為避免藥物腐變可分次煎煮），將此合劑分30次服，每晚睡前溫服1次。以上夏至前後服加味右歸丸，10月初前後服薑棗糖台劑為 1 年的全療程，可連續服用 3～5 療程。宋氏等人經連續觀察 1～18 年，總有效率為 96.2%。療效隨療程而增加，服 2 個療程以上的有效率達 100%。一般服用加味右歸丸 1～2 週後即覺精神體力改善，1 月左右達高峰，體質增強，食慾增進，體重增加，四肢、背部怕冷現象全部消除。進入冬季患者感冒次數與急性發作明顯減少，即使發作程度也輕，易控制。

晁恩祥等則將黃芪、黃精、陳皮、沙苑子、補骨脂、百部、赤芍組成夏治片，每片含生藥 0.94 g，於夏季伏天服用，連續用藥 40～60 天為一療程，每日 3 次，每次 4～6 片，白水送服。共治療慢性支氣管炎 1018 例，顯效率為 40.7%，有效率 42.2%，總有效率為 82.9%。經過對堅持服藥 2～5 年（即每年夏季用藥 40～60 天）155 例患者，有效率為 90.32%。晁氏等人還發現部分肺氣腫、肺心病患者應用夏治片按時施治也收到較好效果。

所做實驗表明，該藥按時服用可改善體液及細胞免疫功能，改善調整腎上腺皮質功能，證實了該藥有扶正固本，增強機體防禦功能的作用。

此外，應用冬病夏治法治療風濕性關節炎、類風濕關節炎、慢性結腸炎、老年畏寒症等均已取得初步成效。如風寒濕痹、寒腿之類，夏季打「伏針」，冬天手皸裂者，夏天浸藥等；脾胃虛寒患者，在夏季進行溫中補陽的培本治療；老年畏寒症，於夏季服用金匱腎氣丸等，均有使病情緩解或者病癒的報導。

冬病夏治法的主治範圍有待進一步研究擴大，其機制亦需深入探討，以完善與發展之。

第三節　月經病的時間週期用藥法

月經的月週期節律性是人體重要而明顯的生理節律之一。利用月經週期不同階段的生理病理變化特點，因時組方用藥已在臨床得到廣泛應用，收到較好的療效。

月經的生理週期變化通常分為四個階段：經前期、行經期，經後期、經間期。各階段變化互相聯繫，各有特點。任何一個階段的生理改變均將導致月經病變的發生，甚至整個月經週期的紊亂。而各階段的病變又有其特點，這又為臨床擇時用藥施治提供了依據。據月經週期節律因時用藥施治，主要目的在於恢復失調的月經生理節律變化，故在介紹月經病的時間週期用藥法前，我們必須瞭解中醫對月經週期各階段的生理病理變化認識。

中國醫學認為腎為先天之本，主藏精氣，月經生理現象與腎關係密切，誠如《內經》所謂「女子七歲，腎氣盛，二七而天癸至，任脈通，太沖脈盛，月事以時下」。婦女以血為本，血是構成月經的一種物質基礎，月經的主要成分是血，而血的生成、統攝、運行，有賴於氣的生化與調節，同時，氣又要依靠血的營養。在腎氣的作用下，氣血協調，血脈暢通，則血海按時滿盈，月經如期來潮。由於氣血來源於臟腑，心主血，肝藏血，脾統血，腎藏精、精化血，故月經生理上主要與心肝脾腎四臟相關。

胞宮是經血匯聚，釋放的場所，沖任是氣血運行調節的機構，因此，沖任二脈及胞宮等組織結構與月經密切相關。所謂月經週期的四個階段生理變化，主要就表現在心肝脾腎四臟的功能，氣血的生成、統攝與運行以及胞宮，沖任的暢調等。現分述之：

1. 經前期

月經週期的第 15～28 天為經前期。此期氣血匯集沖任血海，胞宮氣血偏實，腎精充盈，有利胎孕。

2. 行經期

月經週期的第 1～4 天為行經期。此期在血海滿盈後，由於腎氣功能作用而下泄，定時排出，即為月經。沖任胞宮氣血半虛半實。

3. 經後期

月經週期的第 4～14 天為經後期。由於經血來潮後，陰血耗損，新血尚未及時充盈，沖任胞宮氣血偏虛，精血初始滋長。

4. 經間期

月經週期的第 14 天左右。此階段精血逐漸恢復，腎精進一步發展充實，沖任胞宮逐漸恢復充盛。

不同的月經病變雖與整個月經週期變化有關，但又有某階段的病理變化的側重。月經病的節律週期治療方法，正是根據月經各階段生理特點及其紊亂失調而成特徵性的病理改變，來確定不同的方藥施治的。

一、閉經的週期調治法

1. 月經第一、二週，滋腎健脾爲主

藥用黨參、女貞子、白芍各 15g、菟絲子、首烏各 20g，枸杞子、白朮、川續斷、麥冬各 12g，五味子 10g。全方可使精血充盈，血海按時滿溢，為月經準備物質基礎。

2. 月經第三週，補腎健脾益氣爲主

藥用黨參、白芍各 15g，菟絲子、首烏各 20g，川續斷、鎖陽、白朮、麥冬各 12g，五味子、淫羊藿各 10g。此方在前方基礎上，去女貞子、枸杞子等滋陰藥，加入淫羊藿、鎖陽等補腎陽藥，以助陽生長，促進卵泡成熟及排卵。

3. 月經第四週，益氣養血、活血爲主

助以活血下行，促進月經來潮：藥用黨參、白朮、牛膝各 12g，當歸、益母草、白芍各 15g，熟地 20g，川芎、枳殼各 10g。

上述各方每劑服 2 天（頭煎當天服，二煎次日服），第一方用 6 劑，服 12 天，其餘用 3 劑，各服 6 天。3 方共服 24 天為一週期，停藥後觀其月經有無來潮，若經潮者，則於經淨後，再行下一週期治療，方法同上，若未潮，可進行第二週期，仍未潮可加用西藥人工週期，以誘發月經來潮（即從月經的第五天起，每晚口服乙芪酚 1mg，共 20 天，服完後接著每日肌注黃體酮 10mg，共 5 日，此為一療程），待月經來潮後，則停用西藥人工週期，繼續中藥週期調理。

本法主要用於繼發性閉經中屬中醫分型為虛性經閉者。本法與西藥人工週期比較，西藥人工週期療法施行時有月經，但停藥則經復閉，本法則療效鞏固，一般持續用中藥調理幾個週期後，月經即按期而潮。本法較西藥人工週期還有副作用少，長期服用不會抑制卵巢功能，同時可改善體質等優點。

廣州中醫藥大學胡舜華曾以上法調治 10 例閉經患者，

8例有效。

二、經前期緊張綜合徵的週期調治法

經前期緊張綜合徵為婦科臨床常見的一種症候群，是指週期性地出現在行經前的一系列症狀，主要有乳房脹痛，性躁易怒，倦怠嗜睡，抑鬱憂慮，心悸失眠，精神異常，頭暈頭痛，面肢浮腫，納少便溏，腰酸腹脹，身疼或關節痛，也偶見發熱惡寒，喉痛聲嘶，口疳，面部痤瘡，蕁麻疹或皮膚瘙癢等。中國醫學屬於月經前後諸症範疇，在古代醫籍中尚無系統的闡述，一般按其不同表現分別稱為經前乳脹，經行頭痛，經行浮腫，經行泄瀉，經行身痛或經行發熱等。其症狀特徵是症狀出現於經前黃體期，行經後即消失或驟減。

1. 週期調治法則

卵泡期（經後期）滋腎補血益沖為主，兼顧腎氣；排卵前期（經間期）在滋養精血的基礎上益以助陽理氣活血之品；黃體期（經前期）以助腎陽為主，陰中求陽，調整陰陽；黃體退化階段（經前期）及月經期因勢利導而活血調經。治療關鍵在經前期，結合週期立法基本原則辨證施治，調節經前臟腑與沖任的功能失調。此期用藥可據中醫辨證分型，採用相應方藥。

2. 腎虛肝鬱型

治宜益腎解鬱，調理沖任。方用益腎解鬱湯：熟地12g，淮山藥15g，柴胡6g，當歸9克，白芍9g，鹿角片12g，仙靈脾12g，菟絲子15g，川斷12g，製香附9g，八月札9g，茯神12g，玫瑰花3g。

3. 肝脾不調型

治宜疏肝健脾，調理沖任。方用加減逍減散：柴胡6g，炒當歸9g，焦白芍9g，炒白朮9g，茯苓9g，製香附9g，佛手柑6g，青陳皮各3g，炙甘草3g，紅棗7枚。

4. 肝鬱氣滯型

治宜疏肝理氣調沖。方用加減柴胡疏肝湯：柴胡9g，枳殼6g，白芍9g，香附9g，鬱金6g，當歸9g，川楝子9g，延胡索9g，陳皮3g，炙甘草3g。

5. 肝鬱化熱型

治宜疏肝清熱調中。方用加減丹梔逍遙散：柴胡6g，當歸9g，生白芍12g，生白朮6g，丹皮9g，黑山梔9g，生地12g，川楝子9g，綠萼梅5g，生甘草4.5g。

6. 陰虛肝旺型

治宜滋陰平肝調中。方用杞菊地黃丸加速：杞子12g，菊花9g，生地15g，山萸肉9g，丹皮6g，女貞子15g，旱蓮草12g，生白芍12g，炙龜板12g，生牡蠣（先煎）30g，知母9g，酸棗仁12g。

7. 脾腎陽虛型

治宜溫補脾腎調中。方用加減右歸湯：砂仁2g，熟地12g，炒山藥15g，山萸肉9g，杞子12g，菟絲子15g，鹿角片12g，淡附片4.5g，肉桂3g，仙靈脾15g，仙茅15g，炒黨參15g，黃芪15g，炒當歸9g。

以上分型及立法用藥可見經前期用藥以治肝為主，兼顧其他。結合週期階段其他調治法施治。（可參考其他月經病週期療法）

程氏等人以上法治療102例經前期緊張綜合徵，其中經前乳脹60例，經前泄瀉13例，經前煩躁9例，經前浮腫7例，經前頭痛6例，經前發熱3例，經行嘔吐、經前胃痛、經前關節痛、經前蕁麻疹各1例。結果痊癒81例（79.4%），顯效12例（占11.8%），有效9例（占8.8%）。總有效率為100%。數型間除腎虛肝鬱型痊癒率略低外，餘無明顯差異。

三、痛經的週期調治法

實證痛經有氣滯、血淤、實寒、鬱久化熱四型。其週期調治法分別是：

1. 氣滯型

經前7天至經期開始，治以行氣開鬱，通經止痛。方用加味烏藥湯加減：烏藥20g，砂仁、川楝子、延胡索、鬱金、香附各15g，檳榔片5g，紅花、青皮各10g。經期開始後5天治以舒肝解鬱，養血和血。方用逍遙散加陳皮、荔枝核各15g。經後則以四物湯加香附、陳皮各15g，續斷20g。

2. 血淤型

經前7天至經期開始，治以活血祛淤，通經止痛，方用琥珀散加減；熟地20g，莪朮、當歸、劉寄奴、丹皮、延胡索、赤芍、烏藥、靈脂、桂枝、川楝子各15g，三棱10g。經潮開始後5天，治以養血活血，佐以行氣，方用桃紅四物湯加延胡索、川楝子各15g。經後則以四物湯加丹參15g、續斷20g。

3. 實寒型

經前7天至經潮開始，治以溫經通絡、活血止痛，方用溫經湯加減：當歸、肉桂、小茴香、莪朮各 15g，炒白芍 20g，川芎、吳茱萸、丹皮、半夏各 10g。經潮開始後 5 天，治以溫經暖宮、養血和血，方用艾附暖宮丸。經後以四物湯加肉桂、艾葉各 10g，續斷 20g。

4. 鬱久化熱型

經前 7 天至經潮開始，治以活血清熱、通經止痛，方用清熱調血湯加減：當歸、赤芍、黃芩、香附、紅花、元胡、丹皮、莪朮各 15g，紅藤、生地各 20g，桃仁、川芎各 10g。經潮開始後 5 天，治以養血清熱，方用芩連四物湯加丹皮 15g。經後以四物湯重用生地、白芍，加黃芩 15g。

從經前 7 天開始至經後 5 天停藥為一療程，一般用藥 3 個療程。

實證痛經每因病邪與血相搏結，阻礙了血的運行，因而痛經患者多在經前 5～7 天出現小腹痛等不適。此期除了針對各型症候特點，應用不同藥物外，通經止痛是通用大法。經期沖任胞宮因氣血下注已形成月經而相對空虛，但胞中仍有餘血故又有實，此期治療則須調理氣血，虛實並調，既不可繼續多用通法，也不可不通。故養血和血是各證配合應用的主要治法。經後因沖任胞宮氣血偏虛，治療固宜和氣血，調肝腎以滋助之。各證型均宜以四物湯加減為治。總之，對於本證經前不可濫補，經後不可蠻攻。

洪氏以此法治療實證痛經 112 例，痊癒 61 例，顯效 26 例，好轉 18 例，無效 7 例，總有效率為 93.75%。

至於虛證痛經因其氣血俱虛，經期調理氣血自宜重視，而平素補養氣血尤屬重要。

除了以上按月經週期四階段因時用藥施治外，也可重點抓住經後期，排卵期（經間期）施治，可在辨證施治原則指導下選方用藥，於月經來潮第 5 天開始服藥 3 劑，再待到排卵期即月經前十五六天服藥 3 劑，亦可收到較好療效。如一 29 歲患者，月經先後不定期，週期為 15～45 天不等，經來腹痛，牽弓兩脇疼痛，經量多，有血塊，證屬肝鬱氣滯所致月事不調，曾施治一年餘未效。後以丹梔逍遙散分別於月經來潮的第 5 天及 15 天各服藥 3 劑，守方治療 2 個月，月經週期調為 30 天，腹痛除，後得一子。此法優點是用藥少而方便，病人一般能堅持。

關於月經週期調治各法要注意的是，用藥最好以連續 3 個月經週期為好，這可能與月經節律逐漸恢復有關，否則，在月經節律經藥物誘導調整剛剛恢復後即停藥，療效則難以鞏固。

四、根據月亮相位調治月經病

對於婦科病的調治，根據月亮與月經的相關關係，隨月亮盈虧的相位變化因時用藥，亦是值得研究的課題之一。有人已在臨床試用，初獲療效。其方法是：

上弦調經，溫養補益為主。此時可採用益氣養陰，溫經養血、滋補肝腎等法，治療因血虛、血寒的月經後期，血虛或肝腎陰虧的痛經，氣虛的月經先期，腎虛的月經先後無定期，以及屬於虛寒者的月經過多、過少、閉經等症。

月望逐淤，理活通消為法。此期可採用溫經活血、理氣化痰、祛淤通經等法，治療寒凝、氣滯、血淤、痰阻等引起的月經後期，閉經，錯經以及癥瘕等證，療效優於其他時間。

下弦安胎，固攝安保為重。此期可採用補氣攝血，溫經養血，固腎安胎等法，治療月經淋漓不斷，不孕證，或孕後胎動下血。

朔時止帶，除濕健脾補腎。此期可採用升陽健脾除濕、清熱利濕，以及補腎束帶、填補沖任等法，治療沖任受損、帶脈失約而出現的腰痛、帶下、少腹脹痛等。

隨月亮相位調治月經等婦科病主要適用於月經週期近似月亮相位週期變化時間者，即望月左右經潮者。若不是以月亮盈滿為潮者，可借助西藥人工週期療法，有意地改變一次月經來潮，使之在望月時來潮，再以本法調治。

五、利用月經週期變化的其他治療方法

月經週期服藥法治療女性痤瘡：

方用三皮四物湯：地骨皮、白蘚皮、丹皮、生地、赤芍、當歸、川芎、川牛膝。挾濕者加黃柏、蒼朮、薏仁，挾風者加防風、蟬蛻。治療女性痤瘡，在月經淨後12～15天排卵期左右服藥，每日1劑，連服6～9劑，共服3個月經週期。閉經者，服完9劑，間隔20天後再服9劑。服藥期間禁食辛辣，停用其他藥物，忌用香粉或化妝品，面部油膩者，可用硼酸皂洗臉。有人以此治療88例，61例痤瘡全部消失，24例痤瘡大部分消失，僅3例痤瘡無改變。

月經來潮期治療婦女尿路結石：

婦女尿路結石成因與「虛、熱、淤」有關，故治女性尿路結石宜補腎、活血、清利法合用，並在月經來潮時開始服用，以趁月經來潮時沖任脈通，氣血驟盛而迅速外排之勢使藥力因勢利導，促使輸尿管蠕動排石。方以桃紅四

物湯加牛膝、益母草、金錢草為主方，一般 1～5 劑即可排石。運用此法排石要具備兩個條件。①月經週期正常。因月經按期而潮說明腎氣盛、沖任脈通，氣血充盈，可助藥力排石。②月經來潮時應有腰酸疼痛難忍，經血色暗量小，兼挾淤塊等淤血症狀，以免活血藥物的服用使月經量超常增強，使婦女氣血虧虛。

有人以此法治療 3 例，2 例服 1 劑，1 例服 3 劑即排出尿石。王氏亦以此法治療 3 例，分別服藥 1～3 劑，病癒。此方案中 5 例為輸尿管結石，1 例為腎結石。

病案 1　陶×，女，21 歲、未婚。

患者於 1985 年 1 月 24 日因雙側腰部絞痛 1 週，擬診「淋證」入院，入院時右腰痛顯，伴噁心，嘔吐，口苦，不思飲食，舌質紅，苔黃膩，脈弦細，X 光線腹部平片確診為右側輸尿管結石。治宜清熱利濕、通淋排石，方以三金湯加味：金錢草 30g，雞內金 10g，海金砂 29g，瞿麥 10g，車前子 10g，白茅根 30g，懷牛膝 10g，石韋 10g，甘草 8g，上方每日 1 劑，日服 2 次，每次約 200ml，共用 50 餘劑未見排石。3 月 4 日月經來潮，腰及少腹脹痛難忍，經色暗紅量少，並有淤血流出，故將上方合桃仁四物湯加減：桃仁 8g，紅花 8g，當歸 12g，生地 10g，赤芍 12g，川芎 8g，金錢草 30g，海金砂 20g，懷牛膝 10g，益母草 30g，梔子 10g。上方僅服 1 劑，排出黃豆樣大小結石 1 枚，諸症隨之消失，X 光片復查示「右側輸尿管結石陰影消失」病癒出院。

病案 2　某，女，20 歲，未婚。

患者腰痛 2 年餘，1983 年 4 月 13 日突然腰腹痛劇，並向會陰部放射，尿血，舌質暗紅，苔薄黃，脈細澀，尿檢示紅細胞（+++）、蛋白（++），X 光線腹部平片與腎圖檢查均示右側輸尿管上段結石，收住院。入院後經用西藥療效欠佳，繼用清熱利濕，排石通淋方連服 5 劑未效。4 月 19 日患者月經來潮，經色暗紅量少，挾有少許淤血塊，腰痛甚，以桃紅四物湯加減：桃仁 3g，紅花 6g，當歸 10g，白芍 1g，川芎 6g，懷牛膝 10g，益母草 15g，香附 10g，黨參 10g，白朮 10g，山楂 10g，茯苓 15g，甘草 5g。上方每日 1 劑，連用 5 劑，排出黃豆大小結石 1 枚，腰痛止，X 光線片復查示結石陰影消失，病癒出院。

第四節　根據晝夜節律施治用藥

在自然環境週期變化影響下，人體陰陽氣血的消長盛衰呈現出某些晝夜變化節律性，人體病變也可有一定的時間變化，機體的這種生理活動與病理變化的晝夜節律性是擇時施治的重要基礎，據此而總結的擇時施治方法主要可歸為順勢施治法和迎病截治法兩種。

一、順勢施治法

順勢施治法是順從人體生理活動變化的節律性，施治用藥力求與其同步。其目的有：①不擾亂人體生理活動節律。②利用與促發人體生理活動對病理變化的影響達到藥物調整作用。本法可望達到使藥物與生理活動發生協同作用。由於順勢施治法著眼於人體生理活動的節律性，因此對一般無明顯病理變化節律性的疾病以及某些有病理變化節律性的病變均適用。

本法產生的萌芽最初出現在《黃帝內經》中，如《靈樞·順氣一日分為四時篇》說：「朝則人氣始生，日中人氣長，夕則人氣始衰，夜半人氣入臟。黃帝曰：治之奈何？歧伯曰；順天之時，而病可與期，順者為工，逆者為粗。」所謂「天者」，大自然也；所謂順者，順其自然之性之勢也。《內經》強調順從大自然陰陽消長變化施治，實際上是要求順應人體陰陽消長變化施治。因人體陰陽消長受自然界陰陽消長變化的影響而與之息息相應（參見「人體陰陽節律」）。

古人只不過是利用自然界與人體陰陽變化同步的關係，借用自然界晝夜變化明顯、易於觀察的特點，掌握人體陰陽晝夜變化的時間性而擇選時機，順勢施治。

《內經》的觀點受到歷代醫家的關注，紛紛從理論上、實踐中去論證此種治法的機制與運用價值，積累了豐富的臨床經驗，提出了很多獨特見解，不僅使順勢施治法有了具體的內容，也推動了中醫治療學的發展，豐富了治療方法的內容。

根據歷代醫家的臨床體會與理論探討，順勢施治法又可分為因病位不同而用藥有晝夜之分和據病性特徵而服藥應早晚有異等兩個方面。

（1）因病位不同，用藥有晝夜之分

早在馬王堆漢墓出土的醫學竹簡《五十二病方》中就有針對病變的不同部位，選擇藥物服用時間的記載。如《五十二病方》記載了治療「白處」（有皮膚色素消失症狀的皮膚疾患，類似現在的白癜風類病變），內服藥物要求「旦服藥」，即清晨服，外用藥物「以旦未食敷藥」，即在清晨未進食前敷用。提供了皮膚病治療用藥宜在早晨（旦時）內服外敷的經驗。《五十二病方》目前研究已確認其成書年代早於《內經》，可見《內經》提出的順勢療法思想實是對《內經》前時代醫家關於順勢施治經驗的總結與歸納，有一定的實踐基礎。《內經》還提出「日未出時吐之」，要求吐法施用於清晨太陽尚未出山時。《王氏醫存》提出了病變在四肢，施治用藥宜在清晨午前（旦時），病變在骨髓，施治用藥宜在午後暮夜。《王氏醫存》所謂病在四肢，病在骨髓可理解為病在表裏之分。如「骨髓」，古人常喻病位較深並非僅指現代醫學的「骨髓」。說明了病位表裏不同，用藥也要有晨午暮夜之分。

王好古在《此事難知》中對汗、下二法的應用提出了最佳時間，他說：「汗無太早，非預早之早，乃早晚之早也。謂當日午以前為陽之分，當發其汗。午後陰之分也，不當發汗。故曰：汗無太早，汗不厭早，是為善攻……下無太晚，非待久之晚，乃當日巳午後為陰之分也，下之。謂當午前為陽之分也，不當下。故曰：下無太晚，下不厭晚，是為善守。」從上可知，王好古認為汗法宜在午前採用，下法宜在午後採用。王好古是針對傷寒溫病施治用藥「汗不厭早」，「下不厭遲」的論述，從時間醫學觀點，和臨床實際出發作出的解釋，不僅有獨創性，而且有運用價值，引起古今醫家的重視。

如今人趙友琴、李克紹等名醫就曾對此做過研究分析，多次引用。北京中醫學院張年順等人還專門做了深入探討，加以發掘整理。王好古的論述不僅是對自己臨床的總結，也是對他以前醫家經驗的歸納。如金元四大家之一張子和對導水丸、禹功散、通經散、神祐丸等攻下藥均提出要在臨臥服。所謂臨臥時，多在午後酉戌時辰，說明張子和已在臨床中認識到午後用攻下法有利藥效的發揮，故而才有攻下藥臨臥服的經驗。

汗、下二法主要是針對不同病位採用的不同治法，汗法多用子病變在表，用汗法使表邪外祛；下法多用於病變在裏，用下法可使內裏之邪得從瀉下而除。王好古提出的午前宜汗，午後宜下的觀點，反映了不同病位採用不同治法時，應在不同的時間。我們在應用方藥治療肝炎等病變時，每要求晚上臨臥服，收效亦可，說明施治用藥注重時間性很有必要。

因病位不同，用藥有晝夜之分是參考與依據了人體陰陽氣血升降出入的活動特點。一般旦時陽氣初生，氣血趨向於外，散佈四肢肌表，藥力可藉此期氣血趨外的變動特點，乘其勢而作用於體表病灶。如《五十二病方》旦用藥物治療「白處」等皮膚病變，《王氏醫存》旦用藥治療四肢病變等，均意欲借用人體旦時陽氣通達作用，使藥物直達病所。王好古要求午前用汗法以祛除在表之邪，張玉才在臨床驗證之，他對 10 例典型太陽中風患者，分甲、乙兩組，每組 5 人，於不同時間服用桂枝湯。甲組上午 11 時服藥，乙組晚 20 時服藥，兩組均為每日 1 劑，療效比較結果，甲組藥後平均 1 小時內生效，3 小時症狀基本消失，3 劑痊癒。乙組藥後效果與時間關係不大，平均 5 劑痊癒。初步表明，桂枝湯解表宜在上午服藥。

據此建議治療外感、皮膚病、軟組織損傷、四肢病變、癰疽瘡癬及咽舌毛髮等病，無論內服外敷藥物或其他治療方法，宜在午前（包括中午）與清晨運用。一般夜晚陽氣內藏，陰氣隆盛，氣血趨向於裏，輸布內臟組織，此時用藥可乘勢入裏，治療病位深裏的疾患。如《王氏醫存》要求夜晚用藥治療骨髓病變，王好古要求午後用下法以及張子和對攻下藥要求臨臥服，均寓有此意。我們在治療肝炎等肝膽病變時常要求臨臥服，也是受古代醫家順勢施治法的啟示。《內經》認為「人臥血歸於肝」，臨臥服藥，乘肝中血流量增多（據現代研究肝臟在臥時血流量可增加25%，夜晚迷走神經興奮，肝臟血管擴張，而有利於血液灌注），和子午流注學說認為夜晚子時丑時是肝膽經脈氣血流注旺盛之時，使肝臟血藥濃度增加而有利於藥物作用的發揮。這與夜晚用藥治療病變位於內裏的含意相吻合，於臨床收效甚可，上述經驗與論述啟示：臨床對慢性結腸炎、便秘等肛腸病變用下法及對肝膽、腎等內裏病變用藥，可在午後暮夜服用。

（2）據病情性質，服藥應早晚有異

疾病性質有寒熱虛實之不同，而不同性質的疾病在晝夜不同階段，人體陰陽氣血節律的不同變化時施治，可乘人體生理變化之勢發揮作用，達到事半功倍之目的。歸納古今醫家的經驗是凡屬陽虛、陰盛，寒性病變服藥宜在平旦、午前；凡屬陰虛、陽亢、熱性病變服藥宜在午後暮夜。

陽虛、陰盛、寒性病變用藥宜於平旦午前服，因平旦、午前陽氣漸生而盛，陰氣漸衰。故陽虛者用溫熱藥可乘陽氣升發之勢而溫陽，陰盛者因其時自然勢衰而用藥促其更加衰減，寒性之患用溫熱藥亦可得陽溫之助，減少陰寒阻抑之勢而寒除疾平。如李東垣對清陽下陷、脾氣不足之中焦虛寒證，常要求在平旦或早午飯之間應用諸如補中益氣湯、升陽益胃湯等。明代薛己《校注婦人良方》中亦認為補中健脾的補中益氣湯，益腎壯陽的金匱腎氣丸，益氣之六君子湯等溫陽、益氣、健脾方藥，應在清晨、上午服。明代楊瀛州曾提出補腎藥宜晨服，清代葉天士則進一步明確為晨時宜服溫補腎陽之品。他還提出利尿藥宜中午服以借自然陽盛，溫陽化氣，利尿消腫。《證治準繩》所載雞鳴散可溫宣降濁，除去腎家所感寒濕之毒氣，服該藥時間則定在平旦雞鳴時，為使醫者與病家均不忘其用藥之時機，竟以服藥之「雞鳴」時名方，足見該藥服藥時在平旦之重要。清乾嘉年間安徽新安地區著名醫家程杏軒，對平旦、午前應用方藥治療陽虛等證極其重視，積驗甚豐，在其所著《杏軒醫案》中記載甚多。當代名醫施今墨臨床用藥擇時經驗類似。

有人在臨床治療一男子腰膝酸軟無力，不得登高上梯，用壯腰補腎、健脾益氣之劑，晨服後自覺腰膝活動有力，無不適感，但於晚上服此藥則有噁心、煩燥不安的反應。這又表明午前服用溫陽藥不僅提高了療效，也減少或避免了其他時間服用藥物可能帶來的不良反應。故凡欲借陽氣發揮作用的藥物，諸如補陽益氣、溫中散寒、行氣活血、散結消腫等劑可於清晨或午前服。

陰虛、陽亢、熱性病變用藥宜於午後暮夜服。因午後、暮夜陰氣漸生而盛，陽氣漸衰，故陰虛者用甘涼藥可乘陰氣隆盛之勢而滋陰，陽亢者用潛陽藥可乘陽衰陰盛之際而平抑。某些熱性病用清熱藥亦可在陽氣衰減之夜間，以失其資助之勢，陰氣上升，熱除病安。如《校注婦人良方》凡治陰分、血分病變，具有滋陰養血、滋養肝腎的方藥，多主張黃昏、夜晚時服，如滋腎水、生肝血、抑肝火、舒肝鬱之滋腎丸、生肝散、逍遙散、六味地黃丸、四物湯、蘆薈丸、龍膽瀉肝湯等。葉天士則在其著述中，多次提及對肝陽上亢用平抑肝陽藥宜暮服。胃陰不足者服滋胃陰藥應在晚上，陰虛生燥者用純甘清燥之品應黃昏服藥。腎陰被爍，陽不潛藏而失寐者晚上臨臥服滋陰安神丸等，所用方藥如生脈散、補心丹均明示按上述規定擇定午後暮夜使用。由於午後暮夜有利於滋陰清熱等類欲借陰氣發揮作用的藥物療效的發揮，故凡滋陰補血、收斂固澀、重鎮安神、定驚熄風之品，可在午後或晚上服。

上述據病位、病性擇時服藥方法，可單獨應用，亦可合併用之。如病位表淺，又需服用溫陽祛寒或行氣活血或消腫散結之藥時，則擇定在清晨、午前應用。若因病位、病性用藥時間難以統一時，可據病情，分析主次，決定據病位抑或病性擇時用藥。

此外，在應用順勢施治法時，還應結合藥物作用的晝夜節律選藥，如大黃為攻下藥之一。經實驗研究發現，大黃作用及毒性有著顯著的晝夜差異。白晝用藥的動物對大黃毒性的耐受力較夜間明顯增強。若以夜間為 1，則白晝可達 1.6727，臨床應予以重視。

二、迎病截治法

迎病截治法，顧名思義即為在疾病發作前，或剛剛發作時就用藥施治，以截止病變的發作。誠如《素問・玉機真臟論》所謂：「凡治病……乃治之無後其時。」強調了治病宜在病情發作前或正在發作時治之，不要錯過最有效的時機而延誤至發作後施治。《內經》還以瘧證的治療具體闡發了迎病截治法思想，「凡治瘧，先發如食頃乃可以治，過之則失時也……十二瘧者，其發各不同時，察其病形，以知其何脈之病也，先其發時如食頃而刺之。」（《內經・瘧論》）《內經》認為治瘧證宜在發作前約一頓飯的時間用針用藥，以截止瘧作。後世稱治瘧為「截瘧」，其意源於此。因此對於「截瘧七寶飲」等治瘧藥，其「截瘧」方名亦應認為是服藥時間的告誡，而不應僅僅以為是方劑功效的強調。應當強調的是中醫「瘧證」指的是臨床有寒熱往來，發作定時的一類病證，它包括了現代醫學中瘧原蟲所致的「瘧疾」，但並不局限於此。因此，對於《內經》關於「瘧證」施治時機的論述，就可以理解為中醫對包括瘧疾在內的一類病證的治療。

為什麼要「迎病截治瘧證」呢？《內經》指出「夫病之未發也，陰未並陽，陽未並陰，因而調之，真氣得安，邪氣乃亡。」意在趁邪氣未盛之時用藥以攻邪，有利於制止邪氣對人體的損害與影響。此外《素問・臟氣法時論》還詳細地論述了按照疾病的晝夜變動節律及時截治的方法與用藥，這對後世有很大啟發。

迎病截治法因需根據疾病變化的週期性而擇時施治，故主要應用於臨床發作有時的疾病。這種發作有時的病變有兩個方面：一是生理活動節律的改變，如夜晚入睡是正常生理節律變化現象，失眠者即其反常，應睡而不能入睡，至於其在白天也難以入眠則應視為正常。一是病情變化有時，如午後潮熱、五更瀉、子時胃痛、夜間哮喘等，無論何時其熱、瀉，痛、哮等均為病態，而此病態發作有時。可見，迎病服藥法也可分為兩類：

（1）據生理節律週期服藥

如治療失眠，即應在正常入睡前用藥，以安然入寐，截止不寐病象的發生。曾用此法治療 124 例不寐證，採用入夜一次服藥法，即將煎好的湯藥在晚睡前約 23 時一次服用。另有 102 例不寐證，採用傳統服藥法做對照，即將每日一劑所煎的藥，在上午與下午各服其一半。兩組患者均以服完 15 劑後作治療對照，結果是治療組 124 例中治癒 36 例，占 29.0%；顯效 58 例，占 46.8%；好轉 27 例，占 21.8%；無效 3 例，占 2.4%。對照組 102 例中治癒 14 例，占 13.7%；顯效 23 例，占 25.2%；好轉 58 例，占 56.9%；無效 4 例，占 3.9%。

以上可以看出治療組在治癒率和顯效率方面都明顯地超過了對照組，說明採用入夜一飲服藥法治療不寐症，優於採用每劑上下午各服其半的習慣服藥法。一般講，治療不寐症的方劑多有滋陰效能，入夜時人體迫切需要陰氣維持某些生理抑制，若陰氣不足或陽不入陰則可致不寐，故滋陰養血藥通常是治療不寐常用藥物之一。而入夜服藥治不寐，一則恰好適應了人體對陰氣的需要，二則可借營衛之氣行陰之際，助藥引陽入陰，達到導神入舍的作用，這樣適應了人體睡眠節律，人便容易入寐。

而傳統的上下午分服藥物法，上午所服之藥，卻正好和人體在上午需陽氣上升這種情況相對抗，不僅起不到治療作用，反而會抑制人體陽氣上升，干擾人體的陰陽消長節律，導致患者白天也精神不振，這是一般服藥法治療不寐症效果較差的原因。

（2）據病理節律週期服藥法

即在病發作前提前用藥，以制止或減輕疾病發作。其優點主要是充分有效地發揮藥物的治療作用。因藥物在體內的代謝速率與作用高峰有一定的時間性，而疾病發作時，機體對某些藥物作用敏感性增高，使藥物的調理作用更為明顯。如一般退熱藥的劑量與人體異常體溫高低成反比可說明之。根據病情變化的週期性而擇時施治，可綜合二者加以考慮，既使藥效得以正常發揮，又可相應減少藥物劑量及毒副反應，實踐已經證明這種施治方法有較高臨床運用價值。如《金匱要略》用蜀漆散治療瘧疾，在其發作前服用的經驗。我們對夜間哮喘發作者，五更瀉患者，於臨臥服補腎止喘及健脾溫腎之品可制止或減輕哮喘發作及晨間腹瀉。蘇州現代名醫黃一峰先生針對濕溫證午後病情漸甚，而於上午熱勢未張之際服用清熱化濕、調和營衛藥物，效果顯著。

有患者胃痛，每至子時發作，曾經多次中西藥治之，療效不顯，經用中藥改為迎病服藥治癒。南京中醫學院孟景春教授曾治療一例每至夜間 2～3 點即大腹脹滿證 10 年的患者，該患者多年來求治多次無效。孟氏參考了子午流注學說診斷處方，採用臨晚 6 時服頭煎藥，9～10 時服二煎，2 劑後症減，再 10 劑而癒。此法尤為臨床推崇而用於婦科病的治療上，如經前期緊張綜合徵，以此法治療 102 例，痊癒 81 例（占 79.4%），顯效 12 例（占 11.7%），有效9例（占8.9%），沒有無效病例。應用迎病截治法要求明辨疾病變化的時間節律、掌握藥物等作用發揮的時間進程，如此始有利於指導施治用藥時間的安排。

現代醫學亦已有據疾病變化週期而迎病截治法的運用，初獲成效。如高血壓所致急性左心衰多在晚間23～1時發病，晚22時左右投以適量擴血管及小量利尿藥可防止夜間左心衰的發生。又如腫瘤組織細胞在分裂代謝最旺盛時對化療、放療最敏感，易被殺傷。

印度、義大利等國根據腫瘤組織生長週期中代謝最旺而發展較快時，瘤體組織局部溫度上升的特徵，給予及時放療，對頭頸部癌腫、乳房腫瘤、口腔癌等療效較好，說明了中醫迎病截治的擇時施治法有運用價值。

三、擇時按摩法

按摩是對人體穴位的按、揉、摩、滾等手法，達到治療疾病的目的。因此，穴位是將按摩所產生的溫熱、壓力等刺激傳導入體的通道。機體感應刺激，從而使按摩局部氣血灌流增加，產生一定的生物磁場效應，並由經絡傳遞使氣至病所，達到健身癒病的目的。

由於穴位是按摩作用的部位，穴位的狀態對按摩效果就會產生影響。根據子午流注說，穴位的氣血旺衰有時間變化，不同時間按摩可借助穴位「開閉」的不同變化達到不同的治療目的。臨床可據辨證的虛實進行穴位補瀉點揉，配合常規按摩操作。擇時按摩可選「納子法」開穴，結合疾病變化的週期選取治療的最佳時機。臨床實踐已證實此法較單純的不按時按摩療法療效明顯為優。

病案 1　范××，女，28 歲，1984 年 10 月 9 日診。

患者於 1979 年春季感冒後，常感右側頭痛，初局限於右顳部，繼則擴張至患側眉棱骨和前額部。疼痛以每天清晨 7 時為重，至 9 時後漸減輕，嚴重時患側皮膚蒼白，伴噁心嘔吐，形體虛弱，面色萎黃，納差，舌淡，苔薄白，脈緩弱。經中西藥、針灸治之無效，遂予常規按摩操作法施術 10 日，收效不顯。於是，復加用按子午流注納子法開穴法取穴擇時按摩，約患者每日上午 9 時（辰時）來診，根據虛則補其母的原則，點揉取側解谿穴 5 分鐘。次日復診，訴當晚睡眠很好，偏頭痛已明顯減輕。如法治療十餘日，病癒。隨訪 3 年，頭痛未復發。

病案 2　張××，女，53 歲，1984 年 12 月 20 日診。

1979 年冬以來，患者每日清晨 5～7 時腹瀉 2～3 次，便前腹脹、腹痛，便後痛減，曾診為「雞鳴瀉」、「腸結核」等，經中西藥治療未效。近來納差，倦怠，四肢不溫，腰部酸痛，面色蒼白，舌淡，苔薄白，脈沉細。遂囑患者每晨 8 時（辰時）來診，先按虛則補其母法，揉點雙側曲池穴 5 分鐘，再施以溫補脾腎治療腹瀉之常規操作。術中患者即感腹部溫熱，術後腰部明顯減輕，全身舒適輕鬆，次日晨僅稀便 1 次，連續治療 7 天而癒。隨訪 3 年未見病復發。

（嚴叟．《浙江中醫雜誌》；1988.4）

四、擇時服用中藥拮抗西藥副作用法

大量臨床事實已經證明，很多西藥具有副作用，有的甚至很嚴重，擇時服用中藥可拮抗部分西藥作用。

如長期大量應用皮質激素治療類風濕關節炎、再生障礙性貧血、紅斑狼瘡等病時，可造成人體腎上腺皮質廢用性萎縮、內源性皮質激素分泌不足等。產生這種後果的原因是，人體腎上腺皮質激素的分泌由腦垂體分泌的促腎上腺皮質分泌激素（ACTH）來調控，而 ACTH 又受血液中皮質激素濃度影響，當血中濃度高時，則反饋性抑制腦垂體，使 ACTH 釋放減少，從而導致腎上腺皮質激素分泌減少。長期大量應用外源性皮質激素藥物，使血濃度升高，同樣導致 ACTH 減少，腎上腺皮質激素分泌下降，久而久之，腎上腺皮質因分泌活動受到抑制而逐漸萎縮。

經試驗研究證明，腦垂體對血濃度的反饋抑制作用的敏感性有晝夜節律，白天不敏感，夜間尤其是午夜 12 時左右最為敏感。在清晨垂體分泌 ACTH 較多，需較大劑量的地塞米松才能使之抑制，而夜間 10 時後，較小劑量的地塞來松即抑制次日 ACTH 的高峰出現。可使次晨 8 時血 11–羥值由（17.1 ± 2.1%）μg 降至（2.90% ± 0.57%）μg。為此，沈自尹等採用生地、知母、甘草等三藥組方煎服，以對抗地塞米松的反饋抑制，結果次晨血 11– 羥值為（11.5 ± 1.75%）μg，有較好的效果。

鑒此，對長期大量應用皮質激素者可採用清晨 8 時左右，一次服完全天劑量以減少對腦垂體分泌 ACTH 的抑制，對必須在夜間應用皮質激素者，如抗感染、抗過敏時可在夜間加服生地、知母、甘草組方，以保護腦垂體，使之對反饋抑制作用敏感性下降。

該方劑還可減少激素引起的陰虛陽亢的副作用，激素作用則不受影響。不僅如此，生地由促進腎上腺的增生和促進腎上腺皮質分泌皮質激素，而具有皮質激素樣作用。甘草因其所含甘草次酸與皮質激素結構類似，在肝臟中有競爭性抑制作用，使鹽皮質激素在肝中的滅活受到抑制，而表現為去氧皮質酮樣作用等。

可見，夜晚服用生地、知母、甘草等中藥，可拮抗夜服皮質激素所致體內第二天內源性皮質激素分泌大大減少的副反應，若夜間僅服中藥一次，還能達到節省藥材及省去多次服用中藥的麻煩，值得推廣。

擇時服用中藥可見是拮抗西藥副作用的新方法，深入研究，可望獲得較大成功。

五、時差治療法

所謂時差療法就是利用人體生理病理活動節律制定的一種不用任何藥物、針刺等，僅僅由改變作息進餐時間來調整人體節律，達到癒病的方法。臨床現已用於失眠、減肥、預防心腦血管病變發作、消化道潰瘍，及試用於哮喘、嚴重支氣管炎等。

（1）失眠的時差療法

失眠是人體睡醒節律週期的紊亂，通常失眠患者為使自己有更多的爭取入睡機會，常常提前睡臥，以求延長睡眠時間，但事與願違，往往是越提早就寢，越難以入眠，反增加心煩不安、思慮焦躁之不適。

根據人體生物節律，時差睡眠療法有利於失眠患者入睡。方法是每日就寢時間，可參照平時就寢時間向後順延2~3小時。據日本介紹，療效較好，可免除服用安眠藥所帶來的各種不良反應。美國紐約市立蒙蒂菲奧里醫院的睡醒失調中心和醫學中心主任韋茨曼醫生及其同事，以此法治療數例失眠患者，全部治癒。

（2）減肥的時差療法

吃飯時間的選擇，對於體重的增加與減少，要比人體攝入熱量的數量及品質顯得更為重要，因為人體生理活動節律是早晨要強於下午，下午又比晚上強，人體的新陳代謝峰值時間在上午 8 時至中午 12 時，因此減肥者把進餐時間避開新陳代謝高峰就能達到減肥的效果。方法是早晨可在 5～6 時吃早餐，並儘量少吃，或不吃。年飯可推遲到下午 13～14 時食用，晚飯可在 17～18 時進食。

利用時差進食減肥法的效果如何呢？前蘇聯有關專家對此做過研究，他們把體重相等的一些人分成兩個對照組，一組仍按正常的進餐時間吃飯，而另一組則避開人體新陳代謝的高峰時間吃飯。結果發現，將吃飯時間提前或推遲，就能在進食量減少的同時，降低人體對食物的吸收與利用，達到減肥的目的。

（3）預防心血管病發作時差療法

心血管病變多在夜間發作，如心肌梗塞、腦血栓形成等，已經發現夜餐時進食量過多，油膩物過重是誘發病作因素之一，因夜餐時油膩物過重，可導致血脂暫時性異常升高，血液黏滯度增大，血流緩慢，尤其是已有狹窄、痙攣、內膜粥樣硬化的血管可使症狀加重，或易發生栓塞，使心腦組織缺血缺氧。夜餐進食較遲而量大，就寢時因胃腸內食物未來得及消化吸收，合之睡臥姿勢，膨隆的胃可對橫膈膜直接產生作用，胸腔內壓改變，影響心肺功能活動與血液回流，其結果成為心臟病、腦溢血等病發生的誘因之一。針對此種情況，現已發現晚餐時間提前在下午16～17時進食，合之量少，油膩物少可預防或減少心腦血管病變發作。俗話說「晚餐吃少」不無道理，但還應加上「晚餐吃早」，此即預防心腦血管病變發作的飲食時差療法。睡眠時差療法預防心血管病發作的理由則有兩點：第一，可避開睡眠電生理中最易得病的波；第二，可避開激素減少時。改變睡眠時間可達到以上目的。

第五節　臨床部分腫瘤時辰化療法與應用

化學抗腫瘤藥物對機體任何細胞都會產生毒性作用，而不僅僅局限於腫瘤細胞。如何最大限度地提高化學抗腫瘤藥物殺傷腫瘤細胞的治療作用，減少對機體正常細胞損傷的副作用，一直是醫學科學研究者與臨床醫務工作人員不斷努力達到的目標。由時間生物醫學的研究，人們發現有望解決這個難題。目前的研究結果已經充分證明，要提高時化療法的療效，要做好以下三件事。

第一、機體細胞的合成與凋亡有時間節律性。這種節律性主要表現在機體正常細胞有增殖的旺盛期與相對靜止期的週期。一般而言在細胞增殖的旺盛期，其對外來刺激物較為敏感，因此避開細胞增殖的高峰期，就有可能使化療藥物對人體正常細胞影響較小。靜止期則反之。根據細胞增殖的節律性，選擇在化學抗腫瘤藥物對其損傷最小時用藥，就可以達到減免化學抗腫瘤藥物對正常機體細胞損害的目的，這是腫瘤時間化療法要做的第一件事。

第二、腫瘤細胞增殖目前研究結果也證明存在著時間節律性。一般而言在腫瘤細胞的增殖旺盛期，其對化學抗腫瘤藥物的作用最為敏感，選擇此時用藥，則可最大限度地發揮化學抗腫瘤藥物殺傷腫瘤細胞的效用，這是腫瘤時間化療法要做的第二件事。有關腫瘤生長的節律性，人們發現癌細胞分為增殖細胞與非增殖細胞，增殖細胞由 G_1、S、G_2、M 四期組成，增殖細胞對抗癌藥物敏感，而非增殖細胞對抗癌藥物相對不敏感。人們已經發現人體正常細胞代謝的時間週期與腫瘤細胞的增殖週期不同，不同腫瘤細胞之間增殖的週期也不同，只要瞭解了這些細胞的增殖週期的節律性，就可以作為擇時用藥的依據，達到最大限度地發揮抗腫瘤藥物的作用，減免其毒副作用的目的。

第三、抗癌藥物又可根據其殺傷不同時期的細胞，而分為週期性特異性藥物和週期性非特異性藥物兩類。前者又有作用於腫瘤增殖細胞的 S 期和 M 期的不同，後者則可殺傷增殖細胞群中各期細胞。抗癌藥物有效作用的不同時期，使得抗癌藥物具有了時間特徵，因此根據抗癌藥物的作用時間特點選取合適的藥物，才能結合以上機體細胞與腫瘤細胞的時間節律，達到時間化療法施行的目的，這是腫瘤時間化療法要做的第三件事。

對於時辰化療，最早在歐洲開展此項治療的是法國教授 F. Levi，他借助法國 Aguettant 公司生產的「Melodie」多通道編程輸液泵（該泵接受電腦編程，同時連接 4 個不同的液體袋，使 4 種藥物按程式單管或雙管輸出，可以進行多藥包括體外不相溶藥物的化療），在 1986 年第一次採取擇時給予 5- 氟尿嘧啶（5-FU），治療晚期大腸癌患者。到了 1990 年，在 F. Levi 教授的指導下，比利時、義大利、法國的其他地區分別成立了時辰化療中心。第一次前瞻性的 5- 氟尿嘧啶（5-FU）／亞葉酸鈣（LV）+奧沙利鉑（L-OHP）時辰化療與常規化療對比性研究開始在比利時、義大利、法國的 8 個中心進行了。

1996 年由 F. Levi 教授領導的時辰化療中心被正式命名為歐洲癌症研究與治療機構（EORTC）時辰化療中心，同年有多個時辰化療中心在法國、德國、比利時、義大利、加拿大、希臘、挪威、葡萄牙等 8 個國家建立。以後英國、荷蘭、西班牙、以色列的加入，使這個時辰化療中心達到了 30 個，其中法國最多，達到 16 個。我國的中山醫科大學腫瘤防治中心也將成為 EORTC 時辰化療中心的正式成員。我國國內有關腫瘤化療時間的研究目前也以中山大學腫瘤防治中心的冼勵堅教授等研究較多。

有關時辰化療的時間選擇多依賴於對實驗動物的研究結果進行。由於人們在動物實驗研究中多選用白鼠，而鼠類的活動靜息週期時間與人類正好相反，對實驗動物的觀察發現在其活動的早期應用化療藥，得到的時間藥物效應結果，在人類用藥的時間選擇上也正好相反，因此在學習參考有關時辰化療實驗研究結果時要注意這點。

但人們也已經在患者治療過程中發現，化療抗腫瘤藥多數在晚間給藥的療效要優於早晨，副作用也是晚間用藥要少於早晨用藥。現將臨床採取時辰化療方法治療一些腫瘤的情況介紹如下。

一、胃癌的時辰化療法與應用

孝感市中心醫院和武漢大學中南醫院腫瘤科對 46 例病

理確診的已接受D2根治術後ⅢA期胃癌患者（其中管狀腺癌20例，低分化腺癌14例，乳頭狀腺癌8例，黏液腺癌4例）。隨機分組，分為A組（時辰治療組），B組（對照組，即常規治療組）進行治療。結果A組1年生存率為90.9%，B組1年生存率83.3%；3年生存率分別為80%和40%，兩組比較有顯著性差異（P＜0.05）。A組和B組的1年無進展生存率分別為81.8%和50%；3年無進展生存率為60%和20%，兩組比較均有顯著性差異（P＜0.05）。

A組用奧沙利鉑（L-OHP），125mg，於第1天上午10時由化療泵靜脈注入，持續12小時；亞葉酸鈣（LV），200mg/d，應用5-氟尿嘧啶（5-FU）前靜脈滴注，第2～6天；5-氟尿嘧啶（5-FU），500mg/(m^2•d)，於晚上10時由化療泵靜脈注入，第2～6天，每次持續12小時；化療前應用格拉司瓊止吐。21天為一週期。

B組用奧沙利鉑（L-OHP），125mg，靜脈滴注2小時，第1天；亞葉酸鈣（LV），200mg/d，應用5-氟尿嘧啶（5-FU）前靜脈滴注，第2～6天；5-氟尿嘧啶（5-FU），500mg/(m^2•d)，靜脈滴注4小時，第2～6天；化療前應用格拉司瓊止吐。21天為一週期。

A組的胃腸道反應如噁心、嘔吐，明顯低於B組。

二、腎癌的時辰化療法與應用

採用定時應用氟尿苷治療腎癌，發現這種方法可使患者的耐受性增加，並因此可增加藥物的用量，平均每週可比原來增加50%。

具體採用的方法是將每天分為 4 個時間段，每時間段均勻佔有 6 個小時，每個時間段中分別連續靜脈滴注氟尿苷的藥量不同，即上午 9 時到下午 15 時的 6 個小時內和晚上 21 時到次日 3 時的 6 個小時內，分別靜脈滴注氟尿苷一天總量的 15%；下午 15 時到晚上 21 時的 6 個小時內，滴注的氟尿苷量最大，占全天量的 68%，而凌晨 3 時到早上 9 時的 6 個小時滴注的藥量是一天當中最少的，約占全天量的 2%。

上述滴注氟尿苷的時辰分段用藥法與普通常規的恒速靜脈滴注給藥法相比，時辰給藥法的特徵主要是確定了用藥的固定時間與用藥量。本法經與採用常規方法比較，在因藥物毒副反應而延遲治療並導致藥物必需減量的發生率方面，本法要優於常規方法 8 倍以上。這就有利於氟尿苷藥物的正常足量使用，有利於延長患者的生存時間。

三、結腸癌的時辰化療法與應用

醛氫葉酸與 5- 氟尿嘧啶聯合用藥已成為多種時間治療方案的基礎。

在歐洲和北美的 12 個國家共 48 個醫療中心，對總數超過 1500 例轉移性結腸癌患者進行了長達 5 年的時辰化療的多中心隨機臨床研究。採用 FFL 時辰化療方案，草酸鉑 25mg /(m^2•d)，10～22 時給藥，峰濃度時間為下午 16 時；5-FU600～1100mg /(m^2•d)、四氫葉酸 300mg /(m^2•d)，22 時至次日 10 時給藥，峰濃度時間均位於上午 4 時，連用 5 天，間歇 16 天後重複。以這種方法用藥較之常規用藥方法，毒副作用降低到 10%～50%，抗癌效果提高了約 2

倍。由於擇時化療能使患者很好地耐受，療效得到了不同程度地提高，部分患者因此得到了二次手術的機會，提高了患者的生存率，一部分患者還因此達到了治癒的滿意效果。

四、卵巢癌的時辰化療法與應用

應用阿黴素加順鉑治療 31 例晚期卵巢癌患者，擇時治療組採取上午 6 時靜脈滴注阿毒素、晚上 18 時靜脈滴注順鉑，較之早上 6 時滴注順鉑、晚上 18 時滴注阿黴素的用藥方法，副作用少，如脫髮、神經損害、腎損害、出血等反應顯著降低。人們還發現，未採用擇時用藥治療的患者對化療藥的耐受性差，不得不被迫減少用藥量和延遲治療時間。研究者們還發現，用同樣的擇時用藥方法治療，經 5 年隨訪，結果是上午用阿黴素、晚上用順鉑組的 18 例患者 5 年生存率為 50%，而未採用這種擇時治療用藥的 17 例患者在 2 年半內全部死亡。說明了擇時用藥治療確有應用與研究價值。

五、鼻咽癌的時辰化療法與應用

鼻咽癌是頭頸部最常見的腫瘤之一。順鉑+5- 氟尿嘧啶+醛氫葉酸（DDP+5-FU+CF）是鼻咽癌化療時最常用的一線方案。但該方案具有明顯的劑量限制性毒性，因此如何減少該方案的毒性，就成為人們研究的內容之一。

有人對 60 例鼻咽癌患者隨機分為時辰治療組與常規治療組，每組 30 例。採用兩週期誘導化療後加放療的措施。

時辰化療用藥組應用 BRAUN 泵靜脈輸入藥物，3 天順鉑總量 80mg /m^2，於每天上午 10 時開始用藥，至晚上 22 時結束；5- 氟尿嘧啶 750mg/ (m^2·d)，於晚上 22 時用藥，到第二天上午 10 結束；醛氫葉酸 200mg/ (m^2·d)，每天上午 10 時開始給藥，按常規輸液速度進行，連用 3 天。14 天為一週期，共 2 週期。

常規化療用藥組：用藥量與時辰化療組一樣。每天從上午 10 時開始用藥，順鉑和醛氫葉酸按常規輸液速度進行，5- 氟尿嘧啶每天 24 小時持續輸注，連用 3 天。14 天一週期，共 2 週期。

兩組都給予同樣的方法與劑量放療。結果卻發現，兩組患者的 CR 率、有效率有顯著性差異（$P<0.05$）。常規治療組較之時辰治療組在口腔炎、噁心、嘔吐、腹瀉發生更為多見，骨髓毒性反應也明顯。

上述兩組治療僅僅因為改變了用藥的時間，就使療效與毒副作用發生了變化，值得進一步深入研究。

六、膀胱癌的時辰化療法與應用

採用阿黴素與順鉑聯合化療的方案，研究者進行兩組不同時間給藥的方式，觀察最佳給藥時間。一組在早晨 6 時先給予阿黴素，然後到下午 18 時再給予順鉑。一組在下午 18 時先給予阿黴素，到次日早晨 6 時再給以順鉑。

結果發現，在 6 時給予阿黴素、18 時給予順鉑的一組患者，中性粒細胞和血小板受到的影響要小於後一組，並且完全恢復到正常的時間也比較短。

另一項研究還發現，應用第一組時間給藥法還有助於安全實施大劑量強化治療。

七、兒童急性淋巴細胞性白血病的時辰化療法與應用

對 118 例兒童急性淋巴細胞性白血病患者，均應用 6-巰基嘌呤（6-MP）每天一次，氨甲喋呤（MTX）每週一次，長春新鹼和潑尼松每月一次進行維持化療的方法。但據給藥時間不同分成兩組，早晨給藥組共有 82 例，晚間給藥組共有 36 例。

結果是晚間給藥組患者的平均無病生存率比早晨給藥組延長 78 週，復發的危險性也比早晨給藥組少 40%倍。

第六節　臨床部分常用中西藥物給藥時間（僅供參考）

一、部分常用方藥最佳給藥時間

四君子湯：辰時（7～9 時）服用能較好地恢復胃泌素紊亂的節律。四君子湯能提高脾虛大鼠血清胃泌素水平，辰時給藥效果好，能更好地恢復胃泌素紊亂的節律。說明四君子湯的療效存在時辰差異性。

我們的實驗研究已證實四君子湯在治療功能性消化不良等胃腸動力障礙性疾病時，以上腹飽脹，胃排空延遲為主者，午飯前適當加量服用，以便秘，腸道積氣為主者，應當保證晚間睡前服用一次，並加量。

桂枝湯：古代要求清晨服，又稱之為平旦湯。我們的研究發現其鎮痛作用白天活動期服用大於夜晚休息期，毒

性白天大於夜晚。本方應當白晝服，最好在午前服。

右歸飲：酉時（17～19時）服用時，對睪酮晝夜節律維護較好，副作用小。

續命湯：辰時（7～9時）服用治療腦出血效佳。

健脾降糖方：藥物組成為黃芪、白朮、茯苓、蒼朮、人參、生山楂、山藥、五味子治療糖尿病酉時（17～19時）服用效佳。

柴枳合劑：藥物組成這柴胡、枳殼。治療胃功能動力不足時宜在巳時（9～11時）服用。

小柴胡湯：治療膽囊炎、膽結石時，最佳服藥時間為晚上21時到凌晨1時。此時小柴胡湯利膽作用最為明顯，優於晝夜之中其他時間。

麻仁丸：古代就提出了「日晡人氣收降，因服下藥，亦順天時之大法也」。現代發現下午17～21時服用，其促進排便的效果，明顯優於上午7～11時。

六味地黃丸：古代要求清晨服。

雞鳴散：古代要求清晨服。

十棗湯：古代要求清晨服。

天麻鉤藤片：上午6～7時服。

半丁湯：（藥物組成：法半夏、廣陳皮、川厚朴、炒枳殼、乾石斛、雲茯苓、公丁香、旋覆梗、元胡索等）本方係蕪湖名醫胡仲英先生（本書作者胡劍北教授的慈父）所創，臨床應用60餘年，療效非常明顯，對胃脘痛患者，一般服用1～2劑即起效，再服2～3劑鞏固療效，多數患者療效可維持數月至一年，有的達數年，也有的因此痊癒。服用本方，通常一劑藥兩次煎液合在一起，分三次服。其中一次必在晚上21時後溫熱服用，藥後即臥睡，療效頗佳，較之不按此擇時服用者，療效提高。

時心靈（藥物組成：人參、川芎、麥冬、丹參等）：治療冠心病，最佳服藥時間在上午7：30，此時服用該方可最有效地改善心肌缺血和心功能時間，同時發現在9：30、13：30和15：30服藥為療效相反時間，使心功能呈減弱趨勢。經15年的臨床實踐證明，冠心病患者每天早晨7時30分服1劑「時心靈」均能收到滿意的療效，住院患者一般經過1個月（1個療程）治療，各種症狀如胸悶憋氣、心律失常基本消失。

加減八正散（藥物組成：瞿麥20g、萹蓄20g、生山梔10g、木通6g、甘草10g、白茅根30g、黃柏10g、大便乾時加大黃）：治療膀胱濕熱型泌尿系感染，最佳服藥時間為下午3時前和5時前連服2次。以此治療60例，療程最短3天，最長9天，痊癒56例，顯效4例，總有效率100%；同時未按此時間服藥即非時辰服藥對照組60例，療程最短6天，最長30天，痊癒12例，顯效28例，總有效率86.7%。

消黎湯（藥物組成：天花粉30g、生地黃30g、沙參15g、玄參15g、石膏20g、知母10g、黃連6g、甘草6g，加水煎服）：每次1劑，連用1週。（方名係本書作者加）在原治療糖尿病方案不變的情況下，於夜睡前和清晨5-6時左右服用本方，可防治糖尿病黎明現象。共治療17例，有效14例，有效率達82.35%，無效3例。未發生1例低血糖現象。

雷公藤製劑：雷公藤製劑對自身免疫性疾病療效較

好，但其副作用也大，主要是消化道、皮膚黏膜、肝臟、血液系統等方面的副反應。經對服用雷公藤製劑治療類風濕性關節炎、強直性脊柱炎等患者出現的副反應的時間觀察，夏季出現率最高，其次為秋季、冬季、春季，經統計學處理分析，夏季副反應最高與其他三季均有非常顯著性差異（P＜0.001），提示夏季最好不用雷公藤製劑。

止嗽散等止咳平喘方：下午 14 時服第一煎，晚上 20 時服第二煎。

桃紅四物湯、血府逐瘀湯等活血化瘀方：晚上必須加服一次。

中藥鎮靜安神類藥：宜在午後 18 時服用第一煎，21 時睡前服第二煎，因為一般中藥湯劑在服用後約 2 小時開始發揮作用。由於中藥發揮的是藥物蓄積作用，因此第二煎可在第一煎服用後 3～4 小時服用。過去那種鎮靜安神中藥湯劑日分 2～3 次服用，而且用藥時間多在白天，對中藥中催眠類成分的作用發揮產生了影響，因為白天患者需要清醒狀態，以便工作學習與生活，結果服用了鎮靜安神類藥物後，如果藥物非常有效，就肯定影響患者的正常生活，當然也達不到安神的目的。

二、部分常用西藥最佳用藥時間

1. 解熱鎮痛類藥

阿司匹林：早晨 7 時用藥，在體內維持時長，22 小時後，仍可見從尿中排出，而在晚上 7 時用藥，則尿中排出最多不超過 17 小時。

撲熱息痛：午前用藥的半衰期較午後服藥者要長，分佈容積也大得多。

消炎痛：上午7時服藥，血藥濃度大，達高峰時間短，下午19時服藥，血藥濃度低，達高峰時間長，兩者相差40%，所起的抗炎作用也同樣出現差異，下午用同樣劑量的藥物，作用只有上午的一半左右。

2. 抗過敏類藥

抗組織胺藥物：早晨7時服藥效果最好，藥效可持續17小時之久，晚上19時用藥，藥效只能維持6～8小時。如賽庚啶對健康志願者皮內注射粉塵提取物所產生的紅斑、瘢痕的治療作用，在上午7時給藥，其療效維持時間可長達15小時以上，如果19時給藥，僅維持6～8小時，建議本品在清晨用藥為佳。

3. 抗菌素類藥

青黴素皮試：對青黴素過敏者，深夜（23時）注射時反應強烈，而中午反應較輕。而且，上午10時用藥，血藥達濃度峰值時短，僅需30分鐘，療效高於其他時間。

苯氧甲基青黴素：上午10時用藥，其血藥濃度是晚上22時或凌晨2時用藥的近2倍。

慶大黴素：夜間用藥時間曲線下面積（ACU）大於白晝，半衰期也較白天長。也可以說在人活動期慶大黴素毒性小，血藥濃度低，排泄快，休息期正好相反。

阿黴素：早晨6時給藥療效高，副作用少。

磺胺類藥：在下午16時口服，血藥濃度較之其他時間高，而在0時服藥，則血藥濃度最低，但因為下午16時服藥，磺胺類藥的乙酰化程度也高，藥物代謝快，不能充分發揮藥物療效。

4. 心血管類藥

洋地黃類藥：地高辛對心衰患者在 22：30 時用藥，血藥濃度達峰值濃度慢，但維持時間也最久。

潘生丁：6 時用藥後時間曲線下面積（AUC）最大，22 時用藥後時間曲線下面積（AUC）最小。

消心痛：2 時和 8 時時給藥比 14 時和 20 時時給藥時間曲線下面積大。

β受體阻滯劑：此類藥物白天服用對高血壓患者的降壓和降心率作用比夜間服藥明顯。

心得安：早餐後服用利用率要較空腹時服用高，8 時給藥，可出現最高的血藥濃度峰值和最短血藥濃度峰值時間及半衰期。

鈣離子拮抗劑：心痛定 8 給藥，血藥濃度峰值、血藥濃度時間曲線下面積和藥物吸收參數最大，晚上 19 時給藥則相反，其藥物的生物利用度下降 40%。研究認為晚上心痛定吸收下降除了與胃內固體食物的排空時間延長外，與胃腸、肝血灌流量下降有關。然而也有人發現晚上 20 時給以心痛定後，肝臟的血液灌流量明顯增加，比早上 8 時用藥時肝臟血液灌流量輕度增加不同。心痛定的生物利用率下降的晚上，肝臟血流量增加最多，這就使得心痛定晚上用藥的生物利用率下降的原因又不明確了。

硫氮卓酮：降低夜間睡眠時的血壓。

尼卡地平：降低白天活動時的血壓。

硝酸甘油：早晨 6 時用藥，可有效預防運動性心絞痛發作和心電圖異常，下午 15 時用藥則效果較差。其擴張冠狀動脈的作用也是早上強而下午弱。

氯化鉀：0 時用藥血中鉀離子的濃度是 12 時用藥的 1.4 倍，心電圖中 ST 段的上升也是夜間用藥效佳。夜間用藥後尿鉀的排泄量也低於白天用藥。

5. 激素類藥

皮質激素類：早上給藥比午夜給藥對腎上腺皮質激素的分泌抑制作用要小兩倍多。如果晚上給以皮質激素的量大，甚至於可持續數天乃至數週影響內源性皮質激素的分泌，這是因為皮質激素分泌節律主要是在上午 6～8 時為峰值時，在此時腎上腺皮質對血液中的皮質激素濃度的敏感性最低，因此所受到的負反饋調節也最小。相反在血液中皮質激素濃度最低的夜間，腎上腺皮質對血液中的皮質激素濃度的敏感性最高，稍有一點變化就會產生較明顯的負反饋抑制，從而影響第二天整天的內源性皮質激素的分泌。

地塞米松：在夜間 0 時僅給以 0.5mg，其後的 24 小時內，皮質醇幾乎完全停止分泌。而在早晨 8 時和下午 16 時給藥，則對皮質醇的抑制作用非常小，且短暫。根據這一點，有人就提出對於腎上腺皮質功能亢進的患者，則應該在晚上給藥，可以利用外源性的皮質激素，由反饋性抑制內源性皮質激素的分泌，達到治療的目的。而對採用外源皮質激素替代療法者，可變一日三次服用皮質激素為清晨一次服完全天的劑量，以適應皮質激素分泌的晝夜節律，減免其副作用。

胰島素：對健康志願者在嚴格控制睡眠時間、進食時間及攝入熱量等條件下，測定靜脈給藥 5～25 分鐘血糖下降率，峰值時在午前 10：30。對胰島素依賴型糖尿病患者用藥，測定維持血糖在某一理想水準所需胰島素量，上午用量大於中午和晚上。所以胰島素在早上用藥敏感性高，但其作用維持時間短，僅約 21 分鐘。中午、晚上敏感性較低，維持時間長，分別為 32 分鐘和 25 分鐘。由於早上胰島素半衰期短，所以要維持血糖水準，劑量要相對大。

胸腺素：22 時給藥療效最好，8 時給藥次之，12 時給藥幾乎無效。

降鈣素：0 時給藥療效最大。

6. 維生素類藥

複方維生素：早餐服用與晚餐服用，體內代謝速度不同，效果也有不同。

維生素 B_{12}：下午 13 時用藥吸收率高，速度也快。

維生素 B_2：飯後用藥吸收率高，飯前用藥吸收率低，即便劑量大於飯後，吸收率也不相應增加。

7. 利尿類藥

雙氫克尿塞：下午服藥效佳，對浮腫患者下午用藥比上午用藥的藥效要強一倍。

8. 鎮靜抗癲癇類藥

巴比妥類：對環己巴比妥口服用藥發現男性在下午 18 時用藥，達到最大血藥濃度時間最快，血藥濃度峰值最高，排泄慢。

氯氮卓：早晨 7 時服藥 1 小時後，血藥濃度達最高峰值，半衰期為 3 小時；19 時服藥，4 小時後才能達到最高峰值，半衰期為 30 小時。

安定：早晨 7 時服藥 1 小時後，血藥濃度就可達最高峰值，晚上 19 時服藥則需 4 個小時血藥濃度才能達到峰值。前者半衰期3個小時，後者長達30個小時。也有人認為在上午9：30時給藥較21：30時給藥吸收快，蛋白結合率低，血藥濃度高。

氯丙嗪：從鼠類實驗動物研究結果推算於人類，氯丙嗪抗精神病作用的最好時間在清晨起床時間，然而其毒性作用在此時也最大。該藥的鎮靜作用則以夜間用藥效果最好。

丙戊酸：抗癲癇藥，白天給藥後在半小時到2小時內血藥濃度明顯高於夜間用藥。這主要與白天用藥後吸收快有關，其中胃腸中食物量及內容是影響本藥吸收節律的主要因素。

9. 平喘類藥

氨茶鹼：該藥的普通劑型，上午和中午（7～13時）用藥，達到血藥濃度的峰值快而且峰值濃度高。其擴張支氣管的作用白天強於夜間。在大鼠動物身上發現，氨茶鹼的利尿作用，在動物休息期開始時（8時）用藥最弱，而在動物活動期開始時（20時）則最強，人類可能也是這樣。由於鼠類的休息與活動週期與人類正好相反，因此，人類服用氨茶鹼用於利尿時，最佳服用時間應該在上午7時左右。

該藥的緩釋劑，上午7～8時用藥，一般4小時後可達到血藥濃度的峰值時，而且維持時間長，用藥8小時後一般還不會到達血藥濃度的谷值。而如果服藥時間在晚上19～20時，則4小時後一般很少達到血藥濃度的峰值，不僅如此，其血藥濃度的維持也短，用藥8小時後，血藥濃度幾乎到達谷值。因此，服用氨茶鹼緩釋劑最好在上午7～8時較好。

間羥嗽必妥：白天用藥作用強於夜間用藥，白天用藥僅為夜間用藥的 1/3，與夜間用藥 2/3 的血藥濃度相似，達到血藥濃度峰值的時間還要短。說明白天服藥效果要優於夜間。

叔丁喘寧：早晨 7 時用藥，血藥濃度峰值較晚上 19 時用藥要高，達峰值時間，7 時用藥後約為 3.5 小時，而在晚上 17 時用藥則需要 6.2 小時。因此，有人研究發現晚上服用叔丁喘寧時劑量加倍，可以更好地改善夜間的肺通氣量減低。

間羥喘息定：對肺阻力作用峰值時在 7：30，谷值在 16：30。

芬式醇：該藥吸入對過敏性哮喘患者肺換氣功能的作用效果，峰值時在 7 時，谷值在 19 時。

10. 化學抗腫瘤藥

5- 氟尿嘧啶：清晨 4 時左右用藥，5- 氟尿嘧啶（5–FU）是一個時間劑量依賴性藥物，其給藥高峰在凌晨 4 時較 13時、19 時表現出明顯優越的血藥濃度分佈，明顯減低的不良反應，減少該藥對機體正常組織的毒性作用。因此目前通用的 5- 氟尿嘧啶（5–FU）時辰給藥方案為 22 時到次日 10 時連續 12 小時給藥，給藥高峰為 4 時，人體正常細胞對 5- 氟尿嘧啶的敏感性此時最低。

草酸鉑：人體正常細胞對草酸鉑的敏感性最低的時間是下午 16 時，此時給予草酸鉑對人體影響最小。

順鉑：下午 18 時用藥療效高，副作用少，

諾維本：是一種長春鹼類細胞毒抗腫瘤新藥，在接種了 P388 白血病細胞的小鼠身上研究觀察其毒性療效的晝夜

節律關係發現。給每隻小鼠注射諾維本 26mg/kg。在上午 7 時時給藥組小鼠白細胞最低值 2 天後就出現，下降程度為 58%，第 8 天恢復到正常水準，該組實驗動物均發生了 4 度骨髓壞死。19 時給藥組則白細胞最低值出現在第 4 天，下降程度為 34%，第 6 天恢復到正常水準，只有一半實驗動物發生骨髓壞死。在平均生存時間方面，19 時給藥組也比 7 時給藥組長，在耐受劑量上，19 時給藥組顯著高於 7 時給藥組，19 時給藥組耐受劑量提高了 50%。

足葉乙甙：上午 9 時給藥，血漿濃度顯著高於下午 21 時給藥組。

泰索帝：是一種紫杉醇抗癌新藥，抑制微管系統，對肺癌、乳腺癌等多種惡性腫瘤有良好的殺傷作用。對癌症患者抗腫瘤的最佳用藥時間在夜間休息時間。

羥基喜樹鹼 -11：為抗結直腸癌的有效藥物，主要劑量限制性毒性為中性粒細胞下降和腹瀉。最佳用藥時間為下午的 17 時。

氨甲喋呤：上午 10 時至晚上 20 時用藥最佳。

11. 消化類藥

H_2 受體阻滯劑：如泰胃美夜間服用可抑制夜間胃酸的大量分泌，起到抗潰瘍的作用，又避免了白天過分抑制胃酸的分泌而損害消化功能，更有利於抗胃潰瘍病的治療。

雷尼替丁：對胃酸分泌的抑制作用夜間大於白天。

普瑞博思：午飯前、睡前服藥效佳。

12. 其他藥物及放療

康復龍：對外傷性脊髓損傷所致四肢麻痺患者鈣離子減少，作用呈現出節律性，一般早上 6 時給藥效好。其他時間用藥無效。

溴麥角環肽：治療前列腺肥大症患者，6時用藥，對血清中甲狀腺刺激激素無影響，18時或24時給藥，可使該激素降低15%以上。

結核菌素：人對結核菌素的反應是，7時用藥，硬結最大；22時用藥硬結最小。

放療：癌細胞的有絲分裂失去了晝夜節律，放療後，除了腫瘤外觀發生變化，其細胞的有絲分裂的晝夜節律得到了恢復。小鼠在白天進行X光線照射，僅僅出現不同程度的異常反應，而在夜間同樣照射可使小鼠死亡。此因照射損傷了造血組織，使血細胞生成總數下降。小鼠是夜行動物，相當於人的白天，故可考慮在夜間進行腫瘤病人的放療。

第七節　幾種常用方藥擇時應用的實驗研究

一、右歸飲擇時服用對腎陽虛大鼠晝夜節律的影響

明代醫家楊嬴洲早在300年前就提出了補腎中藥早晨服用的要求，這一觀點與現代研究是一致的。清朝醫家葉天士在《臨證指南醫案》中也曾提出過晨用溫陽藥的服藥法。《奇效良方》所載的強陽補腎方藥71首中，出注早晨（平旦）服用者達56首，占總數的79%，說明臨床應用補腎藥晨服的經驗值得重視。

現代人根據溫補腎陽藥的現代藥理研究結果，認為溫

補腎陽藥大多具有調節內分泌的作用，對腎陽虛證的垂體－腎上腺皮質系統功能失調療效最好，副作用也最少。有人在臨床治療腎陽虛水腫時根據張仲景「少陰病欲解，從子至寅上」的觀點，對腎陽虛水腫患者採取寅時（3～5時）服藥的方法，發現寅時用藥治療腎陽虛水腫患者的療效確實要優於常規不擇時的給藥方法，對泌尿系結石的治療類似的擇時治療也很好。說明清晨服用補腎藥的提法與做法值得提倡。

為了證明晨服補腎藥效佳的科學性，我們進行了有關動物實驗研究。應用中醫著名的補腎陽方劑——右歸飲在傳統中醫所論腎臟主時的旺時和衰時分別擇時應用，觀察右歸飲對目前研究認為與腎陽虛有關的內分泌指標的影響，主要是血清生長激素（GH）、催乳素（PRL）、睾酮（T）、皮質醇（Cor）等的影響，為補腎中藥擇於晨時服用尋找出實驗室依據。具體實驗情況如下：

實驗動物：雄性 SD 大鼠，體重 180～260 克。

右歸飲製劑：熟地 15g、枸杞子 15g、山茱萸 10g、淮山藥 15g、杜仲 15g、製附子 10g、肉桂 5g、炙甘草 5g，按傳統中藥煎服方法水煎後，水浴箱濃縮成每毫升含原生藥 1 克的藥液，4℃冷藏備用。

實驗動物分組：隨機分為 4 組，正常組、模型組、酉時灌胃組、卯時灌胃組。每組再按不同處理時間分設 4 個亞組，即 2 時、8 時、14 時、20 時組。酉時（17～19時）、卯時（5～7 時）分別是中醫傳統認為的腎臟功能主時的旺時與衰時。

腎陽虛大鼠模型的製備：每天給予氫化可的松注射液

2mg / 100g 皮下注射，共計 14 天，正常組給予等量生理鹽水。第 10 天動物出現毛無光澤、豎毛、反應遲鈍、體溫下降、體重增長緩慢或下降、肢體蜷伏等現象認定模型成功。

在造模中，右歸飲兩個用藥組於造模的同時就分別於酉時和卯時灌服右歸飲水煎液，而模型對照組和正常組常規灌胃等量生理鹽水，以示對照，共計 14 天。

右歸飲擇時應用對腎陽虛大鼠生長激素晝夜節律的影響：正常大鼠晝夜生長激素水準存在峰谷值變化，二者比較存在顯著性差異，峰值和谷值出現的時間為 8 和 2 時。模型大鼠的生長激素水準較正常鼠有不同程度的降低，但峰谷值出現的時間未改變，節律變化模式與正常相似。

右歸飲兩用藥組對腎陽虛低下的生長激素水準均有不同程度的上調作用，且兩組峰谷值相比均有顯著性差異，但酉時用藥組峰值出現時間後移至 14 時，卯時用藥組的峰谷值時間與正常一致，節律變化也與正常較接近，說明卯時用藥對生長激素晝夜節律維護較好。

右歸飲擇時應用對腎陽虛大鼠睾酮晝夜節律的影響：正常大鼠晝夜睾酮水準存在峰谷值變化，二者比較存在顯著性差異，峰值和谷值出現的時間為 20 時和 8 時。各時間點中尤以 14 時和 20 時下降為顯著，與同一時間正常大鼠比較均有顯著性差異。

兩治療組中，卯時用藥組基本未起到維護正常節律的作用，而酉時組除 20 時與正常組相比有差異外，其餘時間點與正常組相比均無顯著性差異。而酉時組用藥則與正常組接近，說明酉時用藥對睾酮晝夜節律維護較好。

右歸飲擇時應用對腎陽虛大鼠皮質醇晝夜節律的影響：正常大鼠晝夜皮質醇水準存在峰谷值變化，二者比較存在顯著性差異，峰值和谷值出現的時間為20時和次日2時。模型大鼠皮質醇水準較正常下降，其中以2時、14時、20時三個時間點為顯著，與同時間正常大鼠相比存在顯著性差異，其振幅波動較大，晝夜變化模式與正常完全不同。酉時、卯時用藥組均對腎陽虛狀態的低下皮質醇水準有一定上調作用，但酉時用藥組的峰、谷值出現時間與正常組相同，而卯時用藥組則分別出現在14時和次日8時。酉時用藥組效果優於卯時。

右歸飲擇時應用對腎陽虛大鼠催乳素晝夜節律的影響：正常大鼠晝夜催乳素水準存在峰谷值變化，二者比較存在顯著性差異，峰值和谷值出現的時間為14時和20時。模型大鼠催乳素水準降低，各時間點中以14時下降最為明顯，與同一時間正常組相比具有顯著性差異，峰值時間較正常前移至8時，節律變化模式與正常存在較大差異。

兩用藥組對腎陽虛低下的催乳素水準上調作用均不明顯，二者與模型組比較差異不顯著，並且二者相互比較也無顯著性差異。

上述研究結果發現，正常大鼠血清生長激素、睾酮、皮質醇、催乳素等確存在著生理性晝夜分泌節律，而在腎陽虛大鼠中存在著不同程度的上述激素水準的下降與節律紊亂。

實驗中證實，這些激素水準的下降與節律紊亂並不是同步與同一模式的。如腎陽虛大鼠的睾酮不僅血清水準下降明顯，而且節律也消失，無分泌的峰谷值存在，分泌節律曲線呈現出一直線。而皮質醇晝夜變化模式與正常完全不同了，振幅波動也大了。催乳素水準下降的同時，峰值時間也較正常前移了。節律模式發生了明顯的變化。

上述指標在中醫腎臟主時的旺時和衰時應用右歸飲後的變化也存在著不一致性。對於皮質醇和睾酮而言，酉時給藥後二者晝夜節律變化模式、峰谷值出現時間與正常較為接近，酉時給藥對兩指標晝夜節律維護較好，對催乳素來說卯時和酉時用藥結果無差別。而生長激素在卯時給藥組峰谷值時間、變化模式與正常一致，酉時用藥組峰值出現後移。所以就本試驗結果而言，酉時服用溫補腎陽藥的作用要優於卯時，即在傳統中醫認為的腎臟主時的衰時用藥較旺時用藥的效果好。

由於大鼠屬晝伏夜行的動物，與人類的活動正好相反，由此，本試驗結果若用於人類應用溫補腎陽藥的參考，則人類服用右歸飲等溫補腎陽藥就是卯時優於酉時，也就是說，早晨用藥要比黃昏時用藥效佳。

一些古代醫家多次提出補腎藥晨服，並在臨床實踐中運用的經驗是值得記取的，需要進一步研究，以真正揭示其科學真諦，造福於人類。

本試驗研究結果還提示，藥物的效果評價中，應當將藥物能否維護機體正常的生理節律作為主要評判指標之一；同時對疾病治療效果的評價，不僅要考慮某些指標數值的水準如何，還要考慮這些指標數值出現的時間節律是不是恢復到正常生理節律水準，也就是說，應當把節律情況作為疾病是否向癒，藥物是否有療效的判斷指標之一。

二、加減續命湯擇時應用對實驗性大鼠腦出血模型血流變學和腦水腫的影響

為了瞭解擇時應用中藥對腦出血治療的影響，我們選擇了續命湯加減方，觀察其對大鼠腦出血模型血液流變學和腦水腫的影響。具體實驗研究內容與過程如下：

採用清潔級 SD 大鼠 80 隻，分為正常組、正常湯藥組、模型組三大組。模型組再分為：

生理鹽水組、模型 3 天組、湯藥 9 時組、對照 9 時組、湯藥 15 時組、對照 15 時組、湯藥常規組、對照常規組，全部共計 8 組，每組平均 10 隻大鼠。

中藥主要在《金匱要略》附的《古今錄驗》中續命湯基礎上進行改進，全方由溫補化痰、補中益氣、活血化瘀類中藥組成，主要藥物為黃芪、熟地、白芥子、桃仁、紅花、三七等，按中醫傳統方法水煎後，置於水浴箱中濃縮成每毫升含原生藥 2.6g 藥液，冷藏保存備用。

由於出血性中風發作的急性期，患者的全血黏度（高切、中切、低切）、纖維蛋白原、血沉、血沉方程 K 值、全血還原黏度、紅細胞聚集指數等有明顯的升高，在 3 天內達到最高值，說明腦出血患者的血液流變學指標發生異常改變。這種改變可導致血微循環障礙，組織灌注減少。腦出血發生以後，由於血腫壓迫，周圍腦細胞水腫，腦水腫是腦出血以後腦細胞繼續壞死的主要原因，也是引起意識障礙的重要因素之一，腦係數和腦組織含水量反應了腦水腫的程度。

這一系列反應既是腦出血的重要致病因素，又是繼發

性反應，這些指標對腦出血的療效觀察是有利的。試驗主要觀察指標是紅細胞剛性指數、紅細胞聚集指數、全血高切相對黏度、血沉方程K值、全血高切還原黏度、全血低切還原黏度、全血低切相對黏度、腦指數、紅細胞壓積、纖維蛋白原、腦組織含水量、紅細胞變形指數等。

現代研究表明，腦出血係腦內變性小動脈破裂，血液進入腦實質所致，出血後所形成的血腫可以壓迫局部，致腦內占位性效應，血管破裂部分可閉塞而不出血，是血管內皮細胞、血小板、凝血抗凝血、纖溶系統、血液流變學和微循環系統等功能障礙導致的病理狀態，患者處於全黏度增高、腦水腫、顱內壓增高、腦組織缺血缺氧狀態，並確認止血藥和凝血藥對腦出血並無效果，採用活血化瘀藥有改善血液流變性、加速血腫溶化與吸收、降低顱內壓等作用。由此可見對於腦出血的治療，無論是急性期、恢復期，還是後遺症期，活血化瘀治則均可以貫穿病程的始終。為此我們採用了活血化瘀為主的中藥組成的方劑進行研究觀察。

本實驗結果顯示，模型三天組的血液流變學指標中全血黏度（高切、中切、低切）、纖維蛋白原、血沉、血沉方案K值、全血還原黏度、紅細胞剛性指數、紅細胞聚集指數等有明顯的升高，而紅細胞變形指數有明顯的下降，腦組織含水量和腦指數均升高，與正常組相比均具有顯著性差異（$P<0.05$）。這一結果證實了腦出血發生後機體所出現的高凝狀態及腦組織水腫的病理變化，這一病理變化是腦出血的繼發性反應。

本實驗結果還顯示，對腦出血大鼠模型不同時間點使用中藥方劑後，以9時組的血液流變學指標、腦組織含水量和腦指數更接近正常組的值，9時組的部分指標與正常組無顯著性差異（P＞0.05），與15時組和常規組有顯著性差異（P＜0.05）。這一結果說明，在每天9時對腦出血大鼠給以續命湯加減方進行治療，效果明顯優於15時和常規時間用藥組。

由於大鼠的生理特點是晝伏夜行，與人類恰好相反，按12小時推算，這在人體剛好是21時，本試驗說明了腦出血的治療有最佳時間性，也說明了續命湯加減方治療腦出血應在21時用藥較佳，可較其他時間點給藥更有利於改善血液高凝狀態和腦水腫效果優於其他時間點。

三、健脾降糖方擇時給藥對糖尿病小鼠血糖及其晝夜節律的影響

健脾藥抗糖尿病的作用已為大量的藥理學研究與臨床實踐所證實。我們組成了主要以健脾益氣類中藥為主的降糖方，觀察擇時應用對糖尿病動物模型的降糖作用。

健脾降糖方主要組成為：黃芪、白朮、茯苓、蒼朮、人參、生山楂、山藥、五味子，各藥的用量比例為4：4：3：3：4：3：4：3。

本試驗實驗動物分為造模與非造模兩大組。造模組採用四氧嘧啶方法造模，將造模成功的小鼠隨機分為三組，兩組每日用灌胃法給予中藥水煎液一次，即6時給藥組和18時給藥組，另一組每日用灌胃法給予與中藥組等量的生理鹽水。

非造模組即正常動物對照組，分為兩組，均每日用灌

胃法給予中藥水煎液，即 6 時給藥組和 18 時給藥組。

分組給藥時間的確定是根據中醫脾氣盛衰節律理論。

各組動物分別於給藥前 1 天，給藥 1 週，給藥 2 週測定 24 小時內 6 個時間點（10 時、14 時、18 時、22 時，次日 2 時、6 時）的動態血糖（mmol/L）。測定血糖的儀器為基礎倍加型快速血糖儀及其血糖試紙（美國強生公司提供）。

結果：正常小鼠血糖濃度低於 10 mmol/L。但有兩次峰谷值。兩次峰值時間，分別出現在上午 10 時和晚上 22 時。兩次谷值時間分別出現在上午 6 時和下午 18 時。經統計學分析，峰谷值血糖濃度相比，均具有顯著性差異（$P<0.01$）；而峰值與峰值間，谷值與谷值間差異無顯著性（$P>0.05$）。

糖尿病小鼠血糖水準在未用藥前高於 25 mmol/L。也有兩次峰谷值，出現的時間與正常小鼠不一樣。兩次峰值時間分別為：上午 2 時與 10 時，兩次谷值時間出現在上午 6 時與下午 14 時。與正常小鼠相較，其血糖水準節律發生了紊亂，且峰谷值之間的濃度比經統計學分析無顯著性差異（$P>0.05$）。說明糖尿病小鼠不僅血糖水準值發生升高的改變，同時不同時間點的血糖水準也呈現不同程度的變化，也就是血糖水準時間曲線的變化，也是糖尿病小鼠的特徵之一。

不同時間給予中藥灌服後的實驗結果如下：

下午 18 時給予健脾降糖方，對糖尿病小鼠血糖晝夜節律的影響，給藥後兩週血糖峰值明顯下降。給藥 1 週與給藥 2 週後，中藥對糖尿病血糖濃度曲線形態產生不同的影響。給藥前曲線的峰值出現在下午 14 時、22 時和次日上午6時，谷值出現在2時、上午的10時和下午的18時。而給藥1週後曲線的峰值在上午的6時、10時和下午的22時，谷值出現在下午的18時和次日的2時。給藥2週後曲線的峰值在上午的2時、下午的18時和晚上的22時，谷值出現在下午的14時、22時和次日的6時。下午18時給予健脾降糖方未能恢復糖尿病小鼠的晝夜血糖節律。

下午18時給予健脾降糖方，對正常小鼠血糖晝夜節律的影響：給藥能夠使正常小鼠的血糖水準有所下降，但同時對血糖水準的曲線也發生了輕微的影響，但曲線形態並不隨著給藥時間的延長而發生進一步的明顯改變。血糖曲線改變的情況是，下午18時的谷值時間前移到下午14時。

從對糖尿病小鼠與正常小鼠下午18時給予健脾降糖方後的結果分析，雖然給藥後對糖尿病與正常小鼠的血糖水準均有下降的作用，但下午18時給予降糖藥不能幫助恢復小鼠的血糖水準節律，甚至有可能影響紊亂的血糖水準節律的恢復。

上午6時給予健脾降糖方，對糖尿病小鼠血糖晝夜節律的影響：糖尿病小鼠在上午6時給予健脾降糖方1週和2週後，各時間點血糖值仍維持在較高水準，明顯高於正常值，但峰值時間段血糖水準呈現出明顯下降，特別是在下午18時與下半夜的2時兩個時間點較為明顯。

隨著給藥時間的延長，血糖整體水準呈現進一步下降的趨勢，尤其是給藥2週後，不僅在下半夜2時、下午18時血糖繼續下降，上午6時的時間點與給藥前相比，血糖濃度也有明顯的下降。對晝夜血糖動態水準分析發現，給藥1週後，血糖晝夜動態變化與正常節律相比仍然是紊亂的。給藥2週後，在血糖水準有所下降的同時，血糖晝夜動態變化的曲線基本恢復正常了，即血糖峰值時間和谷值時間分別與正常組大體一致。

上午6時給予健脾降糖方，對正常小鼠血糖晝夜節律的影響：給藥後對正常小鼠血糖水準有所下降，但並不隨著給藥1週、給藥2週後的時間延長而呈現進一步下降的現象，給藥後對血糖水準的曲線未產生明顯的改變，正常的血糖峰值與谷值存在，並與其正常發生的時間點相吻合。說明健脾降糖方藥對正常小鼠血糖水準的節律不產生影響，對異常的小鼠血糖水準曲線有幫助恢復的作用。

本試驗於不同時間給予健脾降糖方，使各組糖尿病小鼠血糖水準均有所下降，同時表現出對峰值血糖的作用好於谷值，而對谷值血糖的作用不如對峰值血糖的作用明顯。對血糖濃度曲線的影響，則上午6時也就是在血糖濃度峰值時給藥的作用明顯。

小鼠進食沒有人類那麼規律，即便如此其血糖水準也沒有受每日進食時間不確定的影響，仍然呈現出節律性。這種節律性明顯不能用小鼠因進食而引起的來說明，動物本身的各種生理病理活動節律的發生，故不能僅僅用生活習慣、外源性影響來認識。

由於小鼠這種進食的無明顯規律的時間性，鼠類活動靜息時間又與人類不同，因此本試驗結果僅供臨床用藥時的參考，若用於人類服藥的時間參考，則建議在下午18時服用該方。但將疾病時機體是否存在著紊亂的節律，治療後紊亂的節律是否相應地恢復正常，我們則強烈地推薦為疾病判斷與療效判斷的標準之一。

四、正常和脾虛小鼠胃腸運動晝夜節律及柴枳合劑擇時服用的實驗研究

小鼠脾虛模型的製備，採用文獻報導的大黃法。

胃排空測定，健康小鼠，實驗前禁食 18 小時，禁水 6 小時，灌胃給藥，0.4ml / 20g 小鼠體重，給藥 30 分鐘後，每鼠灌胃營養半固體炭糊 0.8ml，25 分鐘後頸椎脫臼處死動物，剖腹取全部胃腸，自幽門切跡處取胃，拭乾稱重，沿胃大彎剪開胃體，洗去胃內容物後拭乾，稱淨重。計算胃內容物殘留率（%）=〔（胃全重－胃淨重）／半固體糊重〕×100%。小腸推進功能測定：自盲腸處取上述小鼠的腸，不加牽引鋪平於白紙上，分別量取自幽門括約肌至炭糊最前端及至盲腸的距離。計算小腸推進比＝（炭糊移動距離／幽門－盲腸全長）×100%。

實驗結果：胃排空時辰節律，健康小鼠禁食 18 小時，禁水 6 小時後，在寅時（3～5 時）、巳時（9～11 時）、申時（15～17 時）、亥時（21～23 時）不同時辰，灌胃給予普瑞博思、阿托品、柴枳合劑、芍甘合劑不同藥物及蒸餾水，給藥 30 分鐘後，灌胃營養半固體炭糊，25 分鐘後處死，測定胃排空情況。

正常小鼠胃排空存在晝夜節律，峰值出現在亥時（21～23 時），此時胃內容物殘留率最低，谷值則出現在巳時（9～11 時），此時殘留率最高，兩者比較有顯著差異（P＜0.01）。普瑞博思和柴枳合劑均可促進胃排空運動，表現為使胃內容物殘留率降低。與正常對照組比較，普瑞博思在 4 個時間點均可顯著促進胃排空運動（P＜

0.05）。在正常節律的峰值時相的亥時（21～23 時）和谷值時相的巳時（9～11 時）效應更明顯，存在與正常小鼠相似的晝夜節律；柴枳合劑僅在谷值時相有顯著效應，峰值時相效應最差，因此節律性變化不明顯。阿托品可明顯抑制小鼠胃排空運動，使小鼠胃內容物殘留率增高，在峰值時相的亥時作用最明顯，谷值時相無顯著效應，節律變化也不明顯，而且抑制效應的峰值出現在申時，呈現出與正常情況明顯不同的晝夜節律變化。

正常小鼠小腸推進運動存在著晝夜節律，峰值出現在亥時（21～23 時），與申時組比較有顯著差異（P＜0.01。普瑞博思和柴枳合劑均可促進小腸推進運動，使小腸推進率增大。與正常對照組比較，普瑞博思在 4 個時間點均可顯著促進小腸推進運動，在正常節律的峰值時相的亥時效應更明顯；柴枳合劑則僅在亥時有顯著效應，巳時效應最差。阿托品可明顯抑制小鼠小腸推進運動，使小鼠小腸推進率降低，在申時作用最明顯。芍甘合劑在亥時可顯著抑制小腸推進運動，但在巳時卻稍有促進作用，晝夜節律變化與正常情況明顯不同。

普瑞博思具有選擇性促進全胃腸道動力的作用，阿托品正好相反。本實驗中普瑞博思與阿托品均可明顯促進或抑制小鼠胃腸運動，但兩者作用時效不同，普瑞博思在小鼠正常節律的峰值時對胃和腸的運動均有明顯作用，谷值時只對胃運動作用明顯。阿托品在峰值時對胃運動作用明顯，而對小腸運動功能最顯著的作用卻出現在了申時。

實驗結果提示，臨床應用普瑞博思治療胃輕癱綜合徵、功能性消化不良時，應保證在午飯前和睡前各服一次，而治療假性腸梗阻及便秘時，睡前一次可適當加量，彌補此時段對腸運動促進的不足。

四逆散方可用於膽汁反流性胃炎、功能性消化不良等，又能抑制平滑肌收縮，用於胃脘痛、腹瀉。有人拆方研究發現，方中的柴胡與枳實是方中胃腸動力促進成分，芍藥、甘草為抑制成分，並認為柴枳合劑促進胃排空作用優於四逆散，可用於治療功能性消化不良及其他繼發性胃腸動力障礙性疾病。芍藥甘草湯可用於消化性潰瘍、慢性胃炎、胃痙攣等，現代研究認為可抑制胃腸運動，本實驗中柴枳合劑在小鼠正常節律的峰值時對小腸推進運動有明顯作用，谷值時則對胃排空運動作用明顯。芍甘合劑在峰值時對胃和腸運動均有明顯抑制作用，巳時反而稍有促進作用，節律情況也與正常有明顯不同，提示芍甘合劑的雙向調節作用不但與劑量有關，也與時間有關。

本實驗結果提示臨床應用柴枳合劑治療功能性消化不良等胃腸動力障礙性疾病時，以上腹飽脹、胃排空延遲為主者，午飯前應適當加量，以便秘、腸道積氣為主者，睡前一次應適當加量，兩者均明顯時則均適當加量並可加服促胃腸動力藥如嗎叮啉。芍甘合劑用於治療筋脈攣急、脘腹疼痛等證則以節律峰值時服用為好。夜間服用效差。

五、桂枝湯解熱、鎮痛與毒性的晝夜節律實驗研究

桂枝湯是著名的解表方劑，別名陽旦湯。該方出自東漢的《傷寒論》，其時「陽旦」是一種時間術語，「陽」指光明，意指白天，天亮時；「旦」指太陽從地平線升起

的時候，故古有「平旦」的十二時之一，「陽旦」合之有二種含義，即天亮、早晨和日、白天。桂枝湯屬辛溫解表劑，以陽旦湯名之，既喻該方如清晨的陽氣有升發作用，且作用溫和，又說明本方的服用時間在白天，最好是清晨（平旦）上午的要求，以利發揮辛溫解表作用。臨床已有清晨、午前服用桂枝湯提高了藥效的經驗報導，如張玉才將 10 例典型的太陽風證患者分為兩組，每組 5 人，一組上午 11 時服藥，一組晚上 20 時服藥，結果上午服藥組平均 1 小時內產生療效，3 小時後症狀基本消失，3 劑痊癒。午後服藥組效果與時間關係不大，平均 5 劑痊癒。

為了進一步瞭解桂枝湯的擇時效用，我們對該方解熱、鎮痛以及毒性進行了實驗研究。

解熱試驗：大鼠分為兩組，每組 6 隻，分別於 12 時及 0 時測量動物直腸體溫，各鼠皮下注射酵母 75mg/kg，1 小時後測體溫並給予桂枝湯 30g/kg 腹腔注射，用藥後 1 小時測體溫。

鎮痛試驗：取小鼠 6 組，每組 10 隻，每隻動物分別腹腔注射生理鹽水 10ml/kg 及桂枝湯 30g/kg。各組用藥時間同前，為減少動物的耐受性，二次注射時間間隔 72 小時以上，注射後 1 小時，將動物置於電熱板上（55±0.5℃）記錄小鼠後肢舉起或跳起的潛伏時間。

毒性試驗：取小鼠 6 組，每組 20 隻，各組動物分別於 8 時、12 時、16 時、20 時、0 時及 4 時單次腹腔注射桂枝湯 160g/kg。注射後將動物放回籠中，觀察記錄 4 天內死亡率。

結果：桂枝湯解熱效用存在著晝夜節律，其有效降低酵母導致的高體溫，夜間（0時）比白天（12時）強，分別降低的體溫為 1.27 ± 0.20℃ 和 1.02 ± 0.10℃（P＜0.05）。

桂枝湯對小鼠的鎮痛作用有顯著的晝夜節律，白天鎮痛作用弱，夜間鎮痛作用強。桂枝湯對小鼠的毒性白天用藥大於夜間。最高死亡率（65%）見於 12 時及 16 時用藥組。最低死亡率（30%）見於 0 時及 4 時用藥組。

由於鼠類活動週期正好與人類相反，所以在鼠類試驗中所取得的結果應用於人類時，也應做此考慮。桂枝湯對人類而言，其解熱作用最明顯的為白晝，鎮痛作用最明顯的也在白晝，毒性主要在夜間。實驗結果同時提示了夜間最好不用桂枝湯。古代稱桂枝湯又名為陽旦湯，喻指該方應在白天服用，無論是臨床還是動物實驗都證明是有科學道理的。

六、延胡索不同配伍擇時應用鎮痛效果的實驗研究

已有眾多研究表明，人類的痛覺存在著一定的時間節律性，痛覺峰值約在 0～3 時，谷值在 15 時左右。許多疼痛症證發作或加重，過時緩解，定時性很強。風濕病疼痛、胃脘痛、心絞痛等流行病調查研究結果證實了疼痛的時間節律性。如何應用疼痛的時間節律性，進行鎮痛治療研究呢？也就是鎮痛藥如何擇時應用？

由古代中醫大量臨床實踐體會，發現了諸多具有明顯鎮痛作用的中藥，其中延胡索鎮痛作用療效肯定，適應證廣，毒副作用小，兒無成癮性，而其鎮痛作用機制也被現

代醫學實驗研究所揭示。

為了研究鎮痛中藥的擇時應用。我們選擇了以延胡索為主藥，按照中醫對痛症病機的認識，配以不同的止痛中藥，觀察延胡索不同配伍藥對，在不同時辰服用對小鼠鎮痛效應及晝夜節律的影響，為疼痛的中藥擇時治療提供科學依據。

延胡索不同配伍的藥物分別是：配以溫裏藥肉桂，以作為溫陽止痛藥對；配以清熱涼血藥丹皮，以作為清熱止痛藥對；配以補血滋陰藥白芍，以作為補虛止痛藥對；配以活血化瘀藥莪朮，以作為袪瘀止痛藥對。

昆明種小鼠，按用藥不同隨機分為6組，即：模型對照組、單味延胡索組、袪瘀止痛組、溫陽止痛組、清熱止痛組、補虛止痛組，並根據「日有十二辰，子午為經，卯酉為緯」的原則，每組又分為子時、卯時、午時、酉時等四個時辰用藥組，共24組，每組10小鼠。實驗方法與檢測主要採用經典的熱板法痛閾測定法、熱輻射痛閾測定法、扭體痛閾及扭體次數測定法等四法進行，這四法包含了物理致痛與化學致痛。

實驗前對各組實驗動物均進行了基礎痛閾值的測定，隨後灌服延胡索水煎劑、袪瘀止痛藥水煎劑、溫陽止痛藥水煎劑、清熱止痛藥水煎、補虛止痛藥水煎劑等，模型對照組則灌服等量生理鹽水。連續3天，於末次給藥60分鐘後測各組的痛閾值，觀察藥物鎮痛的時效關係，對各組小鼠痛閾值進行給藥前後以及不同時辰的組間比較，並計算痛閾提高率。對採用扭體痛閾及扭體次數測定法的實驗動物，待實驗後立即進行眼球後靜脈叢採血，分離血清待測，採血後脫頸椎處死小鼠，立即取出腦組織，稱重，並製備腦組織上清液。採用縮脲法，分光光度計設定腦組織蛋白含量。硝酸還原酶法，酶聯免疫檢測儀測定小鼠血清、腦組織中一氧化氮（NO）含量。

研究結果發現，延胡索不同配伍藥對的鎮痛效果顯著優於單味延胡索組，並在各時辰有所差異，卯時以清熱止痛組的鎮痛作用最好，午時以補虛止痛組鎮痛效果最佳，酉時的鎮痛作用予以祛瘀止痛組最好，溫陽止痛組、清熱止痛組、補虛止痛組在子時的鎮痛作用均顯著優於其他各組，這提示臨床用藥還應適當參照鎮痛藥物在不同時辰的鎮痛作用差異擇藥擇時。現以補虛止痛藥為例，延胡索配伍芍藥具有補虛止痛作用，雖然從藥物的整體鎮痛節律看仍以子時的鎮痛作用最為顯著，便在痛覺敏感性最高的午時用藥，鎮痛效果顯著優於同時辰單味延胡索和其他配伍組的鎮痛作用，這說明選擇在臨床痛覺敏感性高的時段應用補虛止痛中藥，對於氣血失榮，臟腑虧虛而致的「不榮則痛」，可有事半功倍的效果。又如，對於血瘀疼痛的患者，除了應考慮疼痛本身的晝夜節律特徵外，還可以選擇祛瘀止痛方藥鎮痛作用顯著的酉時用藥，從而達到祛除致痛病邪，緩解、消除疼痛的目的。

一氧化氮（NO）現代大量實驗證據證明 NO 作為一種新型的神經遞質和信息傳遞分子，在外周和中樞不同水準的痛覺調節機制中發揮著複雜的致痛和鎮痛的雙相作用。國外研究證實，NO 存在著節律性，參與晝夜節律的調節，提示 NO 作為疼痛介質也可能參與了小鼠疼痛敏感性節律變化的調節。本實驗表明正常小鼠暗後期的血清、腦組織中NO含量明顯高於明期中段，有明顯的晝夜節律差異。疼痛模型組的小鼠血清、腦組織的NO含量，有一定幅度的上升，其節律變化表現為，谷值區域抬升，血清NO含量在午時和酉時無顯著性差異，仍以暗後期的含量為峰值所在，而腦組織NO的含量在白天升高明顯，使得各時辰含量均無顯著性差異。單味延胡索組、清熱止痛組、補虛止痛組中血清、腦組織NO含量的節律變化在各時辰表現為一定程度的下降，與正常對照組節律曲線相接近，尤以暗期的表現明顯。溫陽止痛組、祛瘀止痛組的NO含量的晝夜節律變化則表現為不同時辰的含量顯著升高，其中濕陽止痛組以暗期中段，祛瘀止痛組以暗期前段的含量升高最為顯著。實驗結果充分證明了NO參與了疼痛敏感性節律變化的調節作用。

延胡索不同配伍的鎮痛效應的實驗研究表明，其鎮痛作用在暗期顯著優於明期，也就是說小鼠在休息期時對痛刺激敏感性高，藥物的鎮痛作用相對較弱。反之，活動期小鼠的痛覺敏感性低，藥物的鎮痛作用也隨之增強。小鼠屬於晝伏夜行的動物，生活習性與人相反，時辰用藥規律也應該與人相反。

研究結果提示：延胡索不同配伍止痛中藥鎮痛作用的晝夜差異與動物自身疼痛敏感性的晝夜節律差異關係密切，擇時用藥應首先依從疼痛本身的晝夜節律特徵，選擇在疼痛敏感性低的時間用藥，鎮痛效果顯著。這符合中醫時間醫學「順勢施治」的治療原則，即順從人體生理活動變化的節律性，施治用藥力求與其同步，著眼於利用人體生量活動的節律變化趨勢發揮作用。

第十二章
常見病變的動態監測方法

第一節　動態血糖監測

糖尿病是一種慢性長期的終身疾病，嚴重威脅著人們的健康。據調查，中國糖尿病患者已達6000萬人以上，僅上海市就有120萬人患有糖尿病，特別是在60歲以上的老年人中，患有糖尿病的患病率更高，已成為常見的老年病之一。

要控制糖尿病，瞭解其病變的嚴重程度、正確掌握服藥的劑量、嚴密監測血中的血糖情況非常重要與必要。目前，臨床上對糖尿病病人血糖監測的方法主要是：

① 空腹抽取靜脈中的血液進行檢測，此法檢測結果較為可靠與準確，但每次均需抽血以取得檢測的血樣本，所以不夠簡便；

② 採集指尖血，應用血糖測試紙，在快速血糖監測儀中檢測血糖值，此法同樣需採集血樣，雖方法較前法相對簡便，但檢測結果易受外界諸多因素的干擾，如飲食、運動、情緒波動、藥物等。

以上兩種方法共同存在著一個缺點，即所測得的血糖值，均只能反映一個被定格的「瞬間」。儘管可以採取一天多次抽血檢測，但因受採血樣的限制，不可能每 5～10 分鐘即抽血檢查一次，特別是在臨床常規檢驗工作中，這是根本辦不到的。

以某日一次或數次採樣檢測血糖，並據此用藥治療，肯定帶有片面性。鑒此，有科學研究人員發明了一種動態檢測血糖的儀器設備。動態血糖監測儀（CGMS）。

動態血糖監測儀由記錄盒、探頭、電腦等設備組成。受監測的糖尿病患者將手機大小的動態血糖監測儀記錄盒佩帶在腰間，有一細軟管將該記錄盒與探測頭連接起來，探測頭輕輕置入患者腹部皮下組織。一般探測頭直徑小於 0.08mm，置入腹部皮下時，無痛感與不適感，僅如被蚊子叮咬一下。留置過程中無任何不適反應。

記錄盒每 10 秒鐘，接受探測頭髮來的反映血糖變化的電信號，並將每 5 分鐘的電信號平均值轉化成血糖值存貯起來，每天可記錄、存儲 288 個血糖值。該記錄盒同時還可記錄存儲進食、活動、用藥等情況。然後將這些記錄數據下載到電腦中，由記憶體的相關處理系統軟體，對所記錄結果進行分析。

動態血糖監測儀可連續佩帶 3 天，可記錄近千個血糖值，描記出血糖波動圖。這種方法可觀察糖尿病患者血糖的全天候波動情況，能夠發現許多以往檢測方法難以探測到的糖代謝紊亂情況，為治療方案的合理化擬定，提供更為客觀、詳盡的依據。

第二節　動態血壓監測儀

動態血壓監測儀或稱佩帶式血壓監測儀（ambulatory blood pressure monitoring, ABPM），是應用於臨床監測高血壓患者全天血壓波動水準與趨勢的微電子儀器。由於該儀器可動態地在基本不干擾受測者日常生活的情況下，以較小時間間隔，連續地檢測人體血壓，24 小時中可獲取多達數十次甚至於上百次的血壓測量數據，從而將時間生物醫學知識應用於臨床。這給醫患雙方提供了大量極有價值的資訊，結果有利於做好診斷、控制高血壓病工作，做好高血壓嚴重程度以及有無併發症等的預測工作，及早施加相應的預防措施。

1962 年此項技術就在臨床上得到應用，近 20 年來，尤其是近 10 年來動態血壓監測儀已普遍應用於縣級及其以上醫院，一些科研院所也配置了該儀器設備，成為臨床高血壓病診斷和指導評價降壓治療效果，研究發現高血壓變化及其與人體生化指標變化相關性的重要手段之一。

一、動態血壓監測儀的使用

動態血壓監測儀由充氣袋、動態血壓記錄器、電腦及專用電腦軟體、印表機等組成。24 小時血壓測試結束後，全部血壓數據均可輸入電腦中，透過軟體程式對數據統計處理與分析，形成各種資料、曲線、圖表及分析結果，這些內容既可在電腦螢幕上顯示，也可列印或存入磁片保存。

測試前，先進行電腦設置，確定自動測試血壓的時間間隔。關於測量時間的間隔，可根據患者的情況和監測的目的而定，由於血管在長時間或頻繁受壓後會有反抗效應，白天兩次鄰近的測量間隔時間不宜小於15分鐘，一般為20～30分鐘。由於血壓測量記錄器在工作時會發出一定的響聲，加上測壓袖帶內充氣、放氣，可能影響受試者的睡眠，故夜間間隔時間應相對長一些，一般夜間測量間隔約為60分鐘。

擬觀察的血壓值：通常白天觀察的血壓正常值應設定在140/90mmHg，夜間設定在135/85mmHg。確定測試日期，再將受試者有關情況如姓名、性別、年齡、體重、身高等一般資料輸入電腦中，然後將動態血壓記錄器讓受試者佩帶，同時向受試者簡明扼要地介紹血壓記錄器的工作過程，以便佩帶者能夠瞭解血壓記錄器。

在佩帶過程中，應注意袖帶固定不宜過緊或過鬆，囑受試者不得隨意移動袖帶。

使用柯氏音法時，應注意準確無誤地將感知探頭固定在上肢肱動脈搏動明顯處。要告訴受試者，在動態血壓記錄器進行血壓測試時，包括袖帶自動充氣與放氣過程，應暫停正在進行的活動，保持上肢絕對靜止放鬆，以求獲得準確的血壓數值，防止監測失敗。現在有的動態血壓記錄器已能在監測失敗後的10秒中內，自動補測。測試的有效血壓數值應達到監測次數的80%以上，否則，結果的可靠性與重複性差。動態血壓記錄器在記錄血壓的同時也將脈搏次數記錄下來。

在動態血壓記錄器的螢幕上可查閱顯示的內容有：時

間的調整，當前時間與下一次血壓測試時間，收縮血壓與舒張血壓測量值，每分鐘脈搏次數，查看血壓測量值，測量一次血壓（供手動用於隨時插入一次血壓測量），暫停測量血壓、電池的電壓情況、記錄儀信息等。

動態血壓監測儀的特點有：便於攜帶，操作簡單，可靠耐用；能準確無誤地測量血壓，與傳統普通測量值基本無差異，具有同步測量心率的功能；可在全天活動或睡眠生理週期內自動進行測量；具有人工臨時啟動測量功能，可與傳統聽診器方法相互檢驗。

二、動態血壓監測儀的工作方法

主要有三種：

（1）柯氏音法

柯氏音法是臨床應用最廣的一種無創傷性檢測方法。該法主要利用了充氣袖帶壓迫動脈血管，隨著袖帶氣壓的變化，動脈血管呈現完全阻閉、漸開、全開的變化過程，由辨別動脈血流受阻時的血液過流所產生的聲音和相應的壓力點來確定收縮壓與舒張壓。

（2）振盪法

振盪法應用於血壓檢測已有近 30 年的歷史了。該法也是利用充氣袖帶施壓於動脈血管以阻斷動脈血流。在袖帶逐漸放氣過程中，檢測由血管壁的搏動對袖帶內氣體產生的振盪波，由於此振盪波與動脈的血壓有一定的函數關係，從而可瞭解血壓的波動情況。

（3）動脈傳遞時間法（無袖帶法）

動脈傳遞時間法是指心臟收縮與某一分支動脈血管上

測量到脈搏之間的時間差。此法是基於流體力學中管網內壓力的傳遞速度與各點壓力之間存在某種函數關係的原理，將收縮壓與脈搏傳遞時間建立一組相關公式，據此測算出收縮壓，並進一步估算出平均壓與舒張壓。

目前臨床上應用的動態血壓記錄儀同時採用柯氏音法與振盪法，以彌補相互之間不足。

動態血壓記錄儀對房顫患者的血壓監測不準確。

在應用電腦對所測數據進行處理前，凡收縮壓大於260mmHg 或小於 70mmHg，舒張壓大於 150mmHg 或小於40mmHg，脈壓差大於 150 或小於 20mmHg 者，均應捨棄。

三、動態血壓記錄儀常用的參數

(1)白天與夜間的劃分

一般人為地規定 6～22 時為白晝，22 時至次日 6 時為夜間，也有的將 8～20 時定為白晝，6～8 時和 20～22 時為晝夜交替過渡時間，22 時至次日 6 時為夜間。這種人為確定的白天與黑夜時間實際上是根據人類清醒活動與睡眠靜息來劃分的。我們的研究認為這樣劃分並不能與人類活動的實際情況相應。應該根據我國古代醫學典籍《素問・四氣調神大論》中關於人類一年四季按照太陽起落的活動變化而臥起有早晚的實際情況來確定，即春天與秋天白天7 時至晚 22 時，夜間 22 時至次日 7 時；夏天白天 6 時至23 時，夜間 23 時至次日 6 時；冬天白天 8 時至 21 時，夜間 21 時至次日 8 時。

(2)24 小時動態血壓統計

包括 24 小時血壓平均值，白天血壓平均值，夜間平均值，最高血壓值，最低血壓值。

（3）血壓負荷值

即血壓測量結果數據中收縮壓或舒張壓大於正常參考值的百分率。目前，認為血壓負荷值大於50%可作為高血壓診斷的一項指標。

（4）血壓變異係數

採用標準差除以均值，分別求出24小時、白天、夜間血壓變異係數，表示不同時間階段血壓波動的程度。

（5）晝夜血壓波動曲線

即將連續24小時測試的血壓測量值繪成曲線。一般此曲線呈現杓勺狀，具有明顯的晝夜節律狀態。

（6）血壓隨時間變動趨勢圖

即以小時為單位將1天劃分為24小時區間，連接各時間區間的平均收縮壓或舒張壓的曲線圖。

（7）曲線下面積

計算24小時區間收縮壓與舒張壓曲線下面積之和。各個時間區間的面積採用梯形面積法近似求出血壓負荷值。曲線下面積是血壓升高幅度和時間的二維綜合指標。

（8）夜間血壓下降率

以白天均值與夜間均值之差除以白天均值得出的一種晝夜節律狀態的定量指標。一般以大於或等於10%表示正常晝夜節律。若小於10%則示晝夜節律減弱或消失。其臨床意義目前多數人認為可能與心、腦、腎等靶器官受損或血壓病情相對較重有關。

關於動態血壓正常值，在國際上有多個國家的研究小組進行過研究，研究的結果存在著差異和爭論。目前我國動態血壓正常值研究協作組推薦 24 小時動態血壓均值小於 130/80mmHg，白晝均值小於 135/85mmHg，夜間均值小於 125/75mmHg，夜間血壓下降率應大於 10%。由於此標準得自於較小的樣本，不能確定不同年齡、性別分組的正常值，故只能作為暫時的動態血壓正常值。

四、動態血壓監測的臨床意義

（1）早期發現高血壓

由於偶測血壓因時間與檢測次數的原因，一些患者的高血壓難以及時發現，如早期或輕型晨高型高血壓患者在起床後即刻出現血壓升高的現象，其餘時間血壓一般在正常範圍內，而測量血壓通常在診所與醫院進行，待診所與醫院上班時測量血壓，時間一般在上午 9 時到下午 16 時。按人體的血壓波動節律，這時血壓並不在峰值，故難以發現早期高血壓，久之將失去採用非藥物療法進行防治的機會。此外，一些患者到醫院或見到醫生為其測量血壓時，其血壓會出現異常升高的奇怪現象，醫學上稱之為「白大衣效應」，從而給高血壓的診斷帶來障礙。

應用動態血壓監測儀測量血壓，既可避免白大衣效應，更因測量次數多，又是在日常生活環境中測量的，故有利於高血壓的診斷。

（2）鑒別高血壓的原發性與繼發性

由於原發性與繼發性高血壓的血壓波動節律各有特點，採用 24 小時動態血壓監測將有利於區別高血壓是原發還是繼發。

一般原發性高血壓的血壓的晝夜波動節律與正常人血

壓的晝夜波動節律基本相似，約98.5%的患者夜間血壓下降大於15mmHg，繼發性高血壓患者約有66%無明顯的晝夜節律變化。

（3）瞭解有無併發症，判斷病情輕重

血壓水準持續較高，晝夜血壓波動節律減少或消失，血壓變異係數大，血壓負荷值增高等均提示高血壓併發症的存在，心腦血管事件發生的可能性增大。

併發症的嚴重程度與24小時動態血壓的增高程度和變異係數存在正相關，即晝夜平均血壓越高，變異係數越大，則併發症越嚴重。

通常，平均動態血壓水準低於120/80mmHg者，併發症少；超過160/100mmHg時，則出現不同程度的併發症。如與偶測血壓相比，動態血壓檢測的平均白晝血壓數值低於偶測的血壓值，則心血管併發症發生率低。

也有人指出收縮壓與舒張壓負荷超過40%，預示著高血壓病人心腦受累。

（4）指導降壓治療

由於血壓升高存在著不同的節律性，針對不同的節律來選用相應的藥物就顯得較為重要。有些研究表明，阻滯劑可使夜間收縮壓下降減少，轉換酶抑制劑對降低夜間收縮壓與舒張壓較明顯，鈣拮抗劑或利尿劑對晝夜節律無明顯影響。

對夜間血壓下降明顯的患者，可在上午應用短效降壓藥，或應用不影響夜間血壓的藥物。非杓型血壓者，則需要在24小時中平穩降壓，由有效地降低夜間血壓的藥物來恢復正常晝夜節律。降壓藥的療效如何，也可由動態血壓監測來判斷，既使患者能夠因人制宜地服用有效的藥物，也可防止不良反應與過度降壓的發生。

對抗高血壓藥治療的效果如何評價，至今尚未統一。目前常用的是：血壓非正常次數治療後下降至正常者大於90%以上為顯效，50%～90%為有效，小於50%為無效。或者是治療後異常血壓值數比治療前減少90%以上為顯效，減少50%～90%為有效，減少小於50%為無效。

（5）深入開展高血壓的研究

對正常人與高血壓患者進行動態血壓的監測將有利於尋求出日常生活中人類哪些活動對血壓的波動產生了明顯的影響，從而為制定防治高血壓措施提供依據。

對高血壓患者來講，瞭解血壓波動對人體生理活動、生化指標變動的影響情況，可有利於尋求高血壓的發病機制與新的早期診斷指標。

研究血壓波動對心肌缺血、心律失常的影響，瞭解血壓波動與中風之間的因果關係，以此為減少中風的發生率尋求出有效方法。

第三節　動態心電圖

動態心電圖是由美國理學博士 Norman J Holter 於 1957 年首創，故又稱之為 Holter。這是用一種隨身攜帶的記錄器，連續監測人體 24 小時的靜息、活動、立位、臥位、坐位等不同時間不同狀態下，隨意活動的心電變化情況，最終記錄結果可經信息處理分析系統及重播列印系統記錄成心電圖，簡稱為 DCG。

動態心電圖是 1961 年投入臨床使用的。因其能在不影響患者的正常生活情況下對患者的心電活動情況進行 24 小時，甚至更長時間的監測，受到醫患雙方的歡迎，為臨床心臟疾病的診斷與防治提供了很好的參考。而分析、研究和解讀 DCG 也成為臨床心電圖監測工作者工作的重要組成部分。

一、動態心電圖的檢查方法

檢查前一天晚上要清洗胸部皮膚，並在檢查前 24 小時停用各種抗心律失常藥物。

在佩帶動態心電記錄器前，應首先記錄一份常規 12 導聯心電圖，供分析 DCG 時參考。用無水酒精將黏貼電極部位的皮膚擦拭至微紅，將導聯接線胸端部位的電極與胸部皮膚緊貼，導聯接線的另一端接上記錄器，打開記錄開關，觀察記錄波形達到滿意，記下開始記錄時間。

發給受測試者 DCG 監測時生活記錄單，讓受測試者或其家屬記錄下活動、休息、睡眠、覺醒、進食、吸菸、情緒變化的時間以及心悸、眩暈出現與緩解的時間，以為分析 DCG 時參考。同時囑受試者須防止過度出汗，致使導聯電極脫落。

睡眠時可將記錄器放在床旁，注意電極與導聯線不要脫開，可用膠布將導聯線與電極固定。

二、動態心電圖導聯的選擇及電極放置部位

導聯的選擇可根據不同的檢測目的而確定。常用導聯及電極放置部位如下：

（1）CM_5 導聯

正極置於左腋前線，平第 5 肋間處（即 V_5 位置），負極置於右鎖骨下窩中 1/3 處。該導聯對檢出缺血性 ST 段下移最為敏感，且記錄的 QRS 波振幅最高。

（2）CM_1 導聯

正極置於胸骨右緣第 4 肋間（即 V_1 位置）或胸骨上，負極置於左鎖骨下窩中 1/3 處。該導聯可清晰地顯示 P 波，分析心律失常時常用此導聯。

（3）$M_{aVF}NF$ 導聯

正極置於左腋前線肋緣，負極置於左鎖骨下窩內 1/3 處。該導聯主要用於檢測左室下壁的心肌缺血情況。

（4）CM_2 或 CM_3 導聯

正極置於 V_2 或 V_3 的位置，負極置於右鎖骨下窩中 1/3 處，懷疑患者有冠狀動脈痙攣或變異性心絞痛時，宜聯合選用 CM_3 和 $M_{aVF}NF$ 導聯。

無關電極可置於胸部的任何部位，一般置於右胸第 5 肋間腋前線或胸骨下段中部。

值得注意的是，動態心電圖並不能瞭解患者即刻的心電變化，不能反映某些異常心電改變的全部，也不能像常規 12 導聯心電圖檢查那樣對束支傳導阻滯、預激綜合徵、心肌梗塞等進行診斷。

三、動態心電圖的臨床應用

動態心電圖系統由攜帶式輕型記錄器、導聯線、分析處理與重播列印系統構成。

動態心電圖的臨床應用有：

（1）監測正常人的心律、心率和傳導情況；

（2）無症狀患者的短暫心臟停搏，心肌梗塞後的患者；

（3）確定患者心悸、頭暈、昏厥、黑蒙等症狀是否為心源性；

（4）確定心肌缺血；

（5）診斷病態竇房結綜合徵；

（6）對下列各種器質性心臟病患者心律失常的嚴重程度及危險性評估：預激綜合徵、Q–T 間期延長綜合徵、風心病、冠心病、冠狀動脈搭橋術後、二尖瓣脫垂綜合徵、擴張型心肌病或肥厚梗阻型心肌病、急性心肌梗死出院前的常規檢查；

（7）抗心律失常藥物治療的療效觀察；

（8）評定起搏器的安裝與功能，如是否需要安裝起搏器的參考，安裝起搏器後的隨訪，監測起搏器引起的心律失常，心率變異分析。

第四節　動態腦電圖

腦電圖是將人體腦組織生物電活動放大記錄的一門技術，主要用於神經系統疾病的檢查。由於它反映的是活體腦組織功能狀態，對腦神經系統疾病的診斷一直發揮著重大作用。

動態腦電圖，又稱攜帶式腦電圖，腦電 Holter，由一可隨身攜帶的微型磁帶記錄器與相關電極組成，可 24 小時正常監測腦電活動情況，患者在腦電監測過程中可自由活動，正常生活與工作，對清醒時各種活動和睡眠過程中的腦電圖表現均可進行記錄，特別是對癲癇的腦電圖研究有較高的價值，彌補了一般腦電圖的不足。

一、檢查前準備

檢查前一天將頭髮洗乾淨，不宜空腹，不宜飲酒。

二、電極安放

採用國際 10/20 標準導聯連接，共放置 19 個電極，用火棉膠將電極頭黏貼固定在頭皮部位，無任何損傷與疼痛。記錄盒佩帶在腰間，檢查期間，受檢者可如平常一樣自由活動，學習、工作、生活不受任何影響。

三、動態腦電圖臨床應用

動態腦電圖對一般腦電圖所能檢查診斷的疾病也都能檢查與診斷，如對腦外傷、腦腫瘤、腦梗塞、腦出血等均能起到診斷的作用，在判斷疾病輕重的變化預後等時更能發揮很好的作用，對以下疾病的診斷與瞭解尤其有價值。

（1）對癲癇的診斷與鑒別診斷

臨床上診斷癲癇常依賴於患者發作時的表現和腦電圖發現的癇樣放電。由於患者發作的不確定性，有時醫生只能根據患者家屬或旁觀者的描述來判斷，特別是在描述不清時，診斷就很難。

臨床上有多種疾病的發作類似於癲癇樣發作，如夢遊、夜驚、癔症等，它們之間的鑒別診斷主要依賴於腦電圖中所發現的癇樣放電，然而腦電圖檢查如果不在發作時，一般難以發現癇樣發電，這就給對癲癇的診斷與鑒別診斷帶來困難。

動態腦電圖則因可24小時動態監測腦電波的變化情況，較之偶測腦電，對捕獲癇樣放電機會大大增加，從而有利於癲癇的診斷與鑒別診斷。

動態腦電監測儀還可在癲癇的分類，選擇藥物，判斷療效，估計預後，確定病因，手術患者術前定位等方面均有作用。

（2）對失眠的診斷

失眠的診斷目前臨床上多依據患者的陳述，而無確切的客觀判斷指標。由於患者教育程度參差不齊，語言表達的好壞常可影響醫生的判斷與治療，結果導致用藥的偏頗。動態腦電則可由對患者睡眠時腦電波的變化，從而清楚地瞭解患者睡眠各個時期的電波情況，有助於發現病人睡眠時間的長短，淺睡與深睡的變化，為臨床合理應用藥物提供科學可靠的依據。

（3）對夢遊、夜驚、惡夢、遺尿症、發作性睡眠病等，及頭痛、暈厥、顱內占位性病變等腦部病變，以及某些內科疾病如代謝及內分泌病變所引起的中樞神經系統變化，都有一定的診斷價值。

在使用動態腦電圖監測儀時，患者還應有一份日常活動記錄表，記錄監測日的活動情況，以便在進行動態腦電圖分析時參考，因為很多活動會影響到腦電的活動，如哭泣、劇烈運動、皮膚出汗、肌肉強烈收縮、睡眠與覺醒、靜息與活動等。

第十三章
因時養生

所謂養生，是對機體生命的攝養，其目的在於保持人體健康，促進與維護人體的正常發育，增強體魄，防止疾病的發生，最終能夠延年益壽。

養生是人類一直在研究的內容，可以說，自從有了人類，就開始了養生的研究，自古至今，從未間斷。經歷代養生家及醫家的努力與總結，才有了現今豐富的養生思想與眾多的養生方法。養生可分為精神調攝，起居鍛鍊，飲食調節等，而長期的實踐摸索，更使人們注意到因時養生至關重要，只有因時調神、因時起居，因時鍛練，因時調攝飲食，才能更好地達到養生的目的。故有關因時養生，古人提出了很多獨到見解和具體方法內容。

一、因時起居與活動

古人很重視根據四季時令的變化調適起居。從《內經》記載可以看到，古人的起臥時間是隨時令而相應變化的。春季萬物開始萌生，大自然生機盎然，人的功能活動在自然環境影響下開始由嚴寒的冬季中相對不活躍的狀況變化為逐漸旺盛，為適應機體這種變化，人們應多多活動，促進生機勃發，故應早早起床，晚些睡覺，以增加活動時間。早起後在庭院裏要多散步並披開頭髮，舒緩形體。所謂「春三月，此謂發陳，天地俱生，萬物以榮，夜臥早起，廣步於庭，被髮緩形……」

夏季草木繁衍秀美，萬物生長茂盛，人們應該早起床，晚睡覺，以適應自然界夏季萬物茂盛的景況，使機體理宜通而疏泄。所謂「夏三月，此謂蕃秀，天地氣交，萬物華實，夜臥早起……使氣得泄。」

秋季是萬物結果成熟的季節，暑濕已去，人們應該早起床，早睡覺。早起時間應與雞叫撲翅時間差不多。早起後還應活動腰身，扭動頸脖，甩甩手等，猶如早上剛剛睡醒的雞一樣活動。所謂「秋三月，此謂容乎，天氣以急，地氣以明，早臥早起，與雞俱興。」

冬季萬物生機潛伏閉藏，天氣嚴寒，水冰地坼，機體陽氣內斂，為了不擾動人體陽氣，防止嚴寒的傷害，人們應當早睡晚起，起床時間以日出時最好，以借助自然界陽氣升旺之時，保護機體內斂之陽。所謂「冬三月，此謂閉藏，水冰地坼，無擾乎陽，早臥晚起，必待日光。」

《內經》關於起居鍛鍊的記載提醒我們，早起時間在四季中不要恒定不變，應當因季而有變動。如冬季嚴寒，凌晨尤甚，一些老年人仍如春夏早早起床到公園鍛鍊，這不僅無益於健康，還因有悖於「虛邪賊風，避之有時」之旨，反而感受風寒外邪而罹患痰病。此外四季鍛鍊方式也有不同，如《內經》談到春宜寬衣披髮多散步，秋宜伸肢扭腰多活動等各有特點。總之這種使人體與四時相適應的養生起居方法，正是為了完善和增強機體調節適應能力，提高免疫力的保健方法。誠如晉代葛洪所指出的：「善攝生者，臥起有四時之早晚，興居有至和之常制。」

二、因時調神

精神活動對人的健康影響很大，精神沮喪、抑鬱不舒可導致人體功能紊亂，百病叢生，《內經》所謂「百病生於氣也」，其中「氣」活動即受著精神情志的影響，一旦導致「氣」的升降出入變化及其運行流通改變，就會產生各種各樣的病變。因此，調暢氣機實關乎調攝精神情緒，而四季時令的變化又需要人們有相適應性的情緒變化。雖然情緒變化中有的似乎有利於機體活動，如「喜」，但一年四季的喜，並非肯定有利於機體的，實際上是「過度」的表現，過喜則反而有損心神，可見適時調神不可輕視。《內經》已初步總結了因季情緒活動變化情況，該書認為：春天，人的情緒宜舒暢活潑，以應春天生發之氣裨益機體生養之機；夏天要使心中沒有邪怒，以防夏氣疏泄太過，有礙機體長養；秋天精神內守不急不躁，不使意志外馳，以應秋天收養之氣；冬季應使意志如伏似藏，似有私意及有所得，亦即略有所思而無礙。

由上述可知，人們應該按照春夏秋冬四季陽氣的變化，順從生長收藏的規律進行調攝精神，使精神活動與季節環境的變化得到協調統一，才能達到形與神俱，以終天年之目的。

三、因時調攝飲食

飲食與人體的康健與年壽有密切的關係，適時適量的飲食可使人體發育正常，體魄壯健。關於因時調攝飲食可分為根據四時變化調食，根據年齡變化而調食。

四季對人體的影響本書已多次提及，為了適應機體在不同季節的機能變化與需要，飲食也要有相應的調整與偏重。關於春季食物調攝《飲膳正要》云：「春氣溫，宜食麥以涼之」。《遵生八箋》曰：「當春之時，食味宜減酸益甘以養脾氣，飲酒不可過多，米麵團餅不可多食，致傷脾胃，難以消化。」《金匱要略》認為「春不食肝」，因春天本已肝氣旺，「若食肝，則又補肝」，結果脾土受肝木所剋而受損，影響脾臟運化功能。此外古人不主張在春天進藥補。關於夏季食物調攝，《飲膳正要》主張「夏氣熱，宜食菽以寒之」，「若多著飴糖伴食以解酷暑亦可。」並云：「西瓜性溫，熟者可食……解暑名曰白虎湯。」此時脾胃薄弱，飲食要注意清淡，多進瓜果疏菜為好，切忌肥甘厚膩之食。《老老恒言》云：「夏至以後，秋分以前，外則暑陽漸熾，內則微陰初生，最當調停脾胃，勿進肥濃。」

關於秋季食物調攝，《飲膳正要》謂「秋氣燥，宜食麻以潤其燥，禁寒飲。」提倡秋季宜用芝麻類具有潤燥作用的食物，如蜂蜜、甘草、柑橘、乳品及蔬菜等濡潤之物。秋季雖非如冬季那樣嚴寒，但氣候已由熱轉涼，此時若食生冷，尤其是老人脾胃虛弱，可致泄瀉，故須禁寒飲。《臞仙神隱書》主張入秋宜服生地粥、銀耳冰糖粥、百合粥等以滋陰養津潤燥。關於冬季食物調攝，《飲膳正要》提出「冬氣寒，宜食黍，以熱性治其寒。」民俗多喜在冬日進狗肉、雞肉等性溫有滋補強壯作用的食物。《遵生八箋》謂冬月宜服棗湯、鐘乳酒、枸杞膏、地黃煎等。《壽親養老新書》云：「冬季間常溫而食之，頗宜，但不宜多食。」說明冬食宜溫忌涼。孫思邈還提出選配適宜藥物釀成藥酒在冬飲用「冬三月宜服藥酒一二杯，立春則止，終身嘗爾，百病不生」。

綜上所述，春季進食宜注意養護脾胃；夏季飲食宜清淡，忌肥甘厚味；秋季飲食宜多濡潤，防傷津液；冬季飲食宜溫，或服藥酒。

養生若能在四季按照上述要求，因時起居、活動與飲食，則可收到較好效果，否則將如《內經》所言「逆春氣則傷肝，夏為寒變；逆夏氣則傷心，秋為痎瘧；逆秋氣則傷肺，冬為飧泄；逆冬氣則傷腎，春為痿厥。」

養生還應注意隨晝夜胡陽交替，採取不同的方法。如鍛鍊宜在清晨平旦「人氣生」時。如《內經・刺法論》曰：「所有來自腎有久病者，可以寅時面向南，淨神不亂，思閉氣息七遍，舌下津令無數。」晚上則不宜運動太大，尤如《內經・生氣通天論》所謂「是故暮而收拒，無擾筋骨」，以免「形乃困薄」，不僅起不到鍛鍊身體的作用，反可發生形體困倦虛弱的後果。

《老老恒言》曰：「《內經》曰：日中而陽氣隆，日西而陽氣虛。故早飯可飽，午後宜少食，至晚更必空虛。」蘇東坡云：「常節晚食，令腹寬虛，氣得回轉。」孫思邈亦曰：「一日之忌者，暮無飽食……飽食即臥，乃生百病」。民間有「夜飯減一口，活到九十九。」關於夜無飽食早在《內經》「胃不和則臥不安」之言中就含有其意。經歷代研究探討總結，後人明確提出「早上吃飽，中午吃好，晚上吃少。」就是很自然、很有根據的提法了。現代醫學已發現消化系統的各種酶類的活性均有晝夜節律。大鼠實驗已提示在晚間進食高脂肪飲食後即刻睡覺，血液中脂肪含量急劇升高，而早、中餐則無此現象。對自願受試者的試驗亦表明，每日均僅用一餐，早上進食者體重有下降趨勢，晚間進食者體重卻有增加趨勢。證明了早中晚三餐進食不應千遍一律，同質同量，而應根據機體要求適當調整。如老年肥胖者，為防動脈硬化，血脂升高和減肥，應注意節制晚餐，包括食量和食物品種。而體質虛弱消瘦，欲以補之的患者則可在晚間增加飲食，增食營養豐富的食物，有可能收到預期效果。

四、因時練功

氣功，已成為人們日益喜歡的自我保健方法。鍛鍊有素，達到一定境界的人，還可運用氣功釋放外氣治療他人疾病。有關氣功的傳奇越來越多，氣功鍛鍊對人體的影響，氣功放氣治療疾病的機制也越來越多地得到揭示，氣功鍛鍊內容不斷得到總結與創新。練功經驗不斷得到總結，人們發現不同時間的練功，所收效果有異。

早在馬王堆漢墓出土的醫書《養生方》中，已記載有擇時進行氣功鍛鍊的內容。古代氣功最初是從調攝呼吸開始的，故又稱「食氣」「治氣」。直至目前，氣功練功時的呼吸調攝仍是重要內容。《養生方》認為「治氣」鍛鍊最佳時機在清晨，其「治氣」的具體方法是：「旦起起坐，直脊開尻，翕州卻下之。」意即清晨早起正坐，挺直腰背脊骨，緊斂肛門呼吸 30 次，使氣下降於丹田。該書還提及朝息、晝息、暮息、夜半息等不同時間採用不同的氣功鍛鍊呼吸的方式。

《內經》對氣功鍛鍊提出在寅時（早晨3～5時），面向南立，吞咽口中津液。《諸病源侯論》中則載，月初出時，月落時，向月正立，屏氣使氣下貫丹田，憋不住氣時再呼出，如此8次，可使人陰氣長，婦女可使陰氣盛子道通，益精髓腦，可使不孕婦女懷孕等。雞鳴時叩齒36下，舐唇漱口，舌撩上齒表面，咽口中津液3次，可補虛勞，使人強壯等。可見擇時練功早為古人所重視。

當今，擇時練功已經被練功實踐證實有實用價值，有人根據人體內氣運行規律認為一天中寅時和卯時為最適宜的練功時間。肺經有病時，寅時最好，非肺經病者，卯時較佳。有的經驗是可運用《周易》人體日節律理論指導辨證練功。每天由子時至辰時為陽長陰消之時，陽虛患者宜於此時練功，以采自然界陽氣補己之陽氣；由午時至戌時為陰長陽消之辰，陰虛患者宜於此時練功，以採自然界陰氣補己之陰氣；巳時與亥時則不宜練功。巳時純陽無陰，孤陽不生，練功易致剛陽過燥，化為邪火，反食正氣；亥時純陰無陽，孤陰不長，其時練功，陰極折陽，或陽氣發動，陰陽互擾，有失藏養，亦屬耗傷正氣。按子午流注說擇時練功者也得到較好療效。如李氏綜合運用子午流注納甲法、納子法，及靈龜八法、飛騰八法，按治療時間定氣海、百會、膻中等開穴，再依據病氣所在經絡臟腑空間定位，從開穴中選好主穴與配穴，應用QHW－Ⅱ型氣功信息治療儀治療晚期癌腫41例，有一定的療效。

練功時還應注意根據人體月節律理論選擇練功時間，

如陰曆十五左右是滿月時，此時月亮對人體影響較大，人們的頭部和胸部電位差較大，血氣最充實，內分泌活動最活躍，也易於激動，此時練功效果最好，往往能提前打通小周天或大周天。而陰曆初一前後為月虧空與新月時，此時是人體一月之中氣血最虛之時，與陰曆十五左右恰好相反，若進行練功則效果較差。

當然，每人的節律活動有差異，以上提供的幾種擇時練功法，僅供參考，練功者還應在練功中觀察自己以便獲得最佳練功時間。

〔附〕小周天、大周天氣功鍛鍊

小周天、大周天屬「內氣」鍛鍊。在練功過程中體內在一定條件下產生一種「氣」樣感覺，這種內氣主要以「內功」和熱感狀態出現。所謂內功就是人體某部組織器官在練功狀態下所產生的內在的細微運動，這種細微運動對調節和活躍機體的功能可產生有效的作用。至於「熱感」，無論在自覺方面或他覺方面，都可得到證實。內氣活動的路徑一般分兩種，即小周天與大周天。

小周天：內氣自尾閭→夾脊→玉枕→百會→順面部前胸而下→至丹田復順原路循環運行，主要是在人體任督二經循行。

大周天：在小周天基礎上，氣流同時在兩腿和上身循行→達於湧泉及趾端→甚而在兩臂循環→達於勞宮及指端→打通沖脈（上身兩側）→打通帶脈（沿腰圍一周）→繼則氣流可注入祖竅穴而使之微微跳動。這時已達到陰陽循環一大周天和打通奇經八脈的境界。

第十四章

中醫時間醫學研究中若干問題的探討

一、對週期性變化的病症闡述有異

目前發表的中醫時間醫學研究論文中，常見對同一臟腑病變的晝夜變化時間節律闡述不一。以肺病為例，有認為肺病的活動變化是日中病情加重，午後 15～17 時病情始輕減，直至夜半，病情穩定好轉，患者神識清楚，思想愉快。其理論根據是《內經》「五臟病慧靜甚」說。

有的則認為肺病多在早晨病情輕減，午前一般趨向好轉穩定，但午後漸加，黃昏時明顯加重，夜半則加重更為顯著。其理論根據是《內經》疾病「旦慧晝安夕加夜甚」說。也有的僅認為肺病在下晡時病情輕減好轉。因據《內經》「一日分四時五臟應時而旺」說，肺臟屬金，王於下晡，肺金功能旺盛，正盛抗邪，故而病減。至於肺病何時加重則未予論之。還有按子午流注說闡釋肺病多在清晨 3～5 時，即寅時症情有減。

又據美國 Wesson 提出的臟腑旺後之 12 小時是其最衰時說，認為肺病在午後 15～17 時即申時症情有加。其他還有按衛氣、營氣在人體中循環分佈的晝夜變化節律說闡述肺病在夜間輕減等。

以上對同一臟腑病變晝夜變化情況在理論上的認識竟然如此不同，真乃眾說紛紜，莫衷一是。

二、對病症應時輕重認識不一

同一病症在某時究竟是病情增重或發作，還是病情輕減，目前存在不同看法。

以陽虛為例：有的認為午時為陽氣隆盛之時，得天陽之助，陽虛患者此時症情有減；有的則認為午時為一陰初生，陽氣初衰之時，因而陽虛患者此時病加，又如胃病，有的認為辰時屬胃，巳時屬脾，脾胃相表裏，其病則在辰巳時減輕，有的卻認為其時胃病加重，因胃氣本應主降，病則逆之易升不降，故有暖氣吐酸腹脹，辰己乃上午之時，人體之氣以升為主，胃病恰逢人體之氣升之故而病情有加。

還有的以同一節律說闡述不同臟腑的病變變化，或認為應時加重，或認為應時減輕。如有人以子午流注說闡釋病證晝夜變化，對心病於午時應當趨向緩解，理由是午時心經氣血功能旺盛所致。對肝膽病於子丑時則認為多為加重，其理由是子丑時正值肝膽經氣血旺盛所為等等。

上述情況也存在古典醫著中，如《傷寒論》對陽明腑證有「日晡潮熱」的時間症狀描述，而關於陽明病欲解時的推測則在午後申至戌時，日晡時在該段時間中，張仲景既認為日晡時是「陽明病欲解」時，又認為日晡時是該經病變某些症狀加重時。如何正確認識，值得深究。

三、對施治擇時見解不同

現在臨床運用擇時療法時，常見對同一臟腑病變有強調在此時施治，有強調在彼時施治，二者均謂利用了人體節律。

以腎陽虛為例：有認為宜夜臥時用藥，有認為宜清晨用藥，有認為宜午後酉時用藥。夜間用藥者以「腎病者夜半甚」為依據；清晨用藥者或以明代楊瀛洲補腎藥宜晨服說為準繩，或以現代醫學皮質激素分泌節律做根據；酉時用藥者則以子午流注說酉時為腎經開旺論為指導等。

再以肝病為例，認為清晨為少陽主升之時，乃膽經旺盛時，肝膽相表裏，用藥治肝病宜在清晨服之者有之；也有以夜間子丑時為肝膽經開旺時，認為用藥治肝宜在晚間子丑時服之。還有在同一時間對某臟腑病變或攻或補，如對肝病有認為宜在其旺之丑時用藥補之效佳，有認為其時用藥攻之而效著，他們均認為體現了時間治療學的精神，可達到預期效果。

此外，在同一節律說的指導下，對甲臟旺時用攻法，對乙臟旺時用補法，此不同臟腑在其功能旺時分別用攻用補，也都稱是選擇了最佳治療時機。如對心病午時用活血逐淤法，是屬攻法；對脾病巳時用健脾益氣法，是屬補法。兩種擇時施治均是子午流注節律說指導的結果。

上述中醫時間醫學研究中存在的理論問題必須儘快加以探討解決，闡解與消除其中的矛盾，以利於中醫時間醫學研究的深化。

中醫關於人體節律說是古人對臨床現象的觀察總結，

幾種不同的節律說其內涵有不同。「旦慧晝安夕加夜甚」說是病理節律之一，一般病變與常見症狀多按照這一節律週期而變動，具有疾病晝夜變化的普遍性。

如發熱見於多種病變，屬常見症之一，其熱勢一般於午後始起，至上半夜最甚，夜半後逐漸自然減低，清晨與午前一段時間熱勢基本趨向正常，午後又起，週而復始。此在小兒發熱變化尤為典型，故有經驗的兒科醫生對夜半後就診的發熱病兒，除非高熱，一般不主張服藥退熱，待其熱勢因時自退。

又如疼痛是臨床常見症之一，一般痛證患者，尤其是四肢關節肌肉體表病變所致疼痛，常有晝輕夜重的變化節律。此外，危重患者的精神狀態晨清暮昏的現象也極普遍。

然而，也有某些特殊病症或具某臟腑病變的特徵性症狀，其變化不循「旦慧晝安夕加夜甚」變動而有各自規律。如屬中醫心病的胸痛心悸，神志不寧，腦血管意外等症狀多在夜間發作、加重或出現危象。屬中醫脾病的慢性泄瀉、脾不統血時的齒衄、脾不主四肢時之週期性麻痹多出現在早晨等。

古人對此又總結歸納，形成了「五臟病慧靜甚」議，所謂：心病者，日中慧，夜半甚，平旦靜；脾病者，日昳慧，日出甚，下晡靜等，其形成原因為「臟獨主其病時」，可見「五臟病慧靜甚」說也是一種病理節律，與「旦慧晝安夕加夜甚」說不同的是反映了五臟病變的特殊變化節律。

子午流注說和一日分四時五臟應時而旺說，則屬生理節律。一日分四時五臟應時而旺節律所提供的是，五臟功能在晝夜所分四時的變化作用下，由其升發收降之特性相應而出現的相對旺盛時，亦即旦時似春，肝與之相應；午時似夏，心與之相應；黃昏似秋，肺與之相應；夜半似冬，腎與之相應；脾則主四時等。各臟在相應的時間，其功能相對隆盛，此係古人採用類比方法總結歸納的人體五臟晝夜生理節律。

子午流注說說明的是人體氣血在臟腑無絡中循環流注，一時辰流注一臟或一腑，一日十二時辰，人體十二臟腑依次得到流注，當某時某臟腑得到氣血流注，其功能則隨之而盛，所屬經穴則處於「開啟」狀態，及時施針，可提高療效。顯然二說同屬生理節律，但又有不同，何以如此，有待探討。

以上分析可知，傳統人體節律說有生理性，有病理性，有的反映了一般病理變化，有的反映了特殊病理變化，臨床運用之闡解病證變化時，應明其差異，區別使用。尤要注意針對病變主症變化而論，切不可僅憑一種症狀的變動就認定某病與某節律相關，若以偏概全必然產生錯誤的結論並互相矛盾。

本文提出的問題就與此有關，由於未加區別地引用傳統節律說，對同一疾病的週期改變或用生理節律，或用病理節律，或用一般病理節律，或用特殊病理節律闡釋之，這種應用不同節律說去闡釋同一病證變化，怎能不產生不統一或相互矛盾的現象呢？

關於疾病應時或輕或重兩種截然相反的情況，與病證虛實、邪氣潛伏情況有關。從理論上講，在臟腑氣血功能應時而旺之際，虛證患者應有所輕減，因其虛得到了生理性的補償。實證患者則有以下情況：

首先，邪氣隨其潛伏的臟腑組織氣血的發旺而發作或加重。如溫病營血分病，夜熱早涼，此因溫熱之邪潛藏於營血之中，夜晚陰氣隆盛，陰血用事，病邪乘陰而動，發作於外而熱起。又如《傷寒論》陽明病欲解於申至戌時，又潮熱作於晡時，晡時在申至戌時間階段中。此因陽明經旺於申至戌時，其顯露於外的陽明經熱病逢時而解，其潛伏腑中之熱邪則隨其旺面顯露定時發作於外。

其次，因部分病邪本身有週期作用節律，如瘧疾。若與臟腑組織氣血旺時恰巧相應，則正邪爭搏劇烈，病證發作或加重，否則則病情緩解或僵持而變化不顯。可見當臟腑組織氣血功能旺盛時，同一臟腑病證有的加重，有的減輕，與疾病虛實性質以及邪氣作用節律有關。

至於運用病理節律闡述病證變化則同一時間不應有或輕或重之改變，某時某臟腑病變要嗎減輕，要嗎加重。因病理節律本身已就疾病輕重變化有了時間限定。

對疾病應時或輕或重的認識有以下情況值得重視，其一，同屬虛證患者於同一時間出現有的加重、有的減輕的認識，從理論上講不能令人贊同。如陽虛者在午時病情是加重還是減輕，此二說必有一假，或均假，因對同一現象得出的兩種相互矛盾的結論不可能同真。若二說均產生於對臨床所觀察的病證變動情況的分析，則其中有可能有診斷不確的影響因素，以陽氣隆盛於午時，陽虛者多病證緩解的臨床實際情況分析，認為午時陽虛反而加重的患者有可能雜入他證，或是陽虛假象，實質已非陽虛了。

其二，對相同病證應以同一節律說釋之，不能隨心所欲地亂用，否則用生理節律說釋之減輕的病情，用病理節律說論之則病情應重。對難以用現有傳統節律說闡釋的週期病證變化不應囿於古人之說而生搬硬套，牽強附會，要敢於大膽提出個人見解，實事求是。

關於擇時施治，其目的是既要更好地達到治療目的，又欲盡可能減少治療過程中對正常人體生理活動的干擾與損傷。目前對相同病證施治擇時不同的現象應重視，否則難以達到擇時施治目的。如前腎陽虛施治擇時例可知，其最佳施治時多達 4 個，何以如此？我們認為關鍵還在於對節律說認識不夠，以及節律說本身存在的不足。如是否所有傳統節律說均能指導治療用藥？子午流注說屬人體生理節律，傳統用以指導擇時取穴針刺，能否指導用藥？尚難肯定。用現代醫學生物節律說指導中藥施治是否可行？如中藥補腎類多具類皮質激素樣作用，其與西醫皮質激素有不同，後者作為外源替代激素按人體皮質激素分泌節律晨間給藥，補腎中藥晨服如何？還有中醫生理、病理節律說有多種，各自用以指導用藥，相互之間就可能因多個施治時機而悖逆。

本書前面所提到的擇時施治中存在的問題，與上述情況有關，需深入研究。目前可採用以下方法擇時施治，以總結經驗，逐步發展。

（1）根據病因節律擇時而治，如瘧疾病因有週期變動節律性，欲止瘧作，可提前擇時而治。

（2）根據病理節律擇時而治，如濕溫病易在午後熱起，可在午前用藥；營血分病夜熱早涼可在下午用藥；五更瀉瀉在清晨，可選夜晚臨臥或夜半時用藥等。

（3）利用人體生理節律擇時而治，如發汗解表可上午用藥，以利用人體陽氣於上午升發之勢，發揮藥物解表作用，攻下逐裏可下午用藥，以利用人體午後陽氣內斂、陰氣沉降之勢發揮藥物攻下作用。其他如午前可乘陽欲盛之勢補陽虛者之陽，午後可乘陰欲盛之勢滋陰虛者之陰。

在臨床運用時，對無明顯週期變化的病證，可採取利用人體生理活動節律擇時施治的方法；對有週期變化的病證，可按病理變化節律施治，一般在時間上應有所提前，最好結合藥物入體後開始發揮藥物作用的時間過程擇定時機，以及時制止病情發作或發展，還可利用病體或病因於病情發作時對藥物敏感性增強的變化，以較少的藥物發揮最好的治療效果。

本章對中醫時間醫學研究中有關節律說，病證應時輕重，以及擇時施治等存在的理論問題進行了分析。認為傳統節律說有生理與病理，一般與特殊之不同，疾病應時輕重不僅與節律說有關，與疾病虛實性質也有關，施治時間應注意病因、生理、病理節律而選擇。

第十五章
中醫時間醫學與現代時間醫學研究的聯繫與區別

人體生命節律活動的奧秘，及其對醫學的影響已成為中醫和現代醫學共同探求的內容。由於都是以人體作為研究對象，兩種醫學在研究中所採取的某些方法和得出的部分認識緊密相關，表現出一致性。

然而，兩種醫學理論體系不同，研究的思路與方法也有相異之處，加之研究的時代背景，歷史環境上的差異，中醫時間醫學與現代時間醫學又有非常明顯的區別。

這種既相互聯繫、又相互有別的現象有必要加以探討，以便二者互相借鑒，取長補短，共同深化對人體生命節律的認識，並促進其在臨床廣泛應用。

一、關子時間標準的選擇

研究時間醫學必然需要運用時間術語概念，不同的時間術語概念的使用，可反映出使用者對人體節律形成與變化機理的不同認識。

以晝夜論，中醫採用「時辰」作為時間標準。時辰包括十二時和十二辰兩個內容，十二時內容是平旦、日出、食時、隅中、日中、日昳、下晡、黃昏、合夜、人定、夜半、雞鳴。十二辰內容是子時、丑時、寅時、卯時、辰時、巳時、午時、未時、申時、酉時，戌時、亥時，每辰約合現在 2 小時。十二時的術語表明主要是根據太陽活動變化制定的。由於太陽活動有四季和區域不同的變化，同樣稱日出，以四季言，則冬季可在早晨八九點鐘，夏季可在五六點鐘，相差數小時。以區域言，南方與北方日出約相差一兩個小時。各時時閾長短也不一，如合夜較短，夜半較長等。

為了對十二時的變化相對定點，也因為日有風雨陰晴，直觀太陽活動有困難，故又有時間較固定的十二辰與十二時相配。時與辰相配以時為主，一時可與數辰相配，也可僅與一辰，甚至半辰相配。如日出可與卯、辰相配，日昳則僅與未相配。時與辰相配有季節性變動。如日出，冬季可與卯、辰相配，夏季則與寅、卯相配。

中醫應用「時辰」為時間標準說明人體的變化節律，體現了中醫把人放在自然環境之中，探討人體節律的研究特點，強調了自然界對人體節律活動的重要影響，特別是光照的變化與人體節律密切相關。從十二時術語所代表的時間分期中還反映了中醫探索了光線強弱對人體的不同影響。

現代醫學則採用二十四小時的時間標準，觀察描述人體節律活動。如節律活動週期起於何時，峰值和谷值相位在二十四小時的位置，並人為地將早 7 時至晚 7 時定為白晝，晚 7 時至次晨 7 時定為夜晚，以觀察說明人體的晝夜變化。二十四小時關於各時間位置基本固定，時域相等，不受自然外界太陽、月亮等變化的影響。人為劃分的晝夜分期也與客觀自然光改變不甚相符。

現代醫學採用二十四小時為時間標準，體現了其注重人體節律活動本身的變化週期，對人與自然相應的關係則考慮較少，對光暗變化影響人體節律活動雖已引起重視，但較少注意自然光強弱不同對人體的不同作用。在對季節分期的時間標準選擇上，兩種醫學也有不同。

中醫常以節氣為時間術語，觀察人體生理病理在四季中的節律改變，因節氣日常是四季中自然變化顯明的時日，對人體影響也大。

現代醫學則人為地將一年之中 12 月份至次年 2 月份為冬，3～5 月份為春，6～8 月份為夏，9～11 月份為秋，此種劃分與實際情況不盡相符。如立春在陽曆 2 月，立夏日則多在 5 月份等。

兩種醫學對季節分期的認識差異，反映了二者對季節變化影響人體的重視程度不同。

以上中醫選擇「時辰」，是中醫「人與自然相應」的基本觀點的反映。現代醫學儘管研究時間醫學的本身就動搖了其「自身穩定」學說。但仍然受其影響，選擇了與自然外界變化關係不密切的二十四小時。

實際上，機體在其生命活動過程中，為適應自然外界的不斷變化，已逐步形成了相適應的同步活動。

無數事實已證明，人體節律活動也只是個相對穩定的週期改變，它也在不斷地變動著，隨自然界及人體作息活動的改變而改變。研究人體節律，選擇時間標準應考慮結合自然界有關變化。

二、關於研究的基本指導思想

中醫時辰醫學以人體為一整體，重視對人體節律活動的綜合觀察與描述，如人體陰陽節律、營衛氣運行節律、五臟病慧靜甚節律等。所論陰陽、營衛、五臟等分別是人體多種組織功能的綜合代表。以五臟為例，不僅包括五臟本臟，還包括與五臟相關的五體、五竅、七情、六腑等，有關五臟節律就包括了所有臟象學說內容。

對於人體節律的形成，中醫注重人體各種器官組織功能活動相互之間的作用，如認為五臟節律的形成是臟器本身變化和臟臟之間作用變化的綜合作用結果，並以五行生剋學說闡釋之。又如陰陽節律。是陰陽雙方互為影響、互為消長而形成的，無陰節律也就無陽節律，反之亦然。這是中醫「人是一個整體」的基本思想的反映，說明中醫以研究人體綜合節律為主。

現代醫學則注重將人體分割成各個組織器官，深入到細胞、分子水準去探究人體節律活動的方式與動因。觀察的對象多以單個器官一項功能或一種物質變化為主。如皮質激素晝夜分泌模式，體溫的晝夜改變，腎臟泌尿功能的變化週期等。此種以單一組織器官功能節律活動為研究對象，較中醫具體、易於深入。

要強調的是，綜合節律將人體節律間，以及自然界的綜合影響均考慮在內，包括子體內外有關節律形成的眾多因素，故綜合節律的研究是單個節律研究所不能取代的。單個節律研究則以某一具體臟器組織功能活動為專一研究對象。從分析方法入手，將單一節律從整體中分離出來進行觀察，結果較為可靠，能夠不斷深入下去，充分揭示其機制。因此，單一節律的研究非常必要，綜合節律研究也無法取代之。

中醫重視綜合節律，現代醫學則重視單一節律，這是兩種醫學在不同指導思想影響下各自側重研究的特點。中醫時間醫學應汲取現代時間醫學研究成果，並展開對人體單一節律的認識，重新分析評價綜合節律的可信性，應用性，並不斷修正之。現代時間醫學則應結合中醫綜合研究節律的方法與成果，對所研究的單一節律，求其共性，加以綜合歸納。

三、關於研究的方法與內容

中醫時間醫學是在長期臨床實踐經驗的基礎上逐步形成發展的，臨床研究已成為主要研究方法。在臨床研究中，主要採用了「黑箱」方法，增加了時間因素的觀察，可稱為「時間黑箱法」，從不同時間的輸入對輸出的影響來瞭解人體內部活動的因時變化，從而確定輸入的時間性，並應用類比法，結合自然外界變化分析推論，提出基本變化的節律模式，最後以中醫術語加以解釋命名就算基本完成了。

注重的是人體功能的時間變化，對人體時間結構如何並不重視，也未將人體節律分為固定的主節律（主鐘）和次節律（輔鐘）進行探討。由於應用臨床研究方法，主要從診治疾病括動中得到體驗，難以人為地由改變環境觀察人體變化。

臨床研究使中醫直觀體驗人體病理節律機會較多，故中醫時間醫學直觀描述臨床疾病變化的節律模式較多，對人體生理活動則基本上由病理節律推知。如人體陰陽節律的提出與疾病「旦慧晝安夕加夜甚」有關，五臟病慧靜甚節律則推知了五臟精氣活動節律等。

鑒於中醫臨床研究的這種特點，中醫關於人體節律的闡述有些則為生理病理節律的綜合，說明臨床現象往往可左右逢源，有時用於解釋生理現象，有時則解釋病理改變，似乎都有其理，確定性不夠。

而對節律活動情況，採用盛衰強弱等詞說明其活動量不同，也不精確，尤其是對盛衰轉化的漸變時間過程無法清楚地闡明，以致對節律變化的多樣性、複雜性，除了在時間上有所區別外，在節律圖式變化上則難以顯示，這是造成中醫人體節律說有模糊、籠統之嫌的原因之一。

但是，中醫時間醫學應用臨床研究方法，需結合疾病的診治活動進行，故其研究又密切結合臨床應用，總結出很多因時診治的方法與手段，對時間醫學的臨床應用做出了貢獻，提高了臨床水準。如按時取穴針刺法，四時脈象節律在診斷上的應用，藥物因時加減組方治療法，以及因時選用治療手段，冬病夏治法等。

現代醫學主要採用實驗室分析研究方法，將志願者置於一定的環境之中，如隔絕外界的房間內，或顛倒受試者的睡醒節律，以及控制光暗、溫度、飲食等，均是常用的方法，以此觀察人體節律形成因素與機制，實驗室研究方法針對性強，易於深入，可達到僅僅觀察人體在自然狀態下的節律研究中所得不到的結果。

目前已發現人體許多節律是光線變化影響所致，有些節律與睡眠週期變化同步，可以是睡眠節律變化的產物，據此，「時差療法」得以問世。「時差療法」不用任何藥物，僅由機體作息時間的改變達到治病的目的。已用於失眠的治療，減肥等、療效令人滿意。

現代時間醫學本著機能與結構的關係，欲據人體功能活動的節律現象尋求人體的時間結構，發現人體時間節律變化的主鐘。現在有人提出了神經內分泌系統是人體的時間結構之一，松果體等則是人體節律主鐘的假說。

現代時間醫學對人體疾病變化的節律性主要從生理節律的作用和生理節律的紊亂兩方面闡解，認為很多病變的週期變動是生理節律活動影響所致。如認為發熱的晝夜變化，午前低、午後高、上半夜高、下半夜低的節律，部分是腎上腺皮質激素分泌活動的晝夜節律所致等。此由生理節律推知瞭解病理節律的機制與中醫由病理節律推知生理節律的做法截然相反。

關於生理節律紊亂與疾病的關係，由於現代醫學研究已定量化，使人們對複雜而多樣的節律方式得以精確地描述，並可發現變化幅度較小的節律變化，故對生理節律紊亂與疾病的關係能夠予以揭示，認為一些病變的發生是生理節律紊亂的反映。對此類病變的治療，已擬在小白鼠等實驗動物身上建立節律紊亂模型，尋求調治的方法，再逐步應用於人。

關於節律紊亂與疾病的關係以及如何防治等的全面揭示，則對人體病理機制將有新的認識，為臨床施治提供新的治療思路與方法，前景令人樂觀。

中醫則因研究未定量化，以及由病理節律推知生理節律的方式，則較難開展這方面的研究，需要借鑒現代醫學研究成果充實自己。

在因時給藥研究方面，現代醫學重視觀察不同時間給藥後血中濃度高峰，或半衰期的變化，或藥物在尿中的排泄率等，以發現藥物的最佳使用時間。對因時給藥後療效情況也觀察探討，但與前述藥代學的比較，後述的藥效學研究則少得多。

中醫則主要觀察不同時間給藥後人體反應情況，療效好壞，對藥物在體內代謝變化中間環節則不顧及。

在臨床應用方面，現代醫學則開展較少，即使像皮質激素晨服可減少其反饋抑制內源性激素分泌的方法，儘管機制闡述清晰，得到實驗肯定，但在臨床則較少使用。中醫時間醫學研究成果在臨床應用廣泛，尤其是因時診斷與因時針刺等，已成為中醫臨床常規採用的方法。但現代醫學在外科手術、器官移植、放療化療等方面的時間研究，則是中醫尚未涉及也很難涉入的領域。

兩種醫學關於時間醫學研究的方法與內容上的差別已如上述，但二者也有共同之處，如均採用調查類比研究法探知月亮對人體節律、對婦女月經週期有作用，是眾所皆知的事實。

四、關於兩種醫學在醫學研究中應當互補的建議

中醫與現代醫學對於時間醫學研究各有短長，二者應當互補而絕不可能取代。中醫關於時間標準的選擇值得現代醫學參考，中醫文獻中記載著數千年因時診治的豐富經

驗，可供現代醫學開展時間醫學臨床應用研究時借鑒。中醫則應引進現代實驗研究方法，對節律進行定量描述。對中藥的因時應用，也應注重探討其體內作用過程，此對肯定並深化因時服用中藥的方法將裨益很大。

對現代時間醫學研究成果，中醫還可借用說明古代傳統節律說，如目前以 cAMP 與 cGMP 的關係與晝夜節律說明人體陰陽節律，有說服力。以皮質激素分泌節律解釋中醫「旦慧、晝安、夕加、夜甚」的疾病晝夜變化的普遍規律，亦令人可信。

現代時間醫學可以中醫關於節律的分類方法，將人體已發現的節律從相位、振幅、因果關係等整理歸納，求其規律內容，使節律系統化，以便於執簡馭繁，探知成因及節律間相互關係。如可將節律按中醫陰陽節律歸類法分為兩大類：以晝夜峰值相位分為晝節律、夜節律；以振幅論分為巨幅節律、微幅節律；以因果分，有始動節律與從動節律等。

最後要強調的是，中醫時間醫學對舉凡與時間有關的人體變化（如生長、發育和衰老），以及有週期改變與人相關的自然變化內容（如運氣學說），雖在人體個體上並不能表現為週期性節律變化，但在群體上能夠顯示的，均屬研究對象。這可能不屬現代時間醫學研究的範圍。

究竟是中醫按現代醫學那樣去純化研究內容呢？還是現代醫學參考中醫研究內容，擴大與充實時間醫學內函呢？值得深入探討。

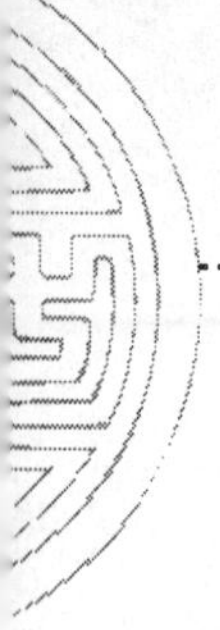

第十六章

馬王堆醫書中時間醫學思想探討

馬王堆醫學帛書與竹簡是20世紀70年代在湖南長沙馬王堆發掘出來的，包括《五十二病方》等多種古代醫著，成書年代早於《黃帝內經》。馬王堆醫書中記載了豐富的時間醫學思想。

一、應時攝生

攝生即攝養身體，保持健康，以延年益壽。攝生包括起居、飲食、鍛鍊及精神活動等方面的調攝。馬王堆醫書重視因時攝生。如《養生法》曰：「食氣有禁，春辟（避）濁陽，夏辟（避）湯風，秋辟（避）滐霜（霧），冬辟（避）凌陰，必去四咎，乃梓（深）息以為壽」，即是一例。所謂「食氣」，有人認為係指所食食物的五味，但根據此句所避內容及「乃梓（深）息以為壽」的句意分析，「食氣」應指一種調攝呼吸運動以健身的方法。目前各種氣功法均重視練功時的呼吸深淺長短快慢等，似與之相關。《養生方》強調了根據四季不同進行「食氣」鍛鍊「必去四咎，乃梓（深）息以為壽」可達到體健年壽。在一日之中，《養生方》認為「食氣」鍛鍊最佳時機為清晨，因早晨空氣清新，為「新氣」。所謂「善治氣者，使宿氣夜散，新氣朝最。」關於治氣的方法，《養生方・天下至道談》提出：「旦起起坐，直脊開尻，翕卅却下之。」意即清晨早起正坐，挺直腰背脊骨，緊斂肛門呼吸30次，使氣下降於丹田。此外，《養生方》中還提到了朝息、晝息、暮息、夜半息等不同時間的不同呼吸方式。

目前關於呼吸方式的認識有胸式、腹式、胸腹混合式以及逆式呼吸（吸氣時收腹、呼氣時挺腹）等，而呼吸涉及到體內氣血運動，胸腹膈肌及胸腹壓等變化，當然還包括氣體的出入，是人體重要生命活動之一，氣功研究亦證明不同的呼吸方式有不同的效果。以《養生方》因時呼吸鍛鍊思想而論，若在不同的時間應用不同的呼吸方式對人體亦可能有不同作用，值得探討。

在飲食調養上，馬王堆醫書提出了因時擇食的觀點，如《養生方》要求食韭在春天，因「春三月食之苛（疴）疾不昌，筋骨益強。」而對於肉類等肥甘油膩之品則主張不宜晚上臨臥食。「口食者，胥臥而成者也」。胥，肉類也，夜臥食之乃人之大忌。已發現急性胰腺炎以夜間暴食發病者為多。現代時間生物醫學研究表明，一批受試者，一日之中均僅限食一餐，做為夜餐食之者，體重非但未減，反有所增加，其他時間進食者則體重有所輕減，顯示了不同時間進餐，人體消化吸收利用結果不同，證明了《養生方》所論確屬經驗之談。

現代時間生物醫學已發現人體生命節律活動與自然界的變化有很大關係，自然界的日月寒暖、氣候變化、植物的生長收藏等，或直接影響人體，或間接由對人的起居、飲食、精神活動等的影響作用而影響人體，從而形成強化與不斷調定人體的生命節律。為此，古人提出了「人與自然相應」的科學論斷。由於當時條件所限，人體生命節律難以深入窺測，而與之相關的自然界週期變化顯而易見，為順應與利用人體節律，古人在攝生中強調了「欲壽則察天地之道」「因天之生也以養生」等時間養生觀點與方法，並有著「不順四時之度而民疾」的教訓。這可以說是馬王堆醫書因時攝生的基本主導思想。

二、擇時施治

馬王堆醫書中因時施治內容較多，涉及面廣，所擇時間主要為因季、因月、因日等，說明古人對如何施治已有較深入的研究，具有初步的時間治療學思想。

因季而宜：《五十二病方》中有的方劑在應用時，要求「毋時」。如「令金傷毋痛……治病毋時，」「朝已食而入湯中，到晡（時）出休，病即癒矣……乃治病毋時」等。所謂「毋時」之「時」指的是四時季節，「毋時」即不拘季節進行施治。此乃對於有些方劑需因季施用而言。如《五十二病方》關於「疕」的治療，就明確指出「夏日勿漬」，不主張在夏季治療。現代已有報導，尿路結石排石效果在夏季最好，春秋次之，而冬季最差。說明季節不同，對一些病變的療效確有不同影響。

因月而宜：《五十二病方》治「疣」主要採用磨爛去除的方法，磨疣時間則要求在月晦日。如「月晦日下晡時，取由（塊），大如雞卵者」磨疣。儘管磨疣過程中摻雜有封建迷信活動，但趁月晦之時磨疣的治療思想值得仔細推敲。《內經・八正神明論》等提到了人體面部有油垢樣物可因月而增減，古代人們還發現一種小兒面部蝕瘡，月圓時加重，月晦時消減，說明人體體表某些病變在月亮盈虧變化影響下有變動。不獨體表，《內經》還提到人體體內氣血猶如海潮一樣規律地受月盈虧影響而在體內分佈多寡不同，臟腑活動有相應改變等。

現代時間生物醫學業已證明，月亮盈虧確可影響人體，可使人體體液分佈與體液成分發生變動。精神病患者在月圓時最易發作，肺結核患者在月圓前數日內易發生大出血，婦女月經週期、受孕、分娩等均與月亮變化有關。利用月亮盈虧施針用藥在《內經》等古今醫著中有大量記載。近有報導，據月盈虧調治婦科疾患獲效甚捷。《五十二病方》因月磨疣法可謂是目前已知最早的因月施治例證。此外《胎產書》中還載有與月盈虧相關的擇時受孕說，亦有研究之必要。

因日而宜：馬王堆醫書對於藥物的內服與外治多主張在「旦時」，而不提倡在「夕時」施用。此在《五十二病方》中記載較詳。如治療「病蠱者……令病者每旦以三指撮藥，入一桮（杯）酒若鬻中而飲之，曰壹飲」。要求治蠱藥晨服。有的疾病用藥不僅要求在清晨，還提出應在前一天晚上，甚至幾天不進飲食。如治療「癃」（尿淋病），「取景天長尺，大圍束一，分以為三，以淳酒半斗……先莫（暮）毋食，旦飲藥」。先暮毋食即用藥前一天夜餐不要吃。治療癲疝亦如此：「夕毋食，旦取豐（蜂）卵一，漬美醯一桮（杯），以飲之。」而治療白處病（相似於白癜風類皮膚色素減退樣疾患）則要求：「旦服藥，先毋食□二三日」。對外用敷藥、湯洗劑，《五十二病方》也提倡旦時使用。如治療月行傷，即小腿部外傷：「取久溺中泥，善擇去其蔡《草芥》、沙石。置泥器中，旦以苦酒□□（調和），以泥（傅）傷。」久溺中泥即人中白，《新修本草》云：「療鼻衄，湯火灼瘡」。苦酒即醋。《五十二病方》主張在早晨以醋和合人中白，局敷腿部外傷。對白處病的藥物外敷時間是「以旦未食傅藥」，即在清晨未進食時敷藥。對小腿部久傷腫爛者，《五十二病方》以鬱金、荒（朮）、參等三藥煎湯外洗，時間選在早晨飯後。所謂「朝已食而入湯中，到晡（時）出休，病即俞（癒）矣。」一般「一入湯中即瘳，其甚者五六入湯中而瘳」。旦時湯洗患處，少則一次則癒，多則五到六次，擇時施治可謂療效顯著。

對痒（尿淋）病的治療：《五十二病方》除了提出應在旦時用藥外，還特別指出不宜在晚上服用。如治痒「以水一斗，煮膠一參，米一升，孰（熟）而啜之，夕毋食。」從另一方面強調了旦時用藥的基本思想。

《五十二病方》還提出了其他用藥時間。如飯前用藥，「以先食飲之」，「恒先食之」。飯後用藥，如治膏痒，用藻石大若李樺，已食飲之」等。

以上敘述可見，馬王堆醫書很重視「旦時」，用藥擇選旦時，攝生鍛鍊亦選擇在旦時。在《內經》中也常發現與旦時有關的內容。如疾病變化中的「旦慧」，診脈要求在「平旦」，調神要在旦時披髮緩形，或散步於庭，練氣功要在旦之寅時，面南而立，吞咽口中津液等。

為什麼古人對旦時如此重視呢？中醫認為「旦時」是

人體陰陽交換時，陰氣漸衰，陽氣升發，其時人體各項機能逐漸隨之漸盛，氣血趨向於表，周流迅速，精神爽快，此時用藥可趁陽氣升發之勢發揮更好的作用。現代時間生物醫學研究發現人體在清晨確有較多的變化。如腎上腺皮質激素分泌高峰在清晨，心臟病人清晨對洋地黃敏感性大於平時40倍。糖尿病人對胰島素在早晨最敏感。一般發熱性疾病多在早晨熱減或退，諸症輕減等。馬王堆醫書擇時重「旦」，可見應給予足夠的重視。

此外，在馬王堆醫書中有關時間醫學的內容，還涉及到藥物因時採收製作以及預測疾病等。如對藥物採集，注意時令：《五十二病方》有「夏日取堇葉，冬日取其本。」「從夏日至到□（取）毒堇」，「三月十五日到十七日取鳥卵」等。對疾病的時間預測如《足臂十一脈灸經》足厥陰條，提出「三陰之病亂，（不）過十日死；循温（脈）如三人參舂，不過三日死，温絕如食頃，不過三日死。」《五十二病方》治療傷痙治以熨法後，預測「過四日自適」等。顯示了馬王堆醫書中時間醫學思想的豐富。

馬王堆醫書中的時間醫學思想與內容，已涉及到養生、施治、疾病預測及藥物採集、製作等方面。其特點是重視旦時養生與施治。提示我國人民很早以前就對時間醫學做過探索。可以說，馬王堆醫書屬時間生物學最早文獻之一。

第十七章
人體部分生理病理節律介紹

第一節　人體部分生理節律

一、內分泌激素生理節律

睪酮（T）：青年男子的雄激素分泌呈現為日節律性，夜間睡眠初時血中睪酮濃度下降，早晨升高，至上午的 8 時最高，直到夜間 20 時又降至最低。血漿睪酮的晝夜節律模式還隨月份的不同而變化，5 月份是午前的 8 時最高，11 月份是午後的 14 時最高。

睪酮分泌的第一個高峰為胎兒時期的 12 週，第二個高峰為出生後。50 歲以後雄激素分泌明顯下降，70 歲以後降至最低水準。老年人的雄激素晝夜波動消失，老年人一天中雄激素水準僅相當於年輕人夜晚的 20 時的水準。

但在美國巴爾的摩進行的前瞻性增齡研究中，男性的雄激素水準未隨年齡發生變化。這個試驗的缺點是他們調查的是 14～15 時的雄激素水準，此時男性雄激素水準為一天中的最低點。而在早晨 6～8 時檢測雄激素水準，老年人要比年輕人低。

催乳素（PRL）：夜間入睡後 PRL 分泌量增多，清晨 4～5 時快速動眼期達高峰，醒後 1 小時逐漸降低。上午 10～12 時，值最低。13～14 時，PRL 水準略有升高，而在 18～22 時水準進一步升高。本激素作用為：在女子促進哺乳期的乳腺產生乳汁，促進卵巢的黃體分泌激素；在男子可增強一般代謝功能。

黃體生成素（LH）：青春期前的小兒血中 LH 值低，且無明顯節律。青春期男女，睡眠時 LH 值高於覺醒時。在入睡後慢波睡眠時開始分泌，在快波睡眠期分泌結束。分泌模式與催乳素相似。在女子月經週期中此激素的分泌呈週期變化，卵泡期、排卵期、黃體期血中的數值都不同。本激素作用為：在女子促進成熟卵泡排卵，並使排卵後的卵泡變成黃體；在男子，刺激睾丸的間質細胞，促進男性激素即睾酮的分泌，一般睾丸間質細胞受 LH 刺激後 30 分鐘以內就開始分泌睾酮。

卵泡刺激素（FSH）：早晨 5 時左右血漿中 FSH 濃度最高，從中午到午後的 16 時降低。成年男子 FSH 的分泌與睡眠沒有關係，女子青春期睡眠時 FSH 分泌增強。

本激素在女子月經週期中的節律波動，在卵泡期、排卵期、黃體期的血清數值各不同。本激素作用：在女子可促進卵巢中原始卵泡成熟的作用；在男子有睾酮存在時能促進精子生成。

雌激素（E）：進入青春期但月經尚未開始的少女，雌二醇在午後的 14～16 時的值最高。

皮質激素（如氫化可的松）：早晨最高（0.28～0.42 μ

mol / L），其值從白天到黃昏逐步下降，半夜 0 時最低（僅為 0.14 μ mol / L），甚至更低。其晝夜分泌模式是由相繼發生的幾次突發性激素釋放引起的。可分為四個相：

第一相是最小分泌活動期，從睡眠前 4 小時到入睡後 2 小時，共 6 個小時，在這一期的分泌活動每 1 小時僅有 2 分鐘，分泌的皮質醇總量為 0.28mg；

第二相為夜晚間發性分泌的預備期，從睡眠後第 3 小時到第 5 小時，共 3 個小時，分泌活動每小時有 16 分鐘，分泌量為 1.7mg；

第三相為主要分泌相，從睡眠後 6～8 小時到覺醒後 1 小時，約 4 個小時，分泌活動每小時約為 31 分鐘，分泌量為 6.3mg；

第四相是覺醒期的間歇性分泌活動相，從覺醒後 2 小時到睡眠前 5 小時共 11 小時，分泌活動每小時有 15 分鐘，分泌量為 7.2mg。皮質激素的分泌無年齡、性別差別。腎上腺皮質對 ACTH 的反應夜晚比白天的早晨大。

皮質醇對溫度刺激的反應：早晨 9 時用 25 度的水進行 10 分鐘的冷水浴，血漿皮質醇濃度明顯上升，晚上 21 時在同樣條件下進行冷水浴，則腎上腺皮質沒有反應。反之在早晨 9 時用 42℃度水行 10 分鐘溫水浴，對腎上腺皮質沒有刺激作用，晚上 21 時進行同樣的溫水浴，則可見血漿皮質醇明顯上升。此因在體溫上升時相內加溫，體溫下降時相內冷卻，對腎上腺皮質刺激作用不強。而在體溫上升時相內使機體受冷，在體溫下降時相內使機體加溫，對腎上腺皮質刺激作用強。

促腎上腺皮質分泌激素（ACTH）：分泌的模式與皮質

激素分泌的節律基本相似。

促甲狀腺激素（TSH）：在黃昏將盡時上升，在晚上21時到深夜1時達峰值（亦有認為在晚上22時到凌晨2時），而在凌晨時下降，變化的模式和血漿皮質醇濃度正好相反，TSH釋放可能是對皮質醇濃度由於晝夜節律而降低所發生的反應。睡眠有抑制TSH釋放的作用。

甲狀腺素：上午4時～9時血漿中濃度最高，以後逐漸下降，下午15～17時最低。老人T_3的週期節律為午後達高峰，兒童則在清晨為峰值時。冬季三碘甲狀腺原氨酸（T_3）、甲狀腺素（T_4）排泄量高。

抗利尿激素：健康男人血漿中抗利尿激素在深夜0時至凌晨4時達峰值，夜間的抗利尿激素為1.99ng/L，較白天0.84ng/L約高2倍。血漿中抗利尿激素即使很少，如僅有5pg，也能發揮作用，故抗利尿激素分泌量微小的變化也能引起尿量的改變。新生兒的尿量沒有晝夜節律，生後1週，晝夜之間的尿量持平，2～3週時，下午14～18時尿量增多，4週以後，才逐漸出現尿量的晝夜節律。

生長激素：與睡眠有關，睡眠時則分泌較多，尤其在青春期前幼兒，幾乎在睡眠時才有生長激素的分泌，而在青春期，則覺醒狀態下也有分泌，待到成年人時又再度重現青春期前的分泌模式，50歲以後，大多數在睡眠時也不分泌了。

褪黑激素：健康人在黑夜睡眠期間尿中排出的褪黑激素量比白天高5～7倍。

胰島素：血漿中胰島素濃度的峰值在14時，胰高血糖素的濃度在18時達峰值。

腎素：血漿腎素分泌是突發性的，短時間內幾次間發性分泌集合起來就形成了峰值，其活性的峰值時間在早晨4～6時，在午前10時、午後16～22時還有兩次小峰值。血漿腎素活性的最低值時間至今未能確定。

腎上腺素：腎上腺素的排泄量白天較晚上多。一般呈現早晨排出量較多，然後緩慢下降。腎上腺素的排泄模式與人體活動有較明顯的關係。

內源性洋地黃因子：分泌的節律是每日有兩個高峰，第一個在0～4時，第二個在12～16時，前者較後者為高。分泌的低谷位於20時。

內啡肽：血漿中β－內啡肽濃度晝夜變化中以早晨的濃度遠遠大於下午。腦脊液中內啡肽濃度的季節性節律，峰值在1、2月份，谷值在7、8月份。人體內的肽類活性物質也是早晨水準最高。

瘦素（脂肪細胞分泌的激素）：主要是50歲以上和體重超重的人群中具有晝夜節律，分泌高峰值在夜間0：20～4：00，50歲者在0：00～2：30，而在30～40歲的正常體重的人群中，瘦素的晝夜節律不明顯。

醛固酮：分泌的峰值在清晨。

二、血細胞與血液生化指標生理節律

血紅蛋白：峰值在上午8時，谷值在晚上20時，峰谷值相差9g / L。

嗜中性粒細胞、單核細胞、殺傷細胞、自然殺傷細胞及部分淋巴細胞：白天高於夜間，峰值在中午12時左右。

白細胞、總淋巴細胞、B細胞、總T細胞、輔助性T

淋巴細胞、巨噬細胞、嗜酸性粒細胞：夜間睡眠期高於白天活動期，峰值在深夜0時左右。輔助性T淋巴細胞峰值相位在晚上21：30～23：30。

紅細胞比積：峰值在上午8時，谷值在晚上20時，峰谷值相差0.03。

血清γ－球蛋白：其含量白天高於夜間。其峰值位於下午15時，谷值在晚上22時左右。

血清免疫球蛋白：IgG、IgM、IgA含量白天高於夜間，正常成年人鼻黏膜分泌物中的IgA含量則是夜間多，峰值在早晨6時左右。部分報告IgE峰值在上午11：30左右。

補體：血漿B因子的峰值在下午13～15時。A因子（C3）的裂解片段C3a的峰值在下午15時左右。

氨基酸：血漿氨基酸濃度是早晨8時開始上升，到中午和晚上20時之間最高，從晚上20時開始逐漸下降，在早晨4～8時達最低。其中酪氨酸的濃度在早晨8時平均為66.24 μ mol / L，晚上20時為99.36 μ mol / L，在深夜2時最低。色氨酸血漿濃度在深夜2時最高，上午10時最低。谷氨酸與甘氨酸的血漿濃度是晚上22時最低。

電解質：血漿中鈉與碳酸氫鹽濃度在早晨高，以後漸降，至夜間0時達最低值。磷酸濃度則早晨低，午後上升，夜間最高。鉀從中午開始逐漸降低，從下午18時降速增快，最低值在0～6時。

血糖：正常人與糖尿病人的血糖，峰值在午夜，谷值在清晨。

人骨髓中處於分裂期的細胞比例：深夜最高（13.1%），清晨為最低（7.6%）

三、消化系統生理節律

消化液：唾液自然分泌的速度在下午 15 時許最高，其中鈉和氯的含量在早晨 5 時最高。

腮腺分泌的唾液：其中蛋白質的峰值在下午 16 時，鉀與鈣的峰值在下午 18～19 時，鈉與氯的峰值在早晨 5 時，鈉與鉀峰值出現的時間正好相反，晚餐前唾液中蛋白質含量顯著增加。

胃液：胃液分泌量在 6 時最低，22 時最高。

胃酸：峰值在 19 時，上午 5～11 時分泌最少（此實驗資料來自歐美，他們習慣於晚餐飽食）。

胃排空：晚間胃排空的速率較白天減少 53.6%。

小腸排空：晚間小於白天。

肝血流量：人在站位與臥位時肝臟血流量相差 60%。仰臥位時，肝臟最高血流量在早晨 8 時，14 時最低。

胃腸道血流量血流量早晨大於傍晚。

四、泌尿系統生理節律

尿成份濃度——

鈉、鉀、磷酸：排泄峰值在午後和黃昏，比 24 小時平均值高 150%～200%。凌晨 4 時至上午 8 時值最低，比 24 小時平均值低 30～50%。

肌酐：在下午 13～16 時高。

尿滲透壓：白天低於夜間。

膀胱尿液：尿液在膀胱中存留的時間晚上較白天長，濃縮程度也較白天更高。

五、人體一般生理節律

分娩：產婦自發性陣痛多在夜間 1～2 時開始，起於 9～14 時者較少。自然分娩多在早晨 3～5 時，下午 13～17 時最少。非自然分娩的多在 9～17 時，白天發生的死產多於夜間。

體溫：無論是冬季的夜長晝短，還是夏時的夜短晝長，無論是高溫多濕的熱帶，還是嚴寒的極地，或是風和日麗的溫帶，人類的體溫按照太陽的起落，從早晨 8 時開始體溫急劇上升，隨後緩慢上升，黃昏 16 時達到最高峰。隨即開始逐漸下降，入夜後下降速度增快，至清晨 4 時體溫達一晝夜中最低。

人體體溫晝夜變動幅度在 0.7～1.0℃，即便白天臥床不動或睡眠，或夜間輪值工作，體溫的晝夜變動都是循著這樣的節律變化著。人體的體溫變化在不同性格的人中間也有不同的節律，內向性的人早晨體溫上升速度較快，黃昏時體溫下降的時間也較早。

新生兒體溫：新生兒的體溫沒有節律，6 個月後才有體溫的晝夜節律出現，2 歲左右體溫節律才完全形成。

代謝率：從凌晨 0 時至 4 時的耗氧量最小，早晨的耗氧量則逐漸升高。其節律模式與體溫晝夜分律模式類似，但節律的振幅比體溫節律大。

四肢皮膚肌肉血流量：手足皮膚的血流量在夜間增加，而在早晨則減少。但四肢肌肉的血流量的晝夜節律與皮膚血流量正好相反。前額部皮膚的血流量亦與四肢皮膚的血流量晝夜節律相反。

人體對溫度刺激的反應：早晨對人予以寒冷刺激，如進行冷水浴，其反應強烈而持久，皮膚溫度恢復時間長，而在黃昏時予以熱刺激，如給予熱茶飲用，可引起明顯出汗。這是因為在早晨體溫上升相時，對寒冷刺激敏感性增強，對熱刺激敏感性不強，這與早晨血管收縮反應強烈也有關。在午後體溫下降相時，對熱刺激的敏感性增強，對冷刺激敏感性不強。

血壓：健康成年人白天的血壓，無論是收縮壓還是舒張壓都明顯高於夜間。一般在清晨血壓開始上升，在上午9～10時達高峰。在下午18～20時還有一次血壓高峰。

心率：中午為晝夜之中心率最快的時期。

睡眠節律：睡眠分為慢波睡眠（NREM又稱為慢速動眼期）與快波睡眠（REM又稱快速動眼期）。慢波睡眠一般為淺睡期，而快波睡眠一般為深睡期。此兩種睡眠過程節律性地相互交替出現在整個睡眠過程中。人開始睡眠的初期為慢波睡眠，約持續90分鐘，後轉成快波睡眠，約持續10分鐘，再轉入慢波睡眠，如此反覆轉換，一夜4～6次。快波睡眠的出現率隨著睡眠的逐漸深入而增多，每次的持續時間也加長。至清晨覺醒前的最後一次快波睡眠，持續時間可達到1個小時左右，這也是夜班工作人員，在此時易於瞌睡、睡意最濃時的原因。

快波睡眠還存在著一種晝夜節律性，在白天和晚上各段時間的睡眠中，其出現率在清晨最多，以後漸漸減少，在傍晚和前半夜最少，隨後又逐漸增多。快波睡眠在不同年齡人中間出現的時間也不同，隨著年齡的增長逐漸減少，在嬰幼兒約占整個睡眠的50%，成年人約占20%，老年人約占 15%。快波睡眠的時間長短與分佈如何將決定睡眠的品質。快波睡眠期也是很多疾病易發期，如心肌梗塞、心絞痛等心血管病易於此期發作。

尿床的兒童多在此期尿床。在此期產生的夢多為陰森恐懼內容，且醒後不易清晰回憶。熟睡的孩子在此期被叫醒也最容易哭鬧不安等。

第二節　人體部分病理節律

死亡：不同的死因，其死亡時間也有不同，但一般是早晨 6 時死亡人數最多，下午 4 時左右又有一個小的死亡高峰。

心臟病：首次起病峰值在秋季（9～11 月份），氣滯血瘀型春季多發。平時發作在 10 月份，晝夜節律中上半夜多發。發作高峰期在 21 至次日 1 時，上午 7～11 時為第二次高峰。

心絞痛：心絞痛患者胸前區疼痛、ECG 異常，夜間顯著高於白天。

心肌梗塞：夜間 0～3 時多發。

冠心病：夏季發病率最高，冬季最低，夜半 21 至次日 3 時發病率高，傍晚 15～21 時發病率最低。

高血壓：有三種病理節律現象：① 原發性高血壓早期，在 40～55 歲時主要是舒張壓異常升高，以後在 60 歲左右逐漸出現收縮壓升高，舒張壓反而漸漸平復至正常水準，最後在 65 歲以後舒張壓、收縮壓均升高；② 每屆天氣寒冷時，主要是秋末春初及整個冬季，血壓明顯升高；

③ 原發性高血壓早期，多數患者血壓在清晨起床後陡然上升，至 9 時以後逐漸下降，下午 17～19 時再度上升，夜間 2～3 時血壓為晝夜之中最低值。

腦梗塞：下半夜發病多見，而且多見於 60 歲以上的老人在此期發病。

腦溢血：每年的 2 月份為發病高峰，上午 6～12 時為一高峰時。也有報導，上午 6～7 時和 18～19 時為發病高峰。

膽絞痛：春季 4 月份為發病高峰時。晝夜之中夜間多發，以 23 至次日 1 時發病高峰。

輸尿管結石疼痛：下午 15～18 時多發。

胃潰瘍：秋冬好發。

胃出血：春季的 2 月份好發。晝夜節律中在 0～4 時及 12～16 時是的兩個時段好發。

慢性胃炎：春、夏季發病高，夏季發病者 HP 感染率高，陽性檢出率也高。

風濕病：起病在每年的 3 月份，好發在每年的 12～2 月份，疼痛峰值在下半夜。

類風濕關節炎：晨僵主要在清晨。

骨性關節炎痛：疼痛峰值在下午。

偏頭痛：疼痛峰值在晚上。

牙痛：疼痛峰值在下午的 6 時左右。

週期性麻痹：在下半夜好發，也有在清晨起床排尿時突然發現，時間多在 6 時左右。這與血鉀晝夜節律中以 0～6 時，為晝夜最低值時存在某種聯繫。

糖尿病：午後 13～14 時血糖最高。

糖尿病黎明現象：這種現象係指糖尿病患者多於清晨6～9時空腹血糖明顯升高或胰島素需要量增加的一種臨床現象。

發熱：一般規律是早晨熱退基本恢復正常，中午過後開始畏寒，逐漸體溫上升，入夜體溫進一步升高，晚上22時以後，體溫升至晝夜最高水準，凌晨開始體溫開始下降，至清晨體溫逐漸恢復正常。

咳嗽：上半夜加重。

過敏性哮喘：過敏性哮喘患者的氣道阻力增加率夜間高於白天，哮喘發作的時間多在夜間0～3時。由於嚴重哮喘所致的呼吸、心臟驟停多發生在早晨6時以前。這類患者血漿中的組織胺含量在凌晨4時多而在白天少，皮下注射過敏原所引起的皮膚反應（風團塊），峰值時都在夜間19～23時，皮膚局部風團塊可比谷值時大3倍多，谷值在上午7時左右。

枯草熱：症狀的出現多在清晨。

過敏性皮炎：本症所引起的皮膚瘙癢常在夜間9時和清晨6時左右。

器官移植：腎臟移植，排斥反應約有2/3出現於23時至次日11時的12個小時內，而以早晨5時及稍後為高峰時。

電刺激反應：人對電刺激的反應峰值在早晨，谷值在傍晚。

附　錄

中醫時間醫學醫案

午後心痛子時緩解案

徐××，女，28 歲，工人，1975 午 11 月 5 日就診。

患者因心痛徹背，背痛徹心，每日午時即發，持續至子時方漸緩解，痛有定時，呈撕裂狀，病已月餘。血、尿、糞常規，澱粉酶、肝功能、超聲波檢查均屬正常。用阿托品、硫酸鎂、硝酸甘油片等，痛不消；用安痛定能暫緩一時，但不能中止其發作，作實驗性驅蟲仍無效。

診察所見：神識清楚，皮膚及鞏膜無黃染，面色略青，舌質淡紅，苔中根厚膩，少津，脈細滑無力。心肺正常，腹軟，肝脾未捫及，無壓痛及反跳痛，血壓 86/60mm Hg。於就診當日下午 5 時疼痛又作，呈陣發性痛。經用治冠心病之西藥，中醫行氣解鬱之劑，及烏、附，薑、椒大辛大熱逐寒止痛之品，均未能中病。

竊思心痛之作，每交午初即發，至於時方減，疼有一定時間性。此午時一陰初生，正陽氣初衰之時，緣人身一點元陽從子時起漸漸而盛，至午則漸漸而衰。疼痛之作，係患者陽氣虛衰不能敵其陰寒之氣，陰氣盛，阻其陽氣運行之機，陰陽相攻故而疼痛。苔膩，脈濡緩為濕痰內滯之徵。證屬陽氣不足，濕痰內滯。治用補氣溫陽，健脾去濕消痰，方用附子理中湯加砂仁、半夏：附片 60g，黨參 30g，白朮、乾薑各 15g，砂仁、法半夏各 12g，炙甘草 10g）服 1 劑後症減，繼服上方 5 劑後，疼痛消失而病痊。

（趙天敏.《雲南中醫雜誌》1982，4：19.）

陽虛午後胸痛案

徐××，男，50 歲，幹部。

患肺結核已硬結，近日來每值午後胸痛即發，始為隱隱作痛，漸之增劇，至子時方見減輕。曾用抗癆藥及止痛劑治療均未見效。診見其兩鬢斑白，舌質淡，苔薄潤，脈沉細，尺脈無力。證屬陽虛陰盛，脾腎不足，治用附子理中湯加砂仁、半夏，服藥 6 劑後疼痛緩解，後囑常服附桂理中丸而胸痛遂癒。

（趙天敏.《雲南中醫雜誌》1982，4：19.）

午前目赤案

米××，男，14 歲，學生，1976 年 6 月就診。

患者發病半年多，每日清晨開始，兩目紅赤，目珠發困，視物模糊，中午後，眼睛紅赤全退，視物亦清，逐日如此，不稍變化。經眼科檢查為慢性結膜炎，用藥無效。延請中醫，用過多種法則，亦未有驗，遂休學求醫。診脈略沉，舌淡苔白，無其他症狀可據，自訴以前每服藥時，均出現胃納不佳，心下脹滿，頭目眩暈。查閱以前服用藥物，諸如瀉白、龍膽瀉肝、荊防、桑菊、冬地、元參之類。

思上午為陽氣用事之時，病發於此時，非陽盛，即陽虛。根據現在脈象及過去用藥，投以真武湯加細辛，以辛溫回陽。服 2 劑後，霍然痊癒。至今 4 年，隨訪未犯。

（王與賢.《浙江中醫雜誌》1980，4：181.）

夜半陽虛崩漏案

樊××，44 歲，女，1971 年 10 月診。

患者三年來，經期正常，經量不多，但淋漓不斷，連續 10 餘日始止，且有高血壓病，時作眩暈，本月 25 日，陰道忽然大量出血，經用西藥止血、輸液，中藥歸脾、補中，無效，27 日夜間急診，脈大弦急，舌紅少苔。出血特點，白晝平穩，每到夜間大量出血，精神疲倦，腰膝酸困，自覺兩腿冰冷，胃脹嘔惡。分析脈證，為陰盛陽衰，病既屬寒，夜半又值陰時，兩陰肆虐，致崩漏大作。前所用藥，因血壓較高，又有出血，皆用清涼滋降之品，與證不合，遂以附子理中湯加歸芍、龍牡以收斂回陽。服藥後約 20 分鐘，流血即止，頭暈亦減，連服 15 劑，數年來之崩漏治癒，隨訪亦未復發，且血壓亦恢復正常。

（王與賢.《浙江中醫雜誌》1980，4：181.）

夜半心下氣逆上沖案

田××，男，43 歲，1979 年 3 月診。

患者發病 10 餘日，夜間失眠，心下痞滿，逆氣上沖，不能飲食，經用西藥鎮靜安眠，中藥健脾養心等法治療無效。診脈兩關弦勁有力，舌淡苔薄。發病特點，白天心胸不舒，煩滿嘔逆，每到夜間1時以後，忽然心下氣逆上沖，翻攪難忍，以致不能安睡，必須起立活動，至翌晨4時左右，逐漸緩和，日日如此，不稍變異。動則病緩，靜則益甚。追朔五年前曾患此病，未能確診，三四個月後自然平復，此次發作，較上次尤重。

諦思良久，兩關脈盛，乃肝胃之病，動則病緩，靜則病甚，乃氣血流通行滯有異之故，夜間1～3時乃子丑之時，陰極陽生，子丑又為肝膽主氣之時，從脈象症狀時間合斟，病屬肝膽，投以鎮肝疏膽之劑。處方溫膽湯合旋覆代赭石湯，重加赭石、白芍以平鎮斂降，少加附子以促經氣流通。服1劑後，夜間發病，稍能忍耐，又服3劑，能一夜安睡，心下沖逆之疾，完全消除。

（王與賢.《浙江中醫雜誌》1980，4：182.）

酉子定時嘔吐案

渠××，男，41歲，教員，1979年9月5日入院。

患者定時嘔吐已有半月，每於夜半1時及晚上7時嘔吐數次，其餘時間一如常人。曾用多種中西藥物未能控制。體質消瘦，精神不振，面色晦滯，噯氣不爽，口苦咽乾，胸脇脹滿。細問之，知病前因故生氣動怒。當病發作時，先覺右脇下有氣一股，上沖咽喉，進而煩躁、噁心，片刻吐勢驟作。脈弦，舌淡。X光提示：食道及胃通過良好，無異常所見。血常規正常。因思子丑之時，為肝膽所值之際，證屬肝膽氣滯，經氣不通，木鬱剋土，升降失常，胃氣上逆。即投加味小柴胡湯，以圖和膽疏肝，宣通經氣：柴胡12g，黃芩、黨參、枳殼各10g，半夏15g，甘草3g，生薑9g，大棗12枚，吳茱萸8g。1劑後，嘔吐未作，再進1劑，病癒。隨訪4個月未發。

（周錄.《浙江中醫雜誌》1980，5：218.）

夜半咳嗽加重案

劉××，男，1.5歲，1980年1月24日初診。

其母代訴：咳嗽悶氣，每晚半夜至黎明病情加重，不能平臥，四肢發涼，出冷汗，天明後吐出幾口黏痰病情稍有好轉。用青黴素、鏈黴素及止咳平喘藥治療3天，病情未見好轉，改用中醫治療。

患兒陣發性咳嗽悶氣，痰聲漉漉，聲如拽鋸，面色青黃，毛髮焦枯，精神疲憊，四肢逆冷，骨瘦行遲，出冷汗，舌淡苔滑膩，指紋淡紅，此屬脾腎陽虛。夜半厥陰主時，一陽之氣始升， 自然界的陽氣可助人體之陽氣以引動體內伏痰，致正邪交爭而咳喘增劇。黎明後陽氣更盛，伏痰得以外泄，氣機得暢，則咳嗽暫平。治宜溫補脾腎，佐以化痰止咳平喘，方藥：人參8g，白朮6g，茯苓6g，陳皮4.5g，附子4.5g，生山藥12g，半夏4.5g，葶藶子4.5g，五味子6g，甘草1.5g，1劑，水煎徐徐服下。

藥後病情好轉，雖仍咳嗽悶氣但未見大發作，已不出冷汗，能平臥安眠，四肢轉溫，食慾稍增。上方加熟地6g，繼服3劑，療效明顯，症情更加減輕。再2劑，患兒咳嗽悶氣已全部解除，用人參健脾丸改湯服用以善其後，隨訪2年未見復發。

（翟文堂.《河南中醫》1982，6：44.）

子午時發熱與小柴胡湯案

蘇××，男，21 歲，學生，1982 年 6 月 12 日初診。

患者發熱 10 餘日，每當中午 12 時和夜間 12 時前後高熱發作，各持續 2 小時左右，體溫在 38～39℃，餘時體溫正常，飲食、二便正常。除發熱時微感頭疼、倦怠外，別無不適，屢經中西醫診治，病狀莫名，症狀依舊。診脈微弦，舌象正常。考其既往治療，未從時間因素分析，因悟及岳美中老師「子午兩時為陰陽交替之時」理論，認為該證係陰陽不協調之候，故擬柴胡 10g，黃芩 10g，甘草 6g，半夏 10g，黨參 10g，生薑 10g，大棗 5 枚。水煎 2 劑分 2 日服。藥後發熱不高於 38℃，發熱時間改為上午 9 時與下午 18 時左右。病機有所扭轉，但尚未改變，故仍於原方加石膏 30g。再服 2 劑而癒，回校復學，至今未見復發。

（孟琳升.《上海中醫藥》1983，11：21.）

卯辰時發熱與白虎湯案

杜××，男，22 歲，教師。

患者舊有鼻衄史，近 10 餘日加重。3 天前突然高熱，體溫在 39℃左右，而發熱在上午 7 時以後，10 時以前，日日如此，定時發作。伴見口渴欲飲，大汗頭暈，衄血時作，量多色鮮，脈來洪數，舌紅苔少。時值盛夏，結合卯時屬大腸，辰時屬胃，兩者均為陽明經等理論，認定證屬暑熱燔熾陽明。故投石膏 40g，知母 10g，甘草 3g，天花粉 10g，扁豆 10g，荷葉 3g，茅根 30g，滑石 10g。水煎 2 劑 2 日服完。二診時發熱已退，衄血已止，仍頭暈口渴。原方再投2劑而安。

（孟琳升.《上海中醫藥》1983，11：21.）

午未時發熱與葛根芩連湯案

劉××，女，24歲，工人，1982年7月8日初診。

患者發熱（38～39.5℃）已13日，住某醫院經中西醫治療無效。透視、攝片、實驗室血、尿、便、痰常規及肝功、血沉等檢查，均無異常。予補液加可的松，中藥投白虎湯、生脈散、清骨散等罔效。考其初期全天發熱，尤重於晨起及中午，近4天來則移至中午12～16時，到晚上19～21時發熱又高，其他時間則體溫正常，伴頭暈，口渴、微汗。脈來沉滑略數，舌紅苔薄微黃。認為暑傷陽明，擬白虎湯3劑，病無起色，反見小便黃，大便稀，日數次，便時肛門有灼熱感。結合發熱時間在午、未、戌，定位病在心、小腸、心包，故擬葛根芩連湯：葛根10g，黃芩10g，黃連6g，滑石10g，茅根30g，竹葉10g，甘草3g，草豆蔻10g。水煎連服3劑，發熱消失，諸症悉除。

（孟琳升.《上海中醫藥》1983，11：21.）

夜半喘作案

鄭××，男，32歲，1980年3月診。

患者因急事夜行60餘里，夜半突發哮喘，喘息抬肩，喉間哮鳴，約3時許，自行緩解。此後每至夜半病作，過後如常，唯覺疲倦，醫治無效，延月餘來診，面色如常，二便調和，口略乾，舌紅少苔，脈細數。診為腎陰虧損，氣失攝納，治宜補腎納氣：生地，女貞子各30g，淮山藥

20g，澤瀉、丹皮、茯苓、五味子各 10g，枸杞子 15g，沉香 2g，5 劑。藥後喘減，後即未作，繼以六味地黃丸善後，迄未再發。

（葉益豐.《浙江中醫雜誌》1983，12：535.）

心病子時發作案

梅××，女，48 歲，教師。

初診：2 年前患「病態竇房結綜合徵」，服西藥及養心和營通脈之中藥，諸症未改善，每在夜半驟作，先胸悶如堵，繼則心悸氣短，頭暈目眩，語音低微，視物無力，顏面虛浮，四肢不溫，脈遲緩，舌質淡帶藍。此乃心氣虛弱，心陽不足，鼓運無權，血運不暢，腦失所養，心脈痹阻之故。

前投藥無效，乃一味治標之故。治病求本，當以溫補陽氣為先，和營通脈為輔：熟附塊 9g，川桂枝 4.5g，炙甘草 6g，紫丹參、全當歸、大生地、炙黃芪各 12g，杜紅花 3g，淡乾薑 4.5g，水煎服。

復診：服上劑後未獲效，胸悶如窒，子時尤甚，係藥輕病重之故，再從前法增益：熟附塊 12g，上肉桂 3g，淡乾薑 4.5g，炙甘草 6g，潞黨參，大生地各 12g，紫丹參 15g，杜紅花 3g，大麥冬 9g，水煎服。服藥後，諸症改善。繼進上方月餘，交夜眩悸基本控制。

（劉春堂.《陝西中醫》1982，6：9.）

夜晚關節疼痛案

哈××，女，49歲，工人。

患者手指關節疼痛，舊病復發，1週來，每於夜間靜息之時則痛作，影響睡眠，前醫曾投活血祛風、通利經脈之品未見功效。面目虛浮，苔白，脈細緩。因手指為諸陽之末，夜半則陽氣衰弱，病由陽氣不足，溫運無力，不能通達於四末，血行遲緩，泣而不行，不通則痛，經云；「治不法天之紀，不用地之理，則災害至矣。」故從原法，加用助陽之劑：熟附塊9g，川桂枝、雞血藤、潞黨參各9g，水煎服。上方服5劑後，手指關節疼痛之症全消。

（劉春堂.《陝西中醫》1982，6：9.）

夜半大腹奇脹案

張××，女，42歲，工人。

患者於10年前開始患大腹部脹滿證，且脹滿甚奇，白晝一如常人，飲食與二便正常。但每至下半夜2～3時便突發腹脹，且脹勢輒以少腹、小腹上逆沖至大腹部，在睡夢中輒因此而醒，致不能入寐，至天明即漸舒。每晚如此，影響睡眠，甚為痛苦。10年來四處求醫，迭經治療，均未能獲效。索觀前醫所進方，大多為理氣、順氣或補脾理氣之類。察其面部，尚無明顯病容。舌質偏紅，兩邊較甚，脈象右濡，左部弦勁。詢知平時感情易於激動。細思腹脹服理氣之類以消脹，本屬正常治法，進補中之品從久病多虛論治，亦不為謬，何以總不見效？便從其發病的時間上著眼，用子午流注學說分析。考夜半2～3時，正屬丑時，為氣血流注肝經之時辰，腹脹當其時發作，與肝有關；且其氣常從小少腹上逆，此處為足厥陰肝經所過之路；左脈弦，平時感情易於激動，屬肝氣旺盛之象；舌質偏紅，兩邊較甚，乃肝陰不足，肝火內鬱之徵。肝氣旺盛易於橫逆犯脾，大腹屬脾所司，故此證病所雖在脾，而病本實在於肝。治宜養陰柔肝，以柔肝之逆而順其氣，補脾之虛以治其脹。方用：生杭芍 15g，清炙草 5g，生麥芽 10g，代赭石 30g，旋覆花 10g，沉香片 3g，南沙參 10g，蘇梗 10g，雲苓 12 克。方中之所以重用杭芍、甘草者，是因肝為剛臟，非柔養不克;肝苦急，急食甘以緩之；芍藥、甘草合用，酸甘養陰為柔肝之要藥。用生麥芽者，取其能疏肝氣也。代赭石、旋覆花平肝降逆，使上逆之肝氣下行。沉香既能理氣消脹，又能降氣，配以沙參有養陰之作用。此外，在服藥方法上，取迎而奪之之意，囑其白晝停服，臨晚 6 時服頭煎，21～22 時服 2 煎。患者服藥後泰然入睡。服 5 劑後復診，據述服至 2 劑，夜半已不再腹脹，患者十分欣喜。藥既中病，再以原方加健脾之白朮 10g，囑其再服 5 劑，以鞏固療效。

（孟景春.《廣西中醫藥》1981，3：5.）

午時頭痛案

唐××，女，45 歲，1982 年 4 月 25 日診。

患者 5 年來每至夏季中午 12 點左右即發前額疼痛。痛時頭痛如裂，眼球鼓脹如脫，抱頭抵物，揉按錘打而不緩。服頭痛粉、顱痛定、去痛片等鎮痛劑可獲小歇，但翌日復痛依然，每持續 1～2 時自止。曾疑為「額竇炎」、

「顱內占位性病變」，但經頭顱攝片、造影無異常發現。腦電圖、腦血流圖亦無異常。又按「血管神經性頭痛」、「神經官能症」治療終未見效。所服中藥亦眾，多為川芎茶調散、半夏白朮天麻湯一類祛風除濕之劑。患者月經、血壓、飲食、睡眠均屬正常，唯舌尖較紅，苔白少津，脈浮稍數。

夏季者心火當令，午時又為君火司令之期，當此陽旺之際，火熱炎上，循手少陰之脈從心系上達咽，入目系，竄於頭面，故頭額痛作。治當清瀉少陰之火，試投瀉心湯以稍息之。迄5月12日二診，服藥2劑頭痛大減，續擬竹葉石膏湯予之。越2年，因他病來診，詢之，自服上藥後頭痛2年未作，諸恙平復。

（李繼貴.《雲南中醫雜誌》1985，3：39.）

子時目痛眩暈案

陳××，女，32歲，1980年8月7日診。

患者每夜0時左右，先覺有氣循兩脇上走頭部，旋即耳中及咽喉作癢，須臾耳底疼痛如錐刺，痛引頭角如割如灼，陣作咳嗽，頭暈目眩，床屋即刻若傾倒然，歷時半小時左右方息。平息後神倦乏力，咽乾口苦，心中憒憒，如此時已3月。經五官科、神經科檢查未發現內耳及頭顱病理徵象。平日時有腰痛眼花之感。舌正苔白，左脈細緩，右脈略弦。

子時為陰盡陽生之際，又為氣血流注於足少陽膽經之期。當此陽氣生化之時，陰不濟陽，少陽風火獨升，少陽經脈環耳而行復入耳中，風火上擾清室，故耳痛作，眩暈起。誠如《素問・至真要大論》云：「少陽之勝……耳痛」，《傷寒論》謂「少陽之為病，口苦、咽乾、目眩也」。根據《內經》「少陽之勝，治以辛寒，佐以甘鹹，以甘瀉之」之旨，投以柴胡加龍骨牡蠣湯，竟 2 劑而痊。後以腎氣湯調之，腰痛眼花亦癒。

（李繼貴.《雲南中醫雜誌》1985，3：39.）

寅申時胃痛案

楊××，男，50 歲，1983 年 2 月 9 日診。

患者胃脘疼痛 3 年，冬季作，夏季止，且疼痛每發於凌晨 4 時和午後 16 時，餘時不作。痛時胃脘膜脹，並向右腹部攻沖，伴嘔惡吞酸，痛約 1 小時許而止，予藥不減，寅申過後不藥自平。除大便稀軟外，一切正常。作胃鏡、鋇餐檢查亦未見炎症和潰瘍。舌苔淡黃而潤，脈沉細而弦。

痛發於冬季者，多為中陽不振之故。而又作於寅申之時者，按地支化氣規律，寅申為少陽相火主時之期，既為少陽主時，少陽之氣必旺，故《傷寒論》云：「少陽病欲解時，從寅至辰上。」少陽旺盛之氣引動肝木乘中陽不足而橫逆，於是胃痛作矣。此即《內經》所謂：「氣有餘，則制己所勝」，亦「亢則害」之義也。後賢有云：治胃者必當調肝，以柴胡桂枝暖土達木，緩急止痛而瘥。

（李繼貴.《雲南中醫雜誌》1985，3：39.）

巳時腹痛經水淋漓案

李××，女，1960 年診。

患者因工作過度勞累後陰道流血，淋漓不斷，經治療血止，過20餘日後發現腹痛，臍旁壓痛明顯，無包塊，每天上午10點半始痛，疼痛難忍，一直痛到12時，不經任何治療痛自止，每天如此，持續20餘日，經多方治療不效。患者因疲勞思慮傷脾，脾虛不攝血，故經血淋漓不斷，雖經治療血止，但脾經虛寒並未根除，臍旁為脾經循行部位，上午10時巳時脾經氣血當至而不至，本經無以充養，故腹痛難忍。擬用調理脾胃之補中益氣湯合溫脾湯健脾益氣，養血溫中。藥服1劑痛減，2劑痛止，又服1劑善後即癒。隨訪20餘載腹疼未作。

（欒鳴剛.《新中醫》1981，3：16.）

上午眉棱骨痛案

崔××，女，37歲，1964年9月診。

患者頭痛2年，每勞累則發作，以前額及眉棱骨處痛重，痛甚不欲睜眼，懶言，每在上午8～11點痛甚，過後自行緩解。面色萎黃，表情痛苦，精神不振，舌淡紅，苔薄白，脈沉細。證屬脾胃氣虛，清陽不升，濁陰不降故頭痛，勞則氣傷，故勞累時痛甚。上午8～11點為辰巳時，脾胃氣血運行之時，故用調理脾胃以治之。予以補中益氣湯加減：黃芪15g，黨參15g，白朮10g，陳皮10g，升麻6g，柴胡10g，白芷10g，細辛3g，水煎服劑。

服上方3劑後頭痛明顯好轉，疼痛已能忍受。加菊花10g，繼服3劑，痛止。2個月後又因勞累、生氣而復發。原方又服6劑，頭痛止。

（李兆秀.《新中醫》1981，3：16.）

午後身熱案

李××，男，27 歲，1964 年 12 月診。

患者近年來每晚工作到 12 時左右，經常頭暈耳鳴，記憶減退，口乾不欲飲，納可，腰膝酸軟，五心煩熱，現又夜間盜汗，二便正常，每天下午 17～20 時身熱，20 時後身熱漸漸自退，日日如斯。診見患者面色口唇皮膚乾燥，精神不振，消瘦，舌紅裂紋，苔白薄，脈細數。證屬腎陰虧虛，腎精不能上榮於腦，故頭暈耳鳴，記憶力減退；腰為腎之府，故腰膝酸軟；腎陰虛生內熱，故五心煩熱；下午 17～20 時為酉時（剛入戌時），腎經氣血運行時，本臟病見，熱自內生，故低熱。擬滋補腎陰為治則，用六味地黃湯加減：生地、熟地各 15g，山藥 15g，枸杞 15g，丹皮 10g，茯苓 10g，澤瀉 10g，地骨皮 12g，青蒿 10g，桑椹子 30g，知母 10g。水煎服，3 劑。

藥後症狀減輕，體溫基本正常，原方加百合 15g，服 3 劑後症情進一步減輕，後據證加減服藥 10 餘劑，繼以六味地黃丸調理而癒。

（李兆秀.《新中醫》1981，3：16.）

下半夜惡寒肢厥案

秦××，女，28 歲。

患者於半月來，每晚定時發冷抖顫，諸醫弗效。細審病情，惡寒肢厥每於夜間 0 時發作，由輕漸重，4 小時後大汗如水淋漓，甚至被褥全濡，難以入寐，直至黎明，汗止顫定，夜夜如此，時刻不差。伴氣短心悸，食後腹脹，少腹冷痛，經色紫暗而質清稀，挾有凝塊而量多，半月淋漓不斷。形體消瘦，面色晦暗，舌淡紫，苔薄白，脈沉細弦。血壓 70/50mm Hg。出血日久，血脫氣傷，亟當益氣助陽。投補中益氣湯加浮小麥不效，而更添咳嗽，痰稠黃，咯吐不爽。乃據子丑為肝膽主時，寅為肺旺所值之說，結合陰陽之氣交持於肝肺的觀點，認為證係「陰陽氣不相順接」，故投烏梅丸加減：烏梅 12g，細辛 3g，乾薑 6g，黃連 6g，當歸 12g，附子 12g，桂枝 12g，黨參 6g，黃柏 10g，沙參 20g，枇杷葉 12g。2 劑後，汗、厥、顫諸症悉除，再予八珍湯調理而癒。半年後隨訪未見復發。

（趙滿華.《遼寧中醫雜誌》1983，4：32.）

寅時腰痛案

白×，男，26 歲。

患者左側腰髖部呈閃電樣疼痛 2 個月餘，經投獨活寄生湯 2 劑後，疼痛減輕。唯於每晨 5 時疼痛發作，由輕漸重，直至上午 9 時疼痛方止；止後一如常人。每日如此定時發作，再用獨活寄生湯不效。因病發有時，依據「朝則為春，日中為夏，日入為秋，夜半為冬」的自然週期現象，以五行推論，晨屬春，與肝膽相應，認為證屬肝膽氣滯，經絡交接失暢，氣血運轉失靈，「不通則痛」。故應順天之時，疏肝膽以活血，擬流氣止痛湯加味。木瓜 12g，木香 6g，烏藥 10g，白芷 6g，川芎 10g，鉤藤 15g，蜂房 10g，雞血藤 30g，延胡索 12g，絲瓜絡 10g，土蟲 10g，桃仁 10g。1 劑藥後，次日晨起疼痛未發。唯感腰部有輕微酸困感，兩腿稍感麻木，脈見弦細，舌紫苔白。藥雖得效，但病機未變。繼服前方加白芍 30g，當歸 15g，熟地 15g。6 劑後基本緩解。

（趙滿華.《遼寧中醫雜誌》1983，4：32.）

酉時心悸發作案

田××，女，48 歲。

患者每天午後 17 時至 17 時半呈陣發性心悸，發作過後一如常人，已 10 餘天，日日如斯。素有五更泄病史，現伴見四肢酸困，食少。心電圖示：室性並行性心動過速，伴不規則的傳導阻滯。血壓 100/70mmHg，面色少華，形體消瘦，脈遲沉弱，舌淡紫苔薄。病發酉時屬腎所值，加之脈沉遲弱，素有五更泄病史，認定腎虛。處方：首烏 30g，枸杞 15g，杜仲 15g，菟絲子 20g，白果 10g，狗脊 30g，赤石脂 10g，桑螵蛸 10g，草蔻 10g，藿香 10g，合歡皮 30g，遠志 10g，柴胡 10g，香附 10g，烏藥 10g，鬱金 10g，龍牡各 60g，炙甘草 12g，苦參 10g，琥珀 6g，連服 4 劑未見復發。

（趙滿華.《遼寧中醫雜誌》1983，4：32.）

子時小兒腹痛案

趙××，男，13 歲，1978 年 6 月 18 日診。

患兒平素健壯，忽於 2 個月前夜間 1 時許，在酣睡中小腹疼痛難忍，輾轉呼號，按之不拒，溫之不減，持續約 1 小時許，痛勢漸緩，患兒復睡。天明起床，霍然無病。次日夜間，屆時復發，痛勢如昨，連發數日。曾經做血、便常規檢查及腸透視，未見異常。用鎮痛、驅蛔、鎮靜等西藥，理氣、散寒、消導等中藥均無效。患兒精神氣色正常，除腹痛外，未見任何不適。舌質淡紅，舌苔薄白，脈沉緩，尺弦。據發病時間正值肝經運行，疼痛部位也屬肝脈所至，脈象尺弦，乃是下焦疼痛之象。約時許痛緩者，乃肺經當令，金能制木，故自平也。患者症狀雖不多，但綜上所見，乃肝之經氣不行，屆時而拘急作痛也。

選用芍藥甘草湯：白芍 30g，甘草 10g，3 劑。服後痛未再發，整夜安睡。

（宗修英.《北京中醫雜誌》1985，1：38.）

午後尿蛋白異常案

劉××，男，24 歲，幹部，1983 年 6 月 8 日診。

1 月前，患者發現尿時有泡沫，經尿檢有蛋白（+）～（++），經治療後好轉。2 年前曾出現過尿蛋白。

現見上午、晚間尿檢正常，未見蛋白，唯在中午則有蛋白（±）、（+），少量血細胞。雙腿酸沉乏力，晨起心悸，食慾一般，量稍減，飲水量多，大便正常，經用中西藥未能獲效。精神尚可，跟瞼略有浮腫，舌苔淡黃稍厚，脈沉緩，左寸獨強。

腎炎之蛋白尿，晨起量少，活動後增多，乃屬常見。本例在中午出現，其他時間均屬陰性，則有其特性矣。腿酸無力，口渴思飲，眼瞼稍有浮腫，乃是腎陰不足，開合失司，水道不利之候，蛋白獨見於中午，午屬心經，左寸又強，正是腎陰虧損，不能濟心而心陽亢盛，遂下移熱於小腸，致使泌別失常，而蛋白出焉。故不應循腎炎治療的陳規，而從時間考慮採用滋腎清心之法。方以二至丸合導赤散加味調製。藥用：旱蓮草 20g，女貞子 15g，黃連 6g，生地 18g，竹葉 6g，木通 6g，元參 15g，牛膝 15g，茅根 20g，生甘草 6g。7 劑，藥後諸症消失，尿檢陰性。原方繼服數劑，以資鞏固。

（宗修英.《北京中醫雜誌》1985，1：38.）

巳時寐證

朱×，男，15 歲，1986 年 3 月 12 日診。

患者因上課困睡，影響學習 20 天初診。20 餘天前感冒，自用強力銀翹片後症狀消失，此後，每日上午 9～11 時，先有心煩不安，全身發熱，兩太陽穴隱痛，繼則困倦，頃刻酣睡。雖於其耳邊呼喚，亦張目又睡，不能自制。11 時後漸醒若常，餘無不適。

前醫多投以健脾養心之劑，罔效。舌尖略紅，苔薄白，脈弦細。細思《傷寒論》：「傷寒，脈弦細，頭痛發熱者，屬少陽。」「傷寒中風，有柴胡證，但見一證便是，不必悉具。」此乃外感風邪，表證雖去，邪伏少陽，素體脾弱，木氣乘之，上午 9～11 時，乃巳時脾土主氣，故巳時發病，樞機不利，氣機鬱滯，衛陽不得外達。《靈樞・大惑論》：「衛氣留於陰……不得入於陽則陽氣虛，故目閉也。」陽鬱為火，火邪內擾，故發熱，心煩不安；氣血逆亂，清竅不利，故頭痛。是以小柴胡湯和解少陽，入連翹以清鬱火。方用柴胡 15g，黃芩 10g，清半夏 10g，潞黨參 12g，連翹 12g，炙甘草 5g，大棗 5 枚，生薑 3 片。2 劑，水煎服，日 1 劑。

1986 年 3 月 15 日復診，上午困睡等症已除，但精力尚感不足，舌淡紅，苔薄白，脈細弱。囑常服人參歸脾丸善後。隨訪3個月，患者精力旺盛，病未復發。

（朱彤.《山東中醫雜誌》1987，3：45.）

午後火鬱發熱案

余××，女，45歲，1983年11月5日診。

患者午後發熱（37.8～38.5℃），歷時月餘，經西醫診斷為不明原因的發熱。曾用多種抗生素、激素聯合治療未控制。擬診為骨蒸勞熱，治以滋陰退熱，用清骨散加減進治無效。患者每於下午發熱，自覺骨髓中如焚，肌膚捫之烙手，心中憒憒，煩雜無奈，頭昏胸悶，脇痛納減，舌紅口乾，脈沉弦而澀。病發於與夫吵架後，歷時近月，鬱鬱不樂，遂成此症。細思患者發熱，骨髓中如炭，肌膚捫之烙手，皆由火鬱於內，未得發越所致。胸悶脇痛，係氣機鬱滯，木失條達之象。心中憒憒，煩雜無奈均乃鬱久化火內擾心神之征。熱灼津傷則舌紅口乾，脈沉弦而澀為火鬱氣滯使然。據此分析，改從火鬱論治。予升陽散火湯：生甘草、炙甘草、升麻、葛根、羌活、獨活各6g，柴胡9g，白芍10g，西黨參12g。3劑後，體溫漸降，飲食漸進，藥見效機，繼用3劑而癒。

（劉炯夫.《江西中醫藥》1984，6：37.）

上午頭痛案

張××，女，17歲，學生，1984年2月10日診。

患者證見每天上午7～11時，後頭疼痛如裂，抱頭嚎叫，須注射安痛定或強痛定針方可緩解，午後疼痛逐漸減輕，夜間則如常人。病已2月，治療無效而休學。脈弦，舌質紅，苔薄白。藥用金銀花25g，連翹10g，蒲公英10g，黃芩12g，菊花30g，薄荷10g，白芷10g，防風10g，辛夷10g，全蠍5g，川芎30g，甘草5g，蔓荊子10g，蒼耳子12g。3劑後頭痛大減，8劑痛止而復課，一年後隨訪未復發。

（程紹欣.《河北中醫》1987，2：25.）

夜半腰痛晨癒案

苟××，女，38歲，1980年12月24日診。

患者腰痛3月餘，每日午後14時開始疼痛，必以手按腰方得緩解，至次日天明自癒，曾服祛風除濕、活血通絡止痛之劑30餘帖，並用針刺理療均未見效。舌淡苔白脈細遲，診為少陰寒盛，腎陽虧虛。此病初發於夜間2時，乃丑時，癒於天明，正值寅卯。《傷寒論》291條說：「少陰病欲解時，從子至寅上。」此時正值陽進陰退，陽長陰消之際，陰陽交爭則腰痛，天明陽氣轉旺，故其痛自癒。治當扶少陰陽氣，投以右歸丸加續斷、熟地各28g，山藥、枸杞、鹿角膠各14g，山茱萸，當歸、肉桂，熟附片各10g，菟絲子12g，鹽炒杜仲、續斷、乾巴戟各15g。服3劑後，其病痊。

（周德祿.《四川中醫》1987，3：41.）

午時畏寒案

黃××，女，45歲，工人，1982年4月4日入院。

患者自1979年3月起，每於中午便出現全身畏寒，輕則畏風，加衣可解，重則覆被，仍寒慄不已，歷時半小時至1小時而自行緩解，其後一如常人。發作不分冬夏，雖見中西醫治療，始終無效，診斷亦不明瞭，有胃痛病史。入院後三大常規檢查無異常。證見面色萎黃少華，午時畏寒，胃脘隱痛，喜溫喜按，噁心納差，舌質淡紅，苔薄白，脈沉緩。午時為日中陽隆，人當畏熱而不當畏寒。該患者午時畏寒「是不應四時之氣，臟獨主其病者，是必以臟氣之所不勝時者甚，以其所勝時者起也。」患者因脾胃虛寒，心陽不充，陽氣不能透達於外，營衛失調，故午時畏寒。待營氣漸充，心陽漸復，則畏寒自除，據此用吳茱萸湯溫中散寒。藥用：吳茱萸10g，黨參15g，黃芩20g，陳皮6g，白芍10g，生薑18g，大棗10g，甘草6g，水煎日服1劑。4劑後胃痛稍減，午時畏寒未除，加衣被而不解。竊思病發有時，當治其時。故改用原方1劑2煎，取汁藥250ml，於上午10時頓服，同時配合雙側足三里艾條溫灸15分鐘，然後覆被養陽，治療4日後症減，10日痊癒出院，隨訪3年未復發。

（劉桂秋.《湖南中醫雜誌》1987，1：46.）

小兒夜啼案

李××，女，3歲，1980年2月5日診。

代訴：患兒近月餘，每當寅時便大聲哭叫，初以為嬌氣使然，繼疑為蛔蟲內擾，但用驅蛔藥無效，迭經西醫治療無效。按其腹平軟，飲食尚好，二便如常，平素也無明顯病史。小兒夜啼多屬食積及蛔蟲為病，該患兒哭叫定時，歷經月餘，實為罕見。憶及王清任《醫林改錯》有夜

啼屬瘀血之說，蓋血屬陰，夜亦屬陰，故血府為病常作於夜間，遂投活血化瘀之血府逐瘀湯。服藥 1 劑，當晚哭減，3 劑後，哭叫均止，再劑而癒。

（趙而立.《湖南中醫雜誌》1987，1：46.）

丑時腹大神昏案

童××，男，17 歲，學生，1982 年 10 月 2 日就診。

患者定時腹大神昏已月餘。每於午夜 2 時，先呵欠數聲，旋即腹大如鼓，繼而昏不知人，喊之不應，推之不動，待至 3 時左右，上歎氣，下矢氣，腹大逐漸消除，神志清醒，一如常人，餘時如常，曾經中西醫醫治無效。察其面色晦暗，神情默默，形體微消瘦，時心煩喜嘔，口苦咽乾，大小便正常，舌淡苔薄白。細問之，知遇一條大蛇橫臥路中，驚嚇不已，思之即病發丑時，蓋丑時為氣血流注肝經之時辰，肝經氣滯不通，木鬱剋土，腹為脾所司，腹大其時當責之於肝，手足厥陰經氣相通，阻滯心包故神昏。投以小柴胡湯加石菖蒲、鬱金，疏肝解鬱，宣通心包。藥用柴胡 10g，黃芩 10g，菖蒲 10g，鬱金 10g，黨參 10g，半夏 10g，大棗 5 枚，生薑 2 片，甘草 5g。服 3 劑，腹大神昏消除。宗原方加白朮 10g ，4 劑，以鞏固療效。後病家信告，藥後其病未復發。

（倪子到.《湖北中醫》1988，2：32.）

巳時崩漏案

李××，女，18 歲，學生，1987 年 7 月 16 日初診。

患者月經來潮持續 20 餘日不淨，每以上午 10 時經量最多，腰痛四肢乏力，舌淡無苔，脈關弱尺大。1981 年曾患功能性子宮出血，住院治療血止。此次病發，採用益肝腎，理血止血不效，遂注重因時辨治。

上午 10 時為巳時，據子午流注學說論當為脾經值令，此時經量增多，脾經當旺不旺，失其統血之能，結合脈證，乃屬脾虛不能統血，腎虛不能固本。治宜溫補脾腎為主，佐以理血止血，方用歸脾湯化裁：黃芪30g，當歸、淮山藥各 15g，仙鶴草、黨參各 20g，白朮、茯苓、破故紙各 15g，桂圓肉，阿膠各 12g，木香、甘草各 6g。

眼上方 3 劑血止，繼服 3 劑鞏固療效，隨訪 1 年未見復發。

（李克曲.《新中醫》1988，3：22.）

酉時崩漏案

王××，女，27 歲，1983 年 9 月 10 日診。

患者月經提前半月來潮，每天下午 18 時左右經量多，色暗無塊已月餘，並伴腰膝疼痛，平素月經正常，舌光亮無苔，脈沉兩尺大而無力。下午 6 時左右為酉時，為腎經當令之時，腎氣虛弱，當旺不旺，則沖任不固而經量多，脈證合參屬腎虛下元不固，腎氣虛不能攝血。治宜補腎益氣，兼以理血止血。

方用六味地黃丸化裁：丹皮 12g，茯苓、山藥、熟地、杜仲、白朮各 15g，旱蓮草、蓮房炭、棕櫚炭、黃芪各 30g，仙鶴草 20g。

上方服用 3 劑而血止，腰膝疼痛緩解，隨訪 4 年未見復發。

（李克曲.《新中醫》1988，3：22）

五更嗽

郭××，女，30歲，社員，1982年5月4日診。

患者自訴病已2月餘，日夜不咳，僅於每晨起五更時左右咳嗽陣作，甚則短氣喘促，持續半小時後漸緩解，咳前喉癢，乾嘔，咳後吐出成塊的白色黏痰而稍作舒適，飲食、二便正常，曾服止嗽糖漿等藥20餘日未效。舌質淡，苔薄白，脈沉，診為五更嗽。此乃黎明陽氣始萌，患者腎陽虛衰，攝納無權，肺失溫養，不司呼吸，氣機升降出納失常，故每於黎明時咳嗽陣作。診為腎虛不能，攝納肺氣，治以溫腎納氣寧肺，方以四神丸加味：補骨脂、罌粟殼，炙紫苑、炙杷葉各12g，吳茱萸、肉豆蔻、五味子各9g，明黨參15g，炙甘草3g，水煎服，日1劑。

連服3劑後咳嗽大減，繼進3劑而癒，隨訪1年半，未見復發。

（郭子彬.《新中醫》1984，10：16.）

午間心悸案

郭××，男，62歲。

患者自述心慌陣發半月餘，每值中午12時半至13時許發作，心中驚惕不安，胸前憋悶，煩悶不欲語，靜時慢慢緩解，癒時則如常人。多次心悸發作時心電圖示頻發室性早搏，其他時間則正常，予心痛定、安定、潘生丁等藥奏效。午間心悸日重，平時心情抑鬱，每有度日如年之歎，以致夜寐不安。察其舌質黯苔薄，脈沉而細。古人云：午時一陰生。此證於陰陽交替之時而發，良由陰陽失調，難以持續所致，治當調和陰陽，暢達氣機為要。遂投以小柴胡湯加味，藥用柴胡、炒黃芩各 12g，清半夏 6g，黨參 15g，雲苓 40g，龍齒、龍眼肉各 30g，炙甘草 10g，大棗 7 枚，生薑 5g。囑其午飯前，夜間入睡前各溫服 1 次，連進 12 劑，心悸竟得痊癒。隨訪半年，病未再發。

（趙振興.《浙江中醫雜誌》1987，10：472.）

午時哭泣案

賈××，女，26 歲，農民，1977 年 3 月 20 日初診。

患者每日上午 11 時至午後 13 時必到屋側其母墳前無故痛哭，約 2 小時許即如常人，3 個月來風雨無阻，每日定時必發，不能自制。更醫數人，屢治無效，患者甚覺苦惱，曾擬診為神經官能症。症見晨起口苦，心中煩躁，多夢失眠，頭昏肢倦，舌苔白膩，脈弦滑。按少陽膽經痰熱擾亂心神論治，用溫膽湯加味：半夏、陳皮、鬱金（白礬水炒）各 10g，膽星 6g，黃連 5g，茯苓、丹參、桔樓仁、竹瀝（沖服）、枳實、夏枯草、竹茹各 15g、生薑 2 片。2 劑見效，連進 4 劑即諸症若失，追訪十餘年未發。

午時為氣血流注心經之際，《內經》說：「在臟為肺，在聲為哭，在志為憂」「邪氣併於肺則悲」「肺病者日中甚」。心火旺而灼傷肺金，則哭泣發作於午時。先賢認為哭泣是「火灼肺金，金受鬱制，無所投告，肺主悲，故欲痛哭也」。故以溫膽湯加黃連、竹瀝、膽星化痰清熱，和胃安神。因時診斷用藥而效。

（馬建平.《新中醫》1988，7：22.）

早晚因時異藥分治案

胡××，女，20 歲。

患者於 1981 年 3 月頭痛不寐，服磁硃、朱砂安神、酸棗仁湯等 2 個月餘，非但弗效，且增癲狂。住某院治療 3 旬，癲狂雖癒，復增振顫，服調氣養神湯 20 餘劑，效仍不顯，同年 9 月 6 日前來醫治。診見：頭搖手顫，夜睡則止，晨起則重，頭脹頭痛；夜臥則劇，晨起則減。每夜服泰爾登 100mg 能淺睡二三小時即因頭痛而醒，一夜常服 2 次。腿亦軟弱，步履如踏棉，脘脹納少，渴飲不多，便乾溺黃，經水 4 個月未行，舌紅無苔，脈弦細而硬。

辨證分析：夜睡則血氣因體位之平易於奉腦，然逆氣亦趁此機而干擾清竅，故臥則頭痛，頭脹，神難守舍，此乃肝氣實；晨起，行坐雖利於血氣、逆氣下行，以上症狀得減，但手頭又因此失養而搖顫，屬心腎陰血虧虛，虛實互見，上下矛盾，故以早晚異藥分治。晨起醒神濡腦，滋腎益心，藥用六味地黃湯化裁；紅茶 20g，生棗仁 40g，生地 30g，山萸、丹皮各 20g，元肉、柏仁各 30g。水煎，早起至日晡飲盡。

臨睡前宜鎮肝潛陽，引血下行，藥用張錫鈍建瓴湯化裁：生山藥 40g，牛膝 25g，生赭石 40g，生龍牡 30g，生地、柏仁各 20g，炒棗仁 30g。水煎，寐前頓服。本法用 5 日小癒，服至 9 日，寐神寧，振顫停止。遂予歸芎地黃丸緩圖，4 旬後月水亦至，他症全失。

（趙士魁.《河南中醫》1984，5：40.）

因時服藥法治癒夜半腹痛案

彭××，男，42歲，幹部。

患者右上腹及兩脇肋脹痛4月餘。曾經膽囊造影及鋇餐檢示：膽石存在及十二指腸潰瘍，住院治療未癒。半月來，每於下午19時始右上腹及兩脇作痛，噯氣則稍緩，至夜半後方止，口乾不飲，口苦，便稀，舌黯，苔薄黃膩，脈弦數。證屬肝鬱氣滯挾濕。因黃昏金氣旺，肝木之氣衰，邪勢弛張而痛作，夜半後至平旦肝木之氣漸旺，陽氣漸升，邪退則痛止。乃思《回春錄新詮・虛勞》曾以不同藥物「早服溫腎水以清肝」「午服培中土以消痰」，葉氏《種福堂公選良方》亦用「午後服健中運濕方」之法，遂以晨起投藥，賴肝旺之氣與藥力相合驅邪於外。

擬疏肝理氣運脾之法。方用：柴胡10g，白芍24g，枳實9g，丹參15g，砂仁、延胡索、川楝子、吳茱萸各10g，檀香6g，甘草3g，4劑。早上5時服頭煎，晚6時再服，以挫邪勢。

二診（7月31日）：自述1劑後疼痛大減，節律消失；4劑後，僅留口乾，舌音黯紅，苔薄膩。守上方去砂仁、丹參，加黃柏10g，丹皮9g，香附10g，檀香3g。另作化石湯囑其常用，服法同前，1月後信訪，疼痛未再發。

（周賢清.《四川中醫》1985，6：29.）

午後投藥病癒案

陳××，32歲，工人。

患者兩側腰墜痛，前陰潮濕2年餘。前醫用四妙散合芍藥甘草湯未效，即來我處求診。腰墜痛，前陰濕如水洗，上午嗜睡，暮夜則渴欲多飲，夜間兩膝以下汗出濕被，口黏，失眠多夢，咽乾，舌紅，苔黃膩。乃清晨及上午木旺土衰，脾失運化，清陽不升故嗜睡，入夜則水旺火衰，濕盛於內，與熱相搏，水津外溢，汗出濕被，濕熱蘊於下焦所致。清熱燥濕為法，當於午後（未時）脾土之氣旺時投藥，佐以夜服養心藥，繼用三妙散合芍藥甘草湯加味：蒼朮 9g，黃柏 9g，牛膝 12g，知母 9g，續斷、桑寄生、白芍、酸棗仁各 10g，牡蠣 18g，甘草 6g。2 劑，午後 13 時許服頭煎，晚 21 時（晚睡前）再服，1 日 2 劑。

1 劑後腰痛減，汗止，守方 10 餘劑告癒。

（周賢清.《四川中醫》1985，6：28.）

午前甘溫午後涼潤法退熱案

黃××，女，6 歲。

患者體稟瘦弱，每屆夏令則納差身熱，經多方檢查診為幼兒夏季熱，於 1978 年夏來診。患兒發熱始於黎明前寅卯之際，至辰巳之間（上午 9 時左右）最高可達 39℃，自覺面部烘熱，乏力，至午時熱降至 37.5℃左右，口渴欲飲， 自汗納差，苔薄舌偏紅，脈細數兩寸皆虛，此係氣陰兩虛之證。治分兩途：午前治以甘溫，藥用：黨參、黃芪各 15g，柴胡 12g，升麻、白朮、陳皮各 6g，甘草 3g，囑清晨服頭煎，9～10 時服二煎，午後治以涼潤，藥用：太子參、麥冬各 15g，五味子 6g，羅漢果 1 個，煎汁代茶頻飲。經治 5 天，熱平納增，乃改為：太子參 15g，麥冬、功勞葉各 12g，五味子、陳皮各 6g，甘草 3g。連服半月以鞏固療效。並於同年冬至開始服兩儀膏調治一冬。次夏隨訪正常而告癒。

（李浩然.《遼寧中醫雜誌》1985，6：11.）

迎病用藥截止腹痛案

卞××，男，30歲，1973年1月診。

患者素有脘痛史，1969年經X線檢查發現「十二指腸球部潰瘍」，曾用過多種中西藥效果不顯。痛以空腹為甚，得食稍緩，喜溫喜按，且喜甜食，不吐酸或噯氣，苔薄脈緩。曾服過較長時期歸芪建中湯，藥效平平。投以炙黃芪、白芍、飴糖各30g，桂枝、乾薑各10g，炙草3g，金橘餅3枚。每劑藥煎3次，將藥汁匯聚貯於保溫瓶中，但痛作則服一小杯，不拘次數。5日後復診，大效。再進5劑後改膏劑，調治一冬，脘痛杳然。一年後X光檢查未見潰瘍。

（李浩然.《遼寧中醫雜誌》1985，6：13.）

夜半服藥尿路結石得排案

王××，男，36歲，1983年診。

患者經腹部平片確診為左側輸尿管上段結石，如棗核大小，左腎中度積水。患者面色㿠白，心慌乏力，腰膝酸痛，排尿無力。經用補腎益氣、利水通淋等法治療4月餘，攝片復查：結石未見外排。患者證屬腎氣虛弱，用上法治療本屬不謬，何以不效？《素問・藏氣法時論》說：「腎病者，夜半慧」。《傷寒論》「少陰病欲解時，從子至寅上。」少陰病主要指心腎陽虛，上述內容均說明腎中病變可考慮利用其於夜半欲解時趁勢用藥。於是囑患者每於夜半0時仍服用原先藥物，連服12天後，患者在清晨排出一棗核大小多角的結石而癒。此因時服用補腎通淋之藥，加強節律優勢，使石排而病解。

（陳放中.《遼寧中醫》1987，10：10.）

上弦溫養補益調經案

李×，女，27歲，教師。

患者17歲月經始潮，經行後期，每次推遲至45天以後，量少色淡，少腹綿綿作痛，喜溫喜按，平日體倦乏力，面色萎黃，舌淡紅，苔薄白，脈細弱。曾服用桂枝茯苓丸、當歸片等效果不顯。此為氣血兩虛之證，治宜養血益氣。方用八珍湯加味：熟地12g，當歸15g，川芎12g，白芍12g，黨參12g，白朮12g，茯苓10g，炙草6g，丹參10g，枸杞10g，香附10g，茺蔚子6g。3劑，囑其在上弦時每日1劑。

二診（三月廿五，癸丑）：服上方後月經隨即而至，經色轉深，量較前多，腹已不痛，藥證相合，效不更方。囑其下個月上弦時照原方繼服3劑。

三診（五月初三，庚寅）：服上藥2劑，月經應期而至，色、量均正常，腹不痛，精神面色好轉，為鞏固療效，囑其下個月上弦時再服2劑。

（鄭國柄.《山西中醫》1987，4：25.）

月望時逐瘀通經案

田××，女，36歲，農民。

患者農民1年前爭吵，月經延期至50天而至。又因經時勞累而致月經量多，色暗有塊，連續八九日不止。經一醫以舉元煎加阿膠、血餘炭、小薊炭、地榆炭、棕櫚炭等藥2劑後，經血止。隨後月經至今未潮，但每月之內或衄，或便血，且小腹憋悶，有時刺痛，頭暈，口乾，舌質暗，舌邊有瘀點，苔薄膩，脈沉澀。先後服用犀角地黃湯、丹梔逍遙散，桃仁承氣湯等加味，效桌不顯。患者前因氣滯經水延期，後雖得通，又用收澀之劑固澀，今觀舌、脈均有瘀血之象，證屬瘀血阻遏，經水不通。擬活血逐瘀，少腹逐瘀湯加減：當歸12g，川芎10g，赤芍10g，延胡索6g，乳香10g，沒藥10g，桂心6g，牛膝6g，茺蔚子10g，蒲黃（包）6g，五靈脂6g。3劑，囑其在月圓時服。

二診（九月廿一，壬午）：服上方2劑，少腹竄痛，月經來潮，下黑色淤塊及小量黏稠經血。3劑後經血轉暗紅，已無塊，腹不痛。5日後經淨，頭暈、口乾均有好轉。診其脈已不澀，舌邊的瘀點已去，經痛瘀去而癒。

（鄭國柄.《山西中醫》1987，4：25.）

下弦固攝安胎案

石××，女，29歲。

患者婚後6年未孕，丈夫健康。婚後月經量少於婚前，且小腹有冷感，精神疲備，腰酸腿軟，小便清長。近年來因家庭糾紛而精神抑鬱，月經錯後，乳房憋脹，舌胖苔白，脈沉弦。先後用過女金丹、定坤丹等罔效。證屬腎虛肝鬱，以艾附暖宮丸合開鬱種玉湯加減：當歸12g，白芍6g，川芎6g，熟地6g，焦艾6g，桂心6g，香附10g，續斷 12g，白朮 12g，茯苓 6g，吳萸 6g，生草 6g，茺蔚子 12g，4 劑。囑其在下弦月時服用。

二診（四月十六，甲戌）：服上方 4 劑後，精神好轉，今日月經已來潮，諸症均好轉。前方已效，囑其每在下弦時續 4 劑。4 個月身已有孕。

（鄭國柄.《山西中醫》1987，4：25.）

朔時除濕益脾腎以止帶案

石××，女，38 歲，教師。

患者 2 年來帶下色白量多，質清稀，味不重，月經後期，量少，伴有四肢發涼，腰背酸困，頭暈耳鳴，夜夢多，小便頻數等症，舌胖色淡，苔白潤，脈沉弱。證屬腎虛帶下，以內補丸合水陸二仙丸加減：芡實 12g，金櫻子 12g，鹿角霜 15g，菟絲子 12g，桂心 6g，巴戟天 10g，桑螵蛸 10g，沙苑子 10g，益智仁 6g，升麻 6g，生草 6g，黃芪 15g，4 劑。囑其在陰曆二十八定時服。

二診（閏十月廿一）：服上方 4 劑後，帶下若失，四肢小腹已無冷感，精神亦佳，月經應期而來。繼服上方 2 劑，以資鞏固。

（鄭國柄《山西中醫》1987；4：25）

參考文獻

1. 沈自尹・腎的研究・第2版・上海：上海科技出版社，1981・

2. 宋一亭・陰虛火旺、命門火衰病人十二時辰尿滲透壓和尿量曲線的初步觀察・中醫雜誌，1983，11：69・

3. 徐小林・對1600名婦女行經時間與月相關係的調查研究・陝西中醫，1986，5：210・

4. 張伯訥・正常人脈象四季變化規律的初步探討・上海中醫藥雜誌，1984，10：42・

5. 羅濟民・分娩與季節、日干、時辰的關係・湖北中醫雜誌，1983，3：39・

6. 田仁・人的出生與月亮相位關係初探・南京中醫學院學報，1987，3：48・

7. 黃慕君・探討14058例新生兒出生時間與陰陽晝夜節律的關係・上海中醫藥雜誌，986.2：10・

8. 陳克進・121例發熱患者的熱勢與旦慧、晝安、夕加、夜甚的關係・湖北中醫雜誌，1988，2：31・

9. 黃慕君・試論病死與節氣的關係・上海中醫藥雜誌，1984，7：44・

10. 魏守寬・「慢活肝」肝功變化可能有季節性・山東中醫學院學報，1982，33：8・

11. 陳俊鴻・從1294例患者的死亡時間探討中國醫學和時間生物學・上海中醫藥雜誌，1984，3：43・

12. 田雲培・肝癌病人時間節律分析・浙江中醫雜誌，1988，8：363・

13. 唐樹德・用子午流注學說探討高血壓患者晝夜血壓變化・陝西中醫，1984，11：24・

14. 趙玉哲・1040例咳嗽與時間關係的調查分析・陝西中醫，1986，3：110・

15. 孫朝宗・棗仁甘草湯治療夜半子時發病的研究・山東中醫雜誌，1988，1：17・

16. 郭飛・時間生物學的臨床應用・江西中醫藥，1985，6：25・

17. 李克曲・崩漏按時辨證驗案・新中醫，1988，3：22・

18. 李繼貴・鑒證別時療宿疾.雲南中醫雜誌，1985，3：39・

19. 沈士蔭・30例五更瀉治驗・湖北中醫雜誌，1985，6：18・

20. 白洪龍・魚鰾種子丸加巴戟天治療老年夜間多溺・雲南中醫雜誌，1988，2：30・

21. 亞況・蟬花散治療小兒夜啼158例臨床觀察・陝西中醫，1985，8：348・

22. 邱承雄・結合子午流注、靈龜八法針刺治療小兒痿證35例・新中醫，1985，6：33・

23. 刁金山・生薑瀉心湯治療心下痞245例・浙江中醫雜誌，1988，2：26・

24. 王悅友・門脈高壓症易發嘔血時間觀察。吉林中醫藥，1985，2：25・

25. 張謙・六經病的欲解時間・上海中醫藥，1986，11：21・

26. 蔡抗四・時間生物學在《傷寒論》中的反映・江西中醫藥，1983，3：30・

27. 嚴清・501例病案死亡時辰分析・遼寧中醫雜誌，1986，7：28・

28. 楊漢輝・死亡與節氣的關係・福建中醫藥，1985，4：18・

29. 梁志清・死亡的時間節律在性別上的差異・張家口醫學院學報，1986，1：43・

30. 何裕民・月廓盈虧對小白鼠血象、體溫等影響的實驗觀察・中國醫藥學報，1987，3：6・

31. 劉豫淑・子午流注納甲法治部周圍性面神經麻痹22例・湖北中醫雜誌，1983，1：47・

32. 梁式貞・擇時選經取穴針法治療 544 例癱瘓病的臨床療效觀察・福建中醫藥，1986，1：11・

33. 羅惠平・子午流注納甲法治療胃及十二指腸潰瘍・湖北中醫雜誌，1985，6：39・

34. 李淑華・按時針刺尺澤穴治療腦血栓形成 30 例・新中醫，1982，9：38・

35. 黃建章・以子午流注法灸治月經過多的初步觀察・中醫雜誌，1985，3：21・

36. 魏祥武・子午流注「養子時刻注穴法」初探・天津中醫學院學報，1983，1：25・

37. 李珍傑・運用靈龜八法治療軟組織損傷 27 例・廣西中醫藥，1985，1：26・

38. 劉炳權・子午流注取穴治療血管性頭痛 157 例療效觀察.中醫雜誌，1986，2：36・

39. 麻福呂・子午流注開穴治療 277 例急慢性疾病療效觀察・山西中醫，1987，4：43・

40. 高章營・靈龜八法治驗・中醫雜誌，1983.12：52・

41. 劉炳權・靈龜八法針灸治驗・雲南中醫雜誌，1984，4：42・

42. 汪魯莎・子午流注針法對心輸出量和心排血量的影響・湖北中醫雜誌，1987.1：44・

43. 周桂桐・不同時辰針刺對家兔白細胞總數的影響・陝西中醫，1985，1：34・

44. 宋開源・不同時辰針刺大鼠湧泉穴對痛閾和腦內單胺類介質的影響・雲南中醫雜誌，1986，4：11・

45. 張毅・治療石淋證最佳時令初探・湖北中醫雜誌，1988，1：15・

46. 孫蘭英・三伏天灸貼治療哮喘 608 例療效觀察・福建中醫藥，1985，2：14・

47. 劉玉英・三伏日灸貼治療哮喘 340 例療效觀察・福建中醫藥，

1983，5：12。

48. 汪明旺・咳喘哮的冬病夏治療效觀察・陝西中醫，1986，10：444。

49. 宋加太・加味右歸丸與薑棗糖合劑擇時治療慢性支氣管53例遠期療效觀察・中西醫結合雜誌，1985，8：496。

50. 晁恩祥・固本止咳夏治片防治慢性支氣管炎・吉林中醫藥，1985，4：13。

51. 胡舜華・中藥週期調理閉經的觀察・新中醫，1983，7：23。

52. 程涇・中藥週期療法漢療經前期緊張症 102 例・遼寧中醫，1982，6：26。

53. 洪家鐵・按經期前後氣血變化規律辨證治療實證痛經・遼寧中醫，1986，10：28。

54. 鄭國柄・隨月亮盈缺調治婦科病的體會・山西中醫，1987，4：25。

55. 張乃・週期服藥法治療女性痤瘡 88 例・上海中醫藥雜誌，1988，3：12。

56. 蕭運勇・婦女尿路結石在月經期取變法論治的療效觀察・湖北中醫雜誌，1988，1：16。

57. 陳放中・中醫時間治療學特點初探・遼寧中醫雜誌，1987，10：10。

58. 張年順・下不厭遲的時間醫學意義・浙江中醫雜誌，1983，7：296。

59. 張玉才・談桂枝湯的服藥時間・山東中醫雜誌，1987，5：6。

60. 何裕民・大黃作用晝夜差異的實驗觀察・浙江中醫雜誌，1987，11：500。

61. 陳桂英・擇時用藥治療不寐證 124 例・山東中醫雜誌，1987，4：15。

62. 祝躍平・中醫時間營養學思想初探・河南中醫，1987，2：33。

63. 王玉璽・因時制宜在養生上的作用・黑龍江中醫藥，1987，2：

11。

64. 郭藝芳．心血管疾病的時間治療學．2004 全國時間生物醫學學術會議論文集．海口：〔出版者不詳〕，2004：215～219．

65. 王姍姍．心腦血管疾病時間發病規律中西醫結合研究進展．2004 全國時間生物醫學學術會議論文集．海口〔出版者不詳〕，2004：231～235．

66. 姚菊峰，孫靜，張繼敏，等．急性腦卒中發病時間分佈的分析．護理學雜誌，2000，15（2）：75～76．

67. 孟慶蓮，梁迎春，孟超．腦卒中發病危險時間的分析．臨床神經病學雜誌，2000，13（4）：231～232．

68. 聶鳳堤．膽囊晝夜節律及小柴胡湯利膽作用的時間治療學探討．中國醫藥學報，1988，3（4）：246．

69. 郭靈，冼勵堅，姜文奇，等．EORTC 時辰化療中心介紹．2001 全國時間生物醫學學術座談會論文彙編．濟南：〔出版者不詳〕，2001．

70. 瞿廣橋，熊斌．F / LVO 方案時辰化療治療期胃癌的療效觀察．2004 年全國時間生物醫學學術會議論文集．海口：〔出版者不詳〕，2004：143．

71. 冼勵堅，吳明瑋．生物節律與腫瘤時間化療．2004 年全國時間生物醫學學術會議論文集．海口：〔出版者不詳〕，2004：126．

72. 金風，歐陽金陵，董紅敏，等．鼻咽癌 DDP+5-FU / CF方案時辰化療的臨床前瞻性隨機研究．2004 年全國時間生物醫學學術會議論文集．海口：〔出版者不詳〕，2004：134．

國家圖書館出版品預行編目資料

中西醫結合時間醫學 / 胡劍北　等編著
——初版，——臺北市，大展，2010〔民 99 . 01〕
面；21 公分 ——（中醫保健站；26）
ISBN　978-957-468-724-4（平裝）
1.時間醫學　2.中西醫整合
413.2　　98020966

中西醫結合時間醫學

編　　著／胡 劍 北　等
責任編輯／李 志 成
發 行 人／蔡 森 明
出 版 者／大展出版社有限公司
社　　址／台北市北投區（石牌）致遠一路 2 段 12 巷 1 號
電　　話／（02）28236031・28236033・28233123
傳　　眞／（02）28272069
郵政劃撥／01669551
網　　址／www.dah-jaan.com.tw
E-mail／service@dah-jaan.com.tw
登 記 證／局版臺業字第 2171 號
承 印 者／傳興印刷有限公司
裝　　訂／建鑫裝訂有限公司
排 版 者／弘益電腦排版有限公司
授 權 者／安徽科學技術出版社
初版 1 刷／2010 年（民 99 年）1 月

定　價／400 元

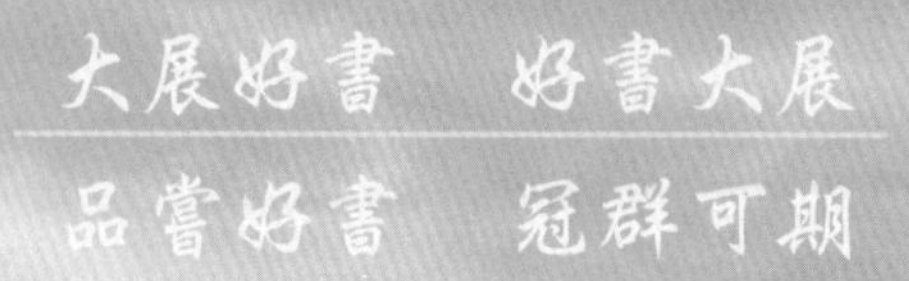
大展好書　好書大展
品嘗好書　冠群可期

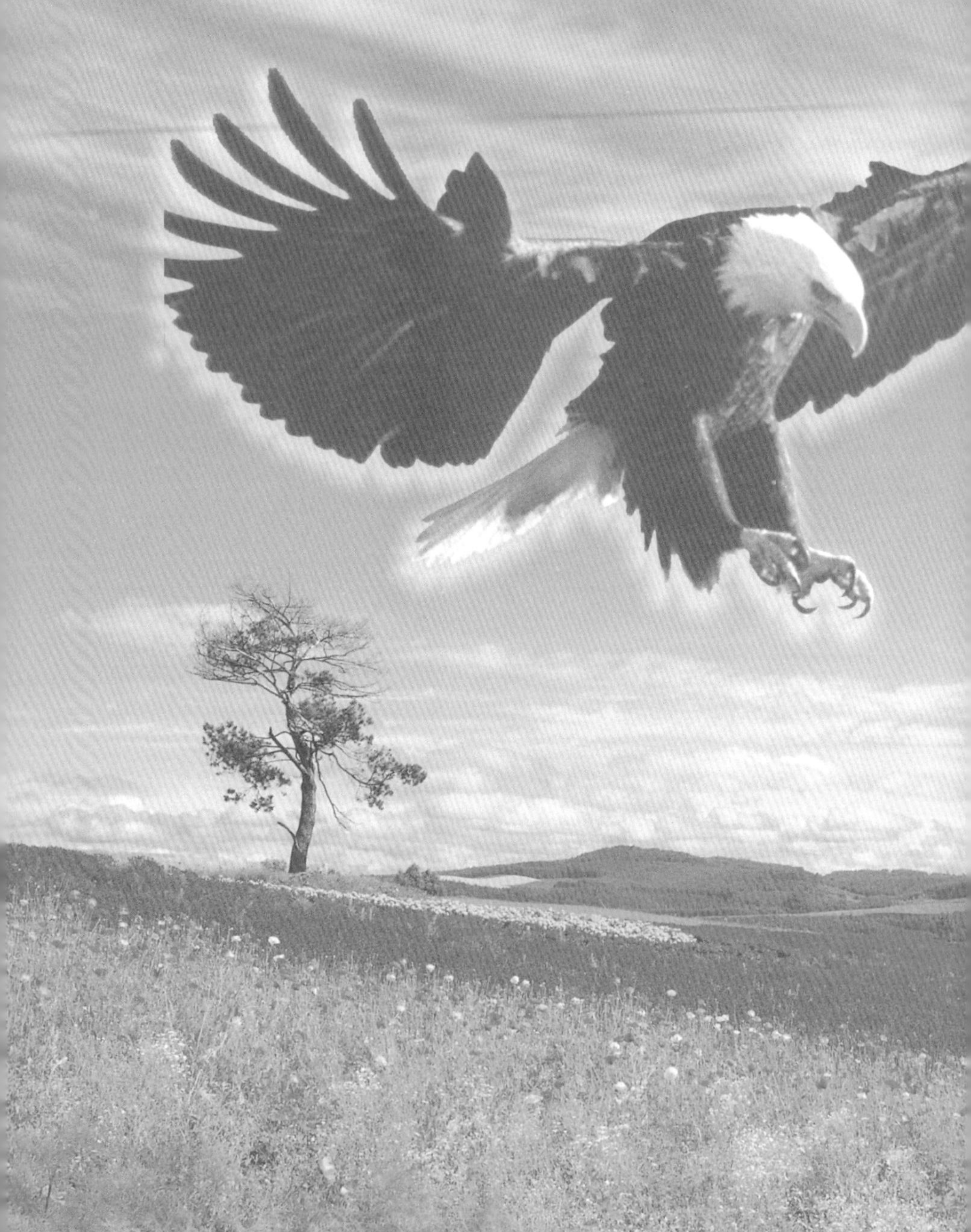